AF546469

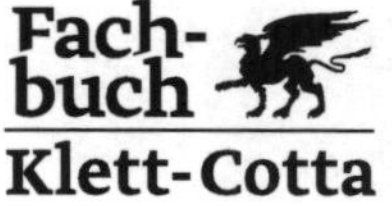
Fach-
buch
Klett-Cotta

Violet Oaklander

Verborgene Schätze heben

Wege in die innere Welt von Kindern und Jugendlichen

Aus dem amerikanischen Englisch
von Hildegard Höhr und Theo Kierdorf

Klett-Cotta

Ich widme dieses Buch Mollie Filler Solomon und Joseph Solomon, meinen wundervollen Eltern, die mir eine Kindheit ermöglichten, wie ich sie allen Kindern wünsche.

Klett-Cotta
www.klett-cotta.de
Die Originalausgabe erschien 2006 unter dem Titel »Hidden treasure. A map to the child's inner self« bei Karnac Books, London, vertreten durch Cathy Miller Foreign Rights Agency, London

Printed in Germany
Umschlag: Klett-Cotta Design
unter Verwendung einer Illustration von © Philippa Walz, Stuttgart
Gesetzt von Eberl & Kœsel Studio GmbH, Krugzell
Gedruckt und gebunden von Esser printSolutions GmbH, Bretten
ISBN 978-3-608-94518-8

Dritte Auflage, 2021

Bibliographische Information der Deutschen Nationalbibliothek
Die Deutsche Nationalbibliothek verzeichnet diese Publikation in der Deutschen Nationalbibliographie; detaillierte bibliographische Angaben sind im Internet über <http://dnb.d-nb.de> abrufbar.

Inhalt

Dank

Ich möchte ganz besonders meinen geliebten Kindern, meinem Sohn und meiner Tochter, Mha Atma Khalsa und Sara Oaklander, danken, die mich ermutigt und gedrängt haben, dieses Buch zu schreiben, und die liebevoll alles in ihrer Macht Stehende getan haben, um mir dies zu ermöglichen.

Insbesondere meine Schwiegertochter Martha Oaklander hat mir auf vielfältigere Weisen geholfen, als ihr klar ist.

1. Einleitung

Seit der Veröffentlichung meines ersten Buches, *Gestalttherapie mit Kindern und Jugendlichen*, sind mittlerweile 28 Jahre vergangen. In dieser Zeit hat sich im Grunde nicht viel geändert. Natürlich wurden inzwischen zahlreiche technologische Fortschritte erzielt (beispielsweise habe ich mein erstes Buch auf einer winzigen Reiseschreibmaschine geschrieben, und jetzt arbeite ich auf einem schicken Computer), und auch sonst ist in der Welt einiges geschehen. Doch all dies betrifft nicht das, was Kinder brauchen. Sie leiden immer noch unter Misshandlung und Missbrauch, Scheidung, Verlust und Trennung und vielen anderen Dingen. All jene, die therapeutisch mit Kindern arbeiten, suchen immer noch verzweifelt nach Möglichkeiten, Kindern zu helfen, ihr Überleben zu sichern, mit dem Leben in unserer anstrengenden Gesellschaft zurechtzukommen und sich möglichst ganzheitlich zu entwickeln. Seit der Veröffentlichung meines ersten Buches habe ich weiter mit Kindern und Jugendlichen gearbeitet und festgestellt, dass die gestalttherapeutische Arbeit mit diesen Altersgruppen nach wie vor sinnvoll und wirksam ist.

Da es mir an der Zeit fehlte, ein weiteres Buch zu schreiben, nahm ich im Laufe der Jahre Tonbänder auf und beschrieb auf diesen Aufnahmen einige Weiterentwicklungen und neue Ideen, die ich im Rahmen meiner Arbeit nutzte. Gelegentlich habe ich auch Artikel für Zeitschriften verfasst und einzelne Kapitel zu Büchern anderer Autoren bzw. Herausgeber beigetragen. Außerdem habe ich viele Vorträge gehalten und zahlreiche Workshops geleitet. Schließlich wurde mir klar, dass ich die seit meinem ersten Buch bei mir aufgetauchten neuen Ideen, Gedanken, Entdeckungen und Entwicklungen, die meine Arbeit beeinflusst haben, in einem neuen Buch zusammenfassen sollte. Besonders positiv erscheint mir an meiner Arbeit, dass sie mir noch in meinem schon recht hohen Alter Wachstum und Weiterentwicklung ermöglicht.

Zum gegenwärtigen Zeitpunkt meines Lebens (ich bin im April vorigen Jahres 79 Jahre alt geworden) betrachte ich mich als »im Halbruhestand« befindlich. Vor sieben Jahren habe ich meine Privatpraxis aufgegeben, und ich arbeite mittlerweile nur noch als Supervisorin und Lehrerin und veranstalte zweiwöchige Sommerkurse. Ich reise nach wie vor ein wenig durch die USA und in einige andere Länder, um Workshops zu leiten und auf Kongressen Vorträge zu halten, aber ich bemühe mich, solche Aktivitäten einzuschränken. In den letzten Jahren habe ich in Südafrika, Irland, Österreich, Mexiko und Großbritannien sowie in einigen US-amerikanischen Städten gearbeitet. An meinen Ausbildungskursen nehmen Interessenten aus der ganzen Welt teil. Immer wenn ich mir vornehme, so intensive Ausbildungsprogramme nicht mehr durchzuführen, erhalte ich Anfragen aus Brasilien, Argentinien, Taiwan, Neu-Seeland und anderen fernen Ländern – von Menschen, die unbedingt meine Methode der Arbeit mit Kindern und Jugendlichen erlernen wollen. Ich finde es erstaunlich, wie groß das Bedürfnis nach guter Arbeit mit Kindern ist.

Eine Gruppe hat eine Stiftung mit Namen »The Violet Solomon Oaklander Foundation« gegründet, die dafür sorgen soll, dass meine Arbeitsmethode auch nach meinem völligen Rückzug aus dem Beruf fortgeführt wird. Die Mitglieder dieser Gruppe setzen sich mit großer Leidenschaft für die Verwirklichung der Ziele ein, die ich mein Leben lang verfolgt habe. Zwar befindet sich die Arbeit der Gruppe noch in den Anfängen, doch in ihr haben sich die Besten der Besten zusammengefunden, und ihre Aktivität erfüllt mein Herz mit Dankbarkeit und Stolz.

Meine Arbeit hat mir immer viel Freude bereitet. Ich hoffe, dass diejenigen unter meinen Lesern, die ähnliche Ziele wie ich verfolgen, aus diesem Buch großen Nutzen ziehen werden und dass auch sie in den Genuss des Geschenks gelangen, das mir zuteil geworden ist: des Geschenks, Kindern zu ihrem Recht zu verhelfen, ihr individuelles Leben zu gestalten und zu wachsen.

2. Weshalb Kinder zur therapeutischen Behandlung kommen – eine entwicklungsorientierte Sicht

Weshalb kommen Kinder zur therapeutischen Behandlung? Wahrscheinlich werden Sie auf diese Frage etwas antworten wie: weil sie irgendwie gestört sind, weil sie in der Schule nicht gut zurechtkommen, weil sie aggressiv oder verschlossen sind, weil sie unter einem Trauma leiden, weil sie mit der Scheidung ihrer Eltern nicht fertig werden. Alle genannten Begründungen sind Symptome und Reaktionen. Aber wodurch werden diese verursacht?

Ich habe über diese Frage viel nachgedacht und möchte Ihnen nun meine Sicht erläutern. Vielleicht wird sie Ihnen als ziemlich einfach und elementar erscheinen. Tatsächlich interessiert mich vor allem das Offensichtliche, das, was wir häufig übersehen. Manchmal müssen wir uns wieder auf das, was auf der Hand liegt, besinnen.

Die meisten der Kinder, die ich im Laufe der Jahre durch meine therapeutische Arbeit kennengelernt habe, litten unter zwei Grundproblemen: Zum einen hatten sie Schwierigkeiten damit, einen guten Kontakt herzustellen: Kontakt zu Lehrern, Eltern und Gleichaltrigen sowie auch zu Büchern. Zweitens ist ihr Selbstempfinden meist sehr schwach entwickelt.

Zur Bezeichnung dessen, wie Kinder sich selbst empfinden, wird häufig der Begriff »Selbstkonzept« benutzt. Ich persönlich bevorzuge jedoch den Begriff »Selbstempfinden«, weil er eine urteilende Darstellung vermeidet und eine integrativere Sichtweise zum Ausdruck bringt.

Einen guten Kontakt zur Welt kann man nur haben, wenn man jene Kontaktfunktionen gut zu nutzen vermag, die wir Sehen, Hören, Berühren (Tastempfinden), Schmecken, Riechen, Sich-Bewegen, Ausdrücken von Gefühlen, Ideen, Gedanken, Neugierde nennen (Polster & Polster 1973). Die spezifische Nutzung dieser Sinnesmodalitäten ist das, was uns als Individuen charakterisiert. Kinder, die infolge eines Traumas oder aus anderen Gründen emotional gestört sind, neigen dazu, sich auf die eine oder andere Weise vom aktuellen Geschehen zu distanzieren; sie betäuben ihre Sinne, schränken die Ausdrucksmöglichkeiten ihres Körpers ein, blockieren ihre Emotionen und verschließen ihren Geist. Diese Reaktionsweisen wirken sich negativ auf das normale Wachstum aus und verschlimmern die Probleme der Betreffenden dadurch noch zusätzlich. Wenn etwas von dem soeben Aufgeführten geschieht, sind Menschen zu gutem Kontakt nicht in der Lage, und außerdem wird ihr Selbst blockiert.

Im Laufe der Zeit ist mir klar geworden, dass nicht nur Traumata und andere problematische Lebenssituationen Kinder zu solchen dysfunktionalen Handlungsweisen veranlassen, sondern dass auch einige Entwicklungsfaktoren dazu beitragen.

Ich bin überzeugt, dass ein gesundes Kind seine Sinne, seinen Körper, seine emotionalen Ausdrucksmöglichkeiten und seinen Intellekt von Geburt an uneingeschränkt nutzen kann. Das Kind kommt als *sensorisches* Wesen in die Welt: Um leben zu können, muss es an der Mutterbrust saugen; und um zu gedeihen, braucht es Berührung. Während es heranwächst, nutzt es aktiv alle seine Sinne. Es schaut sich alles sehr aufmerksam an, es berührt, was es erreichen kann, und es kostet, was es in den Mund nehmen kann.

Sein *Körper* ist ständig in Bewegung. Plötzlich wird das Gewahrsein deutlich erkennbar. Vielleicht lässt es versehentlich eine Rassel fallen, die es vorher fest in der Hand gehalten hat. Dann weint es, woraufhin jemand die Rassel aufhebt und sie ihm wieder in die Hand gibt. Aber es will die Rassel gar nicht festhalten – es will sie fallen lassen. Es lässt sie immer wieder fallen, bis es diese neue Fertigkeit beherrscht. Dann schaut es sich wiederholt die eigenen Hände an, bis ihm plötzlich klar zu werden scheint, dass es nach etwas greifen kann. In seiner Entwicklungszeit schränkt das Kind seine Körperbewegungen nicht ein. Wenn es krabbelt, geht, klettert oder läuft, ist es immer überschwenglich und mit Eifer bei der Sache.

Das Baby bringt von Anfang an *Emotionen* zum Ausdruck. Es lächelt. Es lacht. Es wirkt in seinem Bettchen zufrieden. Doch plötzlich fängt es an zu weinen. Selbst die einfühlsamste Mutter hat manchmal Schwierigkeiten, herauszufinden, was ihr Kind will. Hat es Hunger? Braucht es eine frische Windel? Hat es Angst? Ist es wütend? Ist es einsam? Sobald es seine Gestik und sein Vermögen, sich durch Laute auszudrücken, seinen Gesichtsausdruck und insbesondere seine Sprechfähigkeit entwickelt hat, wird klar, welche Emotionen es jeweils zum Ausdruck bringen will. Das kleine Kind befindet sich im Einklang mit seinen Gefühlen. Beispielsweise *wissen* Sie, dass ein zweijähriges Kind Angst hat, traurig oder glücklich oder wütend ist. Es versteckt seine Emotionen noch nicht; das lernt es erst später im Leben.

Und wie steht es mit dem *Intellekt*? Wir staunen immer wieder darüber, wie viel Babys und Kleinkinder lernen können. Sie erlernen eine Sprache, sind wissbegierig, erforschen alles in ihrer Umgebung und stellen Tausende von Fragen. Sie wollen alles wissen, was es zu wissen gibt. Sie bemühen sich mit allen Kräften, die Welt zu verstehen. Ihr Geist ist ein wunderbares Werkzeug.

Der menschliche Organismus, der die Sinne, den Körper, den Intellekt und die Fähigkeit, Emotionen auszudrücken, einschließt, erfüllt seine Aufgaben auf wunderbare, alle seine Elemente einbeziehende Weise, und dies ist in der Entwicklungszeit eines Kindes sehr wichtig.

Doch dann fängt bei all diesen Kindern – bei einigen stärker, bei anderen weniger – etwas an, das Wachstum zu behindern. Die Sinne werden betäubt, die Funktionsfähigkeit des Körpers wird eingeschränkt, die Emotionen werden blockiert, und der Intellekt leistet nicht, was er leisten könnte.

Warum geschieht all das? Natürlich können bestimmte traumatische Erlebnisse wie Missbrauch/Misshandlung, Scheidung der Eltern, Zurückweisung, Verlassenwerden, Krankheit, um nur einige zu nennen, ein Kind dazu bringen, sich auf die eine oder andere Weise zurückzuziehen. Dies tut es instinktiv, um sich zu schützen. Es gibt im Leben eines Kindes aber auch zahlreiche Entwicklungsfaktoren und soziale Einflüsse, die es dazu bringen können, sich in seinem Ausdruck einzuschränken, zu blockieren und zu hemmen.

Zu den potentiell störend wirkenden Entwicklungsfaktoren zählen: Konfluenz und Trennung, Ichzentriertheit, Introjekte, das Streben nach der Erfüllung von Bedürfnissen, das Setzen von Grenzen, die Wirkung vielfältiger Systeme, kulturspezifische Erwartungen und die Reaktionen der Eltern auf die Äußerungen des Kindes, insbesondere auf Äußerungen von Ärger oder Wut. Natürlich gibt es noch viele andere Faktoren, die einen störenden Einfluss auf die Entwicklung haben können. Das Kind ist ein soziales Wesen, das nicht in Isolation lebt (und dies auch nicht tun sollte). Wie es sich in seiner Welt verhält und wie andere auf das Kind reagieren, beeinflusst sein Leben sehr stark. Heute sind viele der Auffassung, Kinder seien grundlegend durch ihre biologischen Anlagen geprägt. Doch selbst wenn dies in einem gewissen Maße zutrifft, wird jedes Kind, unabhängig von seinem Temperament und seiner Persönlichkeit, mehr oder weniger stark von den genannten Entwicklungsfaktoren bestimmt.

Konfluenz

Bei seinem Eintritt in die Welt befindet sich das Kind im Zustand der Konfluenz mit der Mutter: Es bildet mit dieser eine Einheit. Sein Selbstempfinden bezieht es in diesem Stadium von der Mutter: von ihrer Stimme, ihrer Gestik, ihrer äußeren Erscheinung und ihrer Berührung. Der Zustand der Konfluenz ist für das Wohlbefinden des Kindes sehr wichtig. Seine erste Entwicklungsaufgabe ist, eigenständig zu werden. Ohne seine Verbindung zur Mutter gäbe es nichts, wovon es sich loslösen könnte – ein Zustand, der beim heranwachsenden Kind starke Angst auslösen kann. Das Kind kämpft einerseits um seine Eigenständigkeit, braucht aber andererseits das Gefühl, mit seinen Eltern eins zu sein. Das ist sehr wichtig. Der Kampf um die Eigenständigkeit beginnt schon zu diesem frühen Zeitpunkt, nicht erst in der Adoleszenz, wie viele glauben. Und er gewinnt im Laufe des Entwicklungsprozesses periodisch immer wieder an Bedeutung – er setzt ein und setzt aus, und er bewegt sich vor und wieder zurück – so geht es während der gesamten Entwicklungszeit des Kindes weiter.

Für ein Kind ist es sehr wichtig, sich eigenständig fühlen zu können. Doch das ist ein Dilemma, weil es in seinen Bemühen um Eigenständigkeit sehr wenig Unterstützung erhält. Die Reaktion der Umgebung auf den Kampf um Eigenständigkeit kann dieses Bemühen fördern oder behindern.

Ichzentriertheit

Dem Begriff Ichzentriertheit haftet immer etwas Negatives an. Beispielsweise sagt man: »Dieser Mensch ist so ichzentriert – er denkt nur an sich selbst. Er glaubt, die ganze Welt drehe sich nur um ihn.« Bei Kindern jedoch ist Ichzentriertheit völlig normal. Ihnen ist einfach nicht klar, dass andere Menschen die Welt anders erleben können als sie. Sie glauben, dass alle die Dinge so erleben wie sie. Das Verständnis zu entwickeln, dass andere Menschen eine andere Sicht haben können als sie, ist für sie ein schwieriger Lernprozess, mit dem sie sich allerdings schon sehr früh befassen. Beispielsweise sagte ein dreieinhalbjähriges Mädchen zu seiner Großmutter: »Omi, lebst du allein?« Als die Großmutter dies bestätigte, sagte das Kind: »Das tut mir leid«, und ihm kamen die Tränen. Weil die Omi tatsächlich nicht glücklich darüber war, dass sie allein lebte, empfand sie die Reaktion ihrer Enkelin als sehr einfühlsam und mitfühlend. Tatsächlich projizierte das Kind auf die Großmutter seine Gefühle bezüglich der eigenen Existenz. Es konnte sich nicht vorstellen, ohne seine Eltern zu leben. Piaget hat sich ausführlich zur Ichzentriertheit von Kindern geäußert. Er war der Ansicht, ein Kind könne im Alter von sieben oder acht Jahren verstehen, dass Menschen Ereignisse unterschiedlich erleben können (Phillips 1969). Im Rahmen meiner Arbeit habe ich herausgefunden, dass die emotionale Ichzentriertheit wesentlich länger bestehen bleibt. Beispielsweise sagen wir, wenn etwas Schreckliches passiert: »Oh je, was habe ich getan!«, oder: »Wie hätte ich das verhindern können?«, oder: »Das ist meine Schuld!« Und genauso ergeht es Kindern. Aufgrund ihrer Ichzentriertheit und ihrer weitgehenden Unfähigkeit, individuelles Erleben zu differenzieren, geben sie sich die Schuld an allem Üblen, das geschieht. Kleine Kinder beschuldigen sich selbst, wenn sie krank werden, verlassen werden, zurückgewiesen werden und wenn ihre Eltern Kopfschmerzen haben, wütend oder mürrisch sind. Sogar wenn die Kinder sexuell missbraucht werden oder ein anderes Trauma erleben, werfen sie sich das selbst vor. Insgeheim glauben sie, alles Schlechte, das geschehe, sei von ihnen selbst verursacht worden. Dass das schon bei kleinen Kindern so ist, weiß ich, seit ich mich während meiner Vorbereitung auf das Magisterexamen in Sonderpädagogik mit Piagets Schriften beschäftigte. Allerdings merkte ich im Laufe meiner psychotherapeutischen Arbeit mit Kindern und Jugendlichen, dass das Alter nicht entscheidend ist. Kinder aller Altersstufen werfen sich die schrecklichsten Dinge vor.

Ein Beispiel hierfür ist Zack, ein zwölfjähriger Junge, der von einem Richter zu mir geschickt wurde. Ich sollte ein Gutachten über ihn erstellen, weil seine Eltern sich scheiden lassen wollten und einen sehr destruktiven Kampf um das Sorgerecht austrugen. Die Schulnoten des Jungen waren immer schlechter geworden, er hielt sich zunehmend allein in seinem Zimmer auf, und auch verschiedene körperliche Symptome waren bei ihm aufgetreten. Während unserer Sitzung stritt er ab, dass ihm der Umgang seiner Eltern miteinander auch nur das Geringste ausmache. »Das ist ihre Sache. Ich kümmere mich gar nicht darum.« Als er sich im Therapieraum umschaute, weckten die Sandkisten sein Interesse, und er fragte mich, wozu sie gebraucht würden. Ich erklärte ihm, dass man sich unter den vielen kleinen Figuren auf den Regalen an der Wand einige aussuchen und sie in einer der Sandkisten zu einer Szene arrangieren könne. Ich schlug ihm vor, dies einmal selbst auszuprobieren. Er schaute sich die vielen Figuren an und wählte schließlich drei Surfer (Tortendekorationen) aus. Nachdem er den Sand mit den Händen ein wenig hin- und herbewegt hatte, stellte er die Figuren darauf. Dann sagte er: »Ich bin fertig.« Ich fragte ihn, was die Szene darstelle. Er antwortete: »Das sind drei Surfer, und sie surfen.« Viele Kinder beschreiben die Szene, die sie aufbauen, in einem so kurzen Satz. Anschließend entwickelte sich zwischen uns ein Gespräch, in dessen Verlauf eine Geschichte entstand.

ICH: »Ich möchte, dass du einer der Surfer bist. Welcher möchtest du sein?«

Zack deutet auf eine der Figuren.

ICH: »Hi, Surfer. Wie sind die Wellen?«

Z: »Sehr gut.«

Wir reden über das Surfen, die Wellen, das Meer im Allgemeinen – über alles, was mir einfällt. Während er redet, fällt einer der Surfer um.

ICH: »Oh! Was ist da los?«

Z: »Er ist von seinem Surfbrett gefallen.«

ICH: »Was wird nun mit ihm passieren?«

Z: »Er wird ertrinken, weil sein Surfbrett ihn am Kopf trifft, bevor er wieder daraufsteigen kann.«

ICH: »Und was macht dieser andere Surfer?«

Z: »Er surft einfach weiter.«

ICH: »Und wie ist es mir dir (ich deute auf die Figur, die er für sich ausgesucht hat)?«

Z: »Ich hätte ihm zwar helfen können, aber ich habe es nicht getan; deshalb ist er ertrunken.«

An diesem Punkt verschließt sich Zack, er unterbricht den Kontakt und entfernt sich von der Sandkiste.

ICH: »Bevor wir hiermit aufhören, möchte ich dich fragen, ob dich die Szene und die Geschichte an etwas aus deinem Leben erinnern.«

Z: »Ich surfe gern.«

ICH: »Ja, und du kennst dich mit dem Surfen recht gut aus. In deiner Geschichte fühlt sich der Surfer, den du dir ausgesucht hast, für den ertrinkenden Surfer verantwortlich. Fühlst du dich manchmal auch für etwas verantwortlich? Denkst du manchmal, etwas sei deine Schuld?«

Zack fängt an zu schluchzen.

Z: »Alles ist meine Schuld! Sie streiten sich ständig wegen mir. Ich weiß nicht, was ich machen soll!«

Die Arbeit mit der Sandkiste ist eine sehr wirksame Projektionstechnik. Die Geschichte, die das Kind darstellt, ist oft eine sehr anschauliche Metapher für eine wichtige Situation in seinem Leben. Wenn man einen zwölfjährigen Jungen fragt, wie es ihm geht, sagt er höchstwahrscheinlich »gut«; über seine wahren Gefühle ist er sich einfach nicht richtig im Klaren. Er ist geübt im Ignorieren und Leugnen (so wie der Surfer, der einfach davonfährt), und er erlaubt sich keinesfalls, zu erkennen, dass er »ertrinkt«. Treten diese verborgenen Gefühle zutage, kann die Heilung beginnen, und er erkennt, dass er die Streitigkeiten seiner Eltern und ihre Wut aufeinander nicht verschuldet hat. Außerdem kann er dann lernen, seine Gefühle auf nicht schädigende Weise auszudrücken. Und er lernt, mit solchen Situation zurechtzukommen. Ich gebe ihm dann die Unterstützung, die er braucht. In einer späteren Sitzung, an der seine Eltern teilnahmen, konnte Zack ihnen seine Gefühle schildern. (*Anmerkung:* Ich weiß nicht, wie sich die Geschichte weiterentwickelt hätte, wenn nicht einer der Surfer umgefallen wäre, aber ich bin mir sicher, dass auch dann etwas Wichtiges zutage getreten wäre.)

Therapeuten, die mit Kindern und Jugendlichen arbeiten, sollten sich über die Ichzentriertheit dieser Alterstufen im Klaren sein und darüber, wie sich dies auf das Leben ihrer Klienten auswirkt.

Introjekte

Ein Introjekt ist eine Botschaft, die wir auf uns selbst beziehen und uns zu eigen machen. Sehr kleine Kinder können noch nicht einschätzen, ob eine solche Botschaft zutreffend ist. Sie sind kognitiv noch nicht in der Lage zu erkennen: »Ja, das ist bei mir so«, oder: »Nein, das ist bei mir völlig anders.« Sie glauben alles, was andere über sie sagen, auch wenn es Beweise für das Gegenteil gibt. Einige Botschaften dieser Art werden in versteckter Form übermittelt. Wenn ein Kind Milch verschüttet, sagt seine Mutter vielleicht nicht: »Warum bist du nur immer so schusselig!«, aber ihr Blick drückt genau dies aus. Weil Kinder generell ichzentriert sind und sich an allem, was geschieht, die Schuld geben, fühlen sie sich schuldig, wenn ihre Mutter beispielsweise schlecht gelaunt ist oder Kopfschmerzen hat. Solche negativen Botschaften schleppen wir unser ganzes Leben lang mit uns herum. (Wir alle haben das Überzeugungssystem eines vierjährigen Kindes verinnerlicht.) Auch wenn wir uns mit solchen Botschaften im Rahmen einer Therapie jahrelang auseinandergesetzt haben und glauben, wir hätten sie überwunden, erleben wir in Stresssituationen, dass sie wieder auftauchen. Ein Kollege hat mir einmal erzählt: »Ich habe in Therapien jahrelang an meiner Beziehung zu meinen Eltern gearbeitet, und ich hatte das Gefühl, dieser Aspekt meines Lebens sei vollständig durchgearbeitet. Aber als ich sie letzte Woche besuchte, waren plötzlich wieder all die auf mich bezogenen negativen Gefühle da, die ich schon als Kind hatte.« Ich bin der Überzeugung, dass wir uns von diesen negativen Introjekten nie völlig befreien können. Bestenfalls können wir sie uns bewusstmachen und lernen, sinnvoll mit ihnen umzugehen.

Auch positive Äußerungen können Schaden anrichten. Globalaussagen wie »Du bist der beste Junge auf der ganzen Welt« verwirren Kinder. Ein Kind weiß, dass es nicht das »beste« ist, denn tief im Inneren ist ihm klar, dass es gestern noch »böse« war. Deshalb verwandelt es die ursprünglich positive Botschaft in eine negative. Stark verallgemeinernde Aussagen wie die obige erzeugen beim Kind eine Spaltung, denn ein Teil von ihm hört so etwas natürlich gern, doch ein anderer Teil weiß, dass die Aussage nicht zutrifft. Die Folge kann sein, dass der Betreffende sich zeitlebens wie ein Hochstapler oder Schwindler fühlt.

Ich ermahne Eltern immer wieder, ihr Lob möglichst konkret zu formulieren, indem sie beispielsweise sagen: »Mir gefällt, wie du dein Spielzeug weggeräumt hast«, oder: »Mir gefallen die Farben, die du auf deinem Bild benutzt hast – wenn ich sie anschaue, fühle ich mich gut.« Solche Aussagen können nicht zu Introjekten werden, sondern sie stärken das Ich des Kindes.

Für die Erfüllung von Bedürfnissen sorgen

Ein kleines Kind tut alles, um die Erfüllung seiner Bedürfnisse zu erreichen. Ihm ist klar, dass es diese selbst nicht erfüllen kann. Es kann sich keine Arbeit suchen, nicht mit dem Auto fahren, kein Essen kaufen usw. Das Erlangen von Kompetenzen (*mastery*) ist ein wichtiger Aspekt der kindlichen Entwicklung, weil es dem Kind das Gefühl gibt, über Macht und Kontrolle zu verfügen. Tatsächlich jedoch ist das Kind in seinem Bemühen zu überleben völlig auf seine Eltern oder auf andere Betreuungspersonen angewiesen. Es würde niemals riskieren, den Zorn seiner Eltern zu wecken oder von ihnen zurückgewiesen oder verlassen zu werden, und es tut alles, damit diese Gefahren erst gar nicht entstehen. Abgesehen von der Erfüllung seiner Grundbedürfnisse braucht ein kleines Kind Liebe und Anerkennung. Unglücklicherweise weiß es nicht immer, wie seine Bedürfnisse erfüllt werden könnten, und was es erlebt, ist seinem Wohlergehen manchmal abträglich und kann weitere Probleme verursachen. Oder es entwickelt im Laufe der Zeit eine Lebensweise, durch die es sich zu schützen hofft, die aber Teile seiner Persönlichkeit abspaltet. Beispielsweise versucht ein Kind, das sexuell missbraucht worden ist, sich zu betäuben, um nichts zu fühlen, und es behält dann oft sein Leben lang diese Art, mit seinen Problemen umzugehen, bei, sofern es nicht adäquat behandelt wird und die abgetrennten Anteile wieder integriert und zugänglich gemacht werden.

Organismische Selbstregulierung

In seinem Bemühen, uns gesund zu erhalten, reguliert sich der Organismus selbst (Perls 1969/1978). Wir verstehen dies, wenn wir es uns auf der physischen Ebene klarmachen: Der Organismus sagt uns, wann wir essen und wann wir zu essen aufhören, wann wir zur Toilette gehen und wann wir schlafen sollen. Wir hören nicht immer auf ihn, aber er bringt seine Anliegen beharrlich immer wieder vor. Wenn ich im Rahmen eines Seminars einen Vortrag halte, mache ich nur ungern eine Pause, um etwas zu trinken, weil ich fürchte, dann den Faden zu verlieren. Doch wenn ich dieses Bedürfnis nicht erfülle, wird meine Kehle rau, und im Extremfall verliere ich meine Stimme. Deshalb trinke ich etwas – und habe danach das Gefühl, etwas ins Gleichgewicht gebracht zu haben. Nach der Erfüllung des Bedürfnisses kann ich mich anderen Bedürfnissen und ihrer Erfüllung zuwenden. Dies gilt auf der emotionalen, psychischen, kognitiven und spirituellen Ebene. Wir spüren verschiedene Bedürfnisse, und wenn wir uns um deren Erfüllung kümmern, indem wir tun, was zu tun ist, schaffen wir Raum für die Auseinandersetzung mit anderen Bedürfnissen. Dies ist der Prozess des Lebens und Wachsens, der nie endet.

Wut

Es folgt ein Beispiel dafür, wie es einem Kind ergeht: Es ist wütend auf seinen Vater, der es auffordert, still zu sein und ihm nicht mehr auf die Nerven zu gehen. Ihm war schon vorher klar, dass es als unakzeptabel angesehen wird, Wut auszudrücken, und dass alles nur noch schlimmer wird, wenn man dies trotzdem tut – dass dies sogar gefährlich werden kann. Deshalb unterdrückt das Kind seine Wut. Doch der unablässig dem Zustand der Gesundheit zustrebende Organismus versucht, das Gefühl der Wut ans Licht zu bringen – ihm auf irgendeine Weise zum Ausdruck zu verhelfen. Leider wird Wut im Allgemeinen inadäquat oder sogar auf schädliche Weise ausgedrückt – schädlich für das Wohl des betroffenen Kindes.

Das Kind kann das Gefühl »retroflektieren« (nach innen richten), um zu verhindern, dass es zum Ausdruck gelangt. Es unterdrückt die Wut dann so vehement, dass sie ihm absolut nicht mehr bewusst ist. Solche Kinder bekommen Kopf- oder Bauchschmerzen oder wirken sehr still und in sich gekehrt. Ein anderes Kind »deflektiert« sein Gefühl (indem es sich von ihm abwendet), doch sein Organismus will sich von der Energie der Wut befreien. In solchen Fällen neigen Kinder zum Schlagen und Treten und ganz generell zum Ausagieren. Ich fragte einmal einen achtjährigen Klienten, warum er sich auf dem Spielplatz so oft mit anderen Kindern prügele, denn das hatte er früher nicht getan. Er antwortete: »Das muss ich, weil die Kinder gemein zu mir sind.« Er sagte nicht: »Weil mein Vater uns verlassen hat und weil ich ihm wahrscheinlich egal bin und weil meine Mutter ständig weint und weil all das vielleicht meine Schuld ist.« Erst nach intensiver projektiver Arbeit vermochte er seine wahren Gefühle zu artikulieren. Danach veränderte sich sein Verhalten sehr stark.

Kinder werden eher hyperaktiv, verfallen in Tagträumerei, beginnen wieder mit dem Bettnässen, koten sich ein, werden ängstlich oder sogar phobisch, als dass sie ihre Gefühle direkt ausdrücken. Generell spalten sie ihre Gefühle ab und sind sich dieser meist auch nicht bewusst. Es kostet einiges an Arbeit, solche verborgenen Gefühle wieder zum Vorschein zu bringen, und oft stellt sich dann heraus, dass die Wut mit Traurigkeit und Scham vermischt ist.

Ich könnte darüber spekulieren, warum das eine Kind Gefühle verdrängt und ein anderes etwas anderes; doch würde es einige kontrollierte Studien erfordern, eine fundierte Antwort auf diese Frage zu finden. Wahrscheinlich spielen dabei zahlreiche Faktoren wie die frühkindliche Entwicklung, die Familiendynamik und die angeborenen Persönlichkeitsmerkmale eine Rolle.

Die meisten dieser Verhaltensweisen treten auf, ohne dass es dem Kind bewusst wird; es gibt allerdings auch Fälle, in denen eine derartige Entscheidung bewusst getroffen wird. Eine erwachsene Klientin, die ich betreue, berichtete mir, sie erinnere sich, dass sie mit vier Jahren beschlossen habe, immer sehr, sehr still zu sein. Sie war vor diesem Zeitpunkt ein sehr lebendiges und aktives kleines Mädchen gewesen, und als sie einmal mit ihrem Lieblingsonkel gespielt und mit ihm auf dem Boden liegend gerungen hatte, hatte dieser irgendwann entsetzliche Geräusche von sich gegeben und sich dann plötzlich nicht mehr gerührt. Er war gestorben. (Dies erfuhr sie erst später.) Das Kind hatte vor Entsetzen geschrieen. Daraufhin war die Mutter herbeigerannt und beim Anblick des Onkels hysterisch geworden, hatte es aber trotzdem irgendwie geschafft, den Rettungsdienst zu rufen. Die Rettungshelfer hatten versucht, den Onkel wiederzubeleben, doch es war zu spät gewesen. Daraufhin hatten sie ihn aus dem Haus getragen. Inzwischen hatte meine Klientin ihre Mutter immer wieder nach dem Onkel gefragt. Doch diese hatte unablässig geweint und das Kind aufgefordert, still zu sein und sie nicht zu belästigen. Weil die Klientin zum Zeitpunkt des Geschehens erst vier Jahre alt gewesen war, war sie felsenfest überzeugt gewesen, sie habe ihrem Onkel etwas Schreckliches angetan, und ihre Mutter sei sehr wütend auf sie. In dieser Situation hatte sie den

Entschluss gefasst, sich fortan möglichst wenig bemerkbar zu machen. Sie erklärte, am liebsten wäre sie völlig verschwunden, sie habe aber nicht gewusst, wie sie dies hätte bewerkstelligen können. Die Menschen in ihrer Umgebung hatten sich oft positiv darüber geäußert, dass sie ein so braves und stilles kleines Mädchen sei, und mit 16 Jahren war sie einem Orden beigetreten, war Nonne geworden und hatte Schweigegelübde abgelegt. Als sie den Orden im Alter von 45 Jahren verließ, war sie auf die Welt ganz und gar nicht vorbereitet und entschloss sich deshalb zu einer Therapie. Ihr Stillsein empfand sie mittlerweile als hinderlich, weil es ihr erschwerte, Freunde zu finden und das Leben zu genießen. Die Erinnerung an den Vorfall, bei dem ihr Onkel gestorben war, tauchte bei ihr auf, als ich ihr empfahl, sich in eine Zeit in ihrem Leben zurückzuversetzen, in der sie noch nicht so still gewesen war. (Ich forderte sie auf, sich in eine Situation zu versetzen, in der sie sich als kleines Mädchen sehr lebendig gefühlt hatte.) Bis zu dieser Aufforderung hatte sie nie mehr an den Vorfall gedacht.

Paradoxerweise resultieren die meisten Verhaltensweisen aus der organismischen Selbstregulierung und aus dem Bemühen des Organismus, sich gesund zu erhalten. Die problematischen Verhaltensweisen werden als »Widerstand« oder als »Störung hinsichtlich der Kontaktgrenze« angesehen, obgleich es sich dabei um Bemühungen des Kindes handelt, sich zu schützen, zu überleben, mit Problemen fertig zu werden und erwachsen zu werden. Tatsächlich bringen solche Verhaltensweisen ein Kind in Schwierigkeiten, sie verursachen Besorgnis, wirken sich auf die körperliche Gesundheit aus, verschlingen viel Energie – und werden vor allem unsachgemäß verallgemeinert. Das betroffene Kind zeigt in jeder Stresssituation Überreaktionen, bekommt Bauchschmerzen oder zeigt eine andere charakteristische Reaktion. Wenn wir zu einem Kind sagen: »Hör auf damit«, und wir ihm dies einzutrichtern versuchen und es notfalls bestrafen, um unser Ziel zu erreichen, so ist dies sinnlos, weil das Kind auf seine Reaktionsweisen einfach keinen Einfluss hat. Falls es das unerwünschte Verhalten tatsächlich aufgibt, tritt wahrscheinlich ein anderes unerwünschtes Verhalten an die Stelle des ersten. Ein dreizehnjähriges

Mädchen hat mir am Ende unserer Zusammenarbeit etwas erzählt, woran ich mich wohl zeitlebens dankbar erinnern werde. Als ich die Klientin fragte, was für sie an unserer gemeinsamen Arbeit besonders wichtig gewesen sei, antwortete sie: »Ich werde unsere erste gemeinsame Sitzung nie vergessen. Sie haben mich auf eine Phantasiereise geführt und haben mich den Ort zeichnen lassen, zu dem ich auf dieser Reise gelangt war. Sie haben mir nie Vorträge gehalten, so wie alle anderen es getan haben. Sie haben mir nie gesagt, ich solle mich zusammenreißen. Das werde ich Ihnen nie vergessen.« Das Kind war im Rahmen eines Programms zu mir gekommen, das emotional gestörten Kindern die Möglichkeit geben sollte, im Rahmen einer Therapie an ihren Problemen zu arbeiten. Als ich die Klientin kennenlernte, war sie schon in sieben Pflegefamilien gewesen, und sie sollte in Kürze in eine psychiatrische Klinik auf eine Station für »therapierestistente« Jugendliche überstellt werden. Innerhalb von vier Monaten (die Zeitspanne, die mir für die Durchführung des Programms zur Verfügung stand), in denen wir uns einmal pro Woche trafen, um gemeinsam zu arbeiten, verbesserte sich ihre Situation so deutlich, dass sie nicht in die psychiatrische Klinik aufgenommen zu werden brauchte; außerdem besuchte sie wieder die Schule, und sie war sehr stolz auf das, was sie erreicht hatte. Tatsächlich veränderte sie sich nicht, sondern fand sich selbst.

Wenn wir eingeschränkt und blockiert werden, leidet unser Selbst darunter. Manche Kinder erleben den Verlust ihrer selbst so stark, dass sie alles daransetzen, um sich wiederzufinden. Einige suchen sich selbst, indem sie mit anderen Menschen in den Zustand der Konfluenz eintreten – indem sie ihr Selbstempfinden von einem anderen Menschen abhängig machen. Sie hängen diesem dann buchstäblich »auf der Pelle«, versuchen ständig, es ihm recht zu machen, und sind nicht in der Lage, eine Entscheidung zu treffen, sich für ein Ziel zu engagieren oder eine Aufgabe zu erledigen, weil sie Angst haben, sie könnten versagen. Andere versuchen, sich selbst zu finden, indem sie ihre gesamte verfügbare Kraft aufbieten, was in Wutanfällen, Kämpfen, Brandstiftung und ganz generell in Machtkämpfen zum Ausdruck kommt.

Soziale Aspekte, die sich auf die Entwicklung des Kindes auswirken

Grenzen setzen

Natürlich müssen wir einem Kind Grenzen setzen, um seine Sicherheit garantieren zu können. Das Kind lernt schon sehr früh, dass es gefährlich ist, über eine Straße zu laufen, aus zu großer Höhe in die Tiefe zu springen, und dergleichen mehr. Entscheidend ist, *wie* wir Grenzen setzen. Manche Eltern erwarten von ihren Kindern, dass diese sich an potentielle Gefahren rechtzeitig erinnern. In Wahrheit ist es jedoch Aufgabe der Eltern, die Aktivitäten ihrer kleinen Kinder im Blick zu behalten, bis sie reifer geworden sind und ein ausgeprägteres kognitives Gewahrsein entwickelt haben. Häufig schimpfen Eltern ein Kind wegen etwas aus, das zu tun sie ihm nur ein einziges Mal ausdrücklich verboten haben. Doch Kinder lernen durch sanfte und liebevolle Wiederholung. Wichtig ist auch, älteren Kindern Grenzen so zu setzen, dass sie experimentieren können. Ich erinnere mich noch gut daran, wie gern mein Sohn Michael im Alter von vier Jahren durch die Haustür nach draußen lief, um einen immer größeren Bereich der Straße vor unserem Haus zu erkunden. Meine Nachbarn und ich saßen mit unseren kleinen Kindern oft draußen und warteten darauf, dass ein älteres Kind aus der Schule zurückkam. Ich ließ mein Baby bei meinen Nachbarn, folgte Michael heimlich in großem Abstand und hoffte, dass er mich nicht sähe. Ich beobachtete ihn dabei, wie er Büsche oder Dinge, die er auf dem Bürgersteig liegen sah, untersuchte, oder Löcher im Erdboden, verschiedene Arten von Käfern usw. Meine Nachbarn fragten mich oft irritiert, weshalb ich meinen Sohn nicht einfach auf den Arm nähme und ihn zurückholte. Doch sofern er sich nicht in Gefahr brachte, war es mir wichtiger, seinen Unabhängigkeitssinn und seinen Forschergeist zu stärken. Hatte er dann einen gewissen Abstand zu mir, drehte er sich nach mir um, und ich tat so, als würde ich mir die Blätter eines Buschs sehr genau anschauen. Dann rief er mich meist mit einem Ausdruck der Freude und lief zu mir, weil er mir unbedingt sofort von seinen erstaunlichen

Neuentdeckungen berichten wollte. Mein Sohn Michael starb mit etwa 15 Jahren, und die soeben geschilderte Situation ist eine der vielen Erinnerungen an ihn, die mich mit Freude erfüllen und die meine Trauer über seinen Tod lindern.

Kulturbedingte Erwartungen

Kinder lernen von der kulturellen Gruppe, in der sie aufwachsen, was von ihnen erwartet wird. Beispielsweise müssen die Angehörigen einiger Kulturen in der Kirche still sein. In anderen hingegen können die Gläubigen beim Wechselgesang brüllen, um ihre Gefühle zum Ausdruck zu bringen. In manchen Kulturen lernen Kinder, ihre Gefühle für sich zu behalten; in anderen gibt man dem Selbstausdruck mehr Raum. In bestimmten Kulturen lernen Kinder, Erwachsene nicht anzuschauen, wenn diese sie ansprechen; in anderen Kulturen werden Kinder getadelt, wenn sie diejenigen, mit denen sie sprechen, nicht anschauen. Für Therapeuten ist es sehr wichtig, die verschiedenartigen kulturspezifischen Sichtweisen, Überzeugungen, Wertvorstellungen und Erlebensweisen zu kennen und zu respektieren. Problematisch wird es oft, wenn ein Kind das Gefühl hat, zwischen zwei Kulturen zu stehen.

Ich habe in dieser Hinsicht meine persönlichen Erfahrungen gemacht. Meine Eltern waren russisch-jüdische Einwanderer, die noch keine zwanzig Jahre alt waren, als sie nach Amerika kamen. Obwohl sie später lernten, Englisch zu lesen und zu schreiben, und obwohl sie amerikanische Bürger wurden, sprachen sie zu Hause weiterhin meist Jiddisch, und die jüdische Kultur war für sie sehr wichtig. Ich wuchs in dieser warmherzigen, ausdrucksbejahenden Atmosphäre auf, umgeben von Büchern, (jiddischer) Musik und politischen Diskussionen. Mein Leben in Cambridge, Massachusetts, hingegen war völlig anders.

Obwohl ich meine Eltern sehr liebte, waren mir ihr Akzent und ihre durch die osteuropäische Herkunft geprägten Gepflogenheiten peinlich. Als ich zehn Jahre alt war, wurde ich einmal zu einer Geburtstagsparty eingeladen. Ich war noch nie auf solch einer Party gewesen und hatte alle möglichen großartigen Vorstellungen darüber entwickelt, was mich dort erwartete. In unserer Familie war es Sitte, dass meine Mutter ein besonderes Essen und ein Dessert zubereitete, wenn ich Geburtstag hatte. Meist bekam ich dann von meinen Eltern und von meinen älteren Brüdern ein Buch geschenkt. Wegen der Einladung war ich völlig aus dem Häuschen. Meine Mutter, die Schneiderin war, schneiderte mir ein wunderschönes rotes Samtkleid, als wäre ich zu einer Krönungsfeier eingeladen. Schließlich machte ich mich auf den Weg. Im Haus des Geburtstagskindes merkte ich sofort, dass irgendetwas nicht so war, wie ich es mir vorgestellt hatte. Ich betrachtete die anderen Kinder in ihren hübschen Spielkleidern und merkte, dass sie alle ein schön eingepacktes Geschenk mitgebracht hatten. Mir war absolut nicht klar gewesen, dass man zu solch einer Party ein Geschenk mitnahm. Am liebsten wäre ich sofort zurück nach Hause gelaufen, doch die Mutter des Geburtstagskindes hatte offenbar gemerkt, dass ich mit der Situation Schwierigkeiten hatte. Sie kam zu mir, legte einen Arm um mich und führte mich in den Raum, in dem die Party stattfand. Ihr war mein Problem nicht verborgen geblieben, und sie versuchte nun, mich zu beruhigen. Sie setzte mich in die Mitte eines langen Tischs. An jedem Platz lagen ein Partyhut, ein mit Süßigkeiten gefüllter Pappbecher, ein kleines Geschenk, ein Lärminstrument und verschiedene andere bei solchen Geburtstagsfeiern übliche Utensilien. All das hatte ich in meinem ganzen bisherigen Leben noch nie gesehen – und heute, 65 Jahre danach, während ich dies schreibe, steht mir die Situation immer noch ganz klar vor Augen, und ich verspüre das gleiche Gefühl der Demütigung wie damals. Am liebsten wäre ich auf jener Geburtstagsparty im Boden versunken. Es gab einen Kuchen, auf dem Kerzen brannten – auch das war neu für mich –, Spiele wie *Pin the Tail On the Donkey* und andere Partyscherze. Wahrscheinlich habe ich mich damals so verhalten, als würde mir die ganze Veranstaltung Freude machen, obwohl ich mich völlig anders als alle übrigen Anwesenden fühlte, denn ich hatte in der Schule viel Gelegenheit gehabt, mich in dieser Art des Verbergens zu üben. Dort achtete ich nämlich gewöhnlich sehr darauf, mich so »amerikanisch« zu verhalten wie alle anderen auch. Das wichtigste an diesem Geburtstagserlebnis ist für mich, dass ich meiner Mutter nie auch nur das Geringste davon erzählte. Schon mit meinen damaligen zehn Jahren war mir klar, dass sie völlig fertig gewesen wäre, wenn sie davon erfahren hätte. Ich denke oft darüber nach, was dieses Erlebnis für mich hätte angenehmer machen können. Vielleicht sehen wir heute Unterschiede deutlicher, und man geht in den Schulen stärker auf kulturspezifische Besonderheiten ein. Wenn wir über solche Fragen in der Schule gesprochen hätten, hätte jener Geburtstag für mich deutlich angenehmer sein können.

Systeme, die sich auf die Entwicklung des Kindes auswirken

Wir neigen dazu, das Familiensystem für alles und jedes verantwortlich zu machen. Es gibt aber auch andere Systeme in unserem sozialen Gefüge, die Kinder beeinflussen. Dazu zählen das Schulsystem, das Rechtssystem, das kirchliche System, das Wohlfahrtssystem, das System der Sozialfürsorge und natürlich unser politisches System und das System der medizinischen Versorgung. Als ich fünf Jahre alt war, zog ich mir einmal eine schwere Verbrennung zu und musste deshalb lange in ein Krankenhaus, wo Hauttransplantationen durchgeführt wurden, die eine lange Genesungszeit nach sich zogen. Was ich dort erlebte, hatte eine tiefreichende Wirkung auf mein gesamtes weiteres Leben. Ich erinnere mich noch gut daran, wie die Ärzte und Krankenschwestern mich ermahnten: »Sei ein gutes Mädchen, und höre auf zu weinen«, obwohl ich schreckliche Schmerzen hatte, noch sehr jung und offensichtlich durcheinander war und mich von meinen Eltern im Stich gelassen fühlte. Ich habe diese Ermahnung damals sehr oft gehört, insbesondere wenn die Brandwunden medizinisch versorgt wurden. Dies ist eine lange Geschichte, und ich habe in jenem Krankenhaus viele schreckliche Dinge erlebt. Obwohl ich in Therapien intensiv an meinem damaligen Erlebnis gearbeitet habe, fällt es mir noch heute schwer zuzugeben, wenn ich unter Schmerzen leide. Irgendwie habe ich immer noch tief im Inneren das Gefühl, dass ich ein schlechter Mensch bin, wenn ich unter Schmerzen leide.

Ich spreche dann mit dem kleinen Mädchen in mir und versichere ihm, dass es das Recht hatte zu weinen und dass es ein gutes Mädchen ist. Dennoch bleibt in solchen Situationen auch heute noch ein tiefes Gefühl des Unbehagens bestehen. Wenn ich im Beisein meiner Eltern weinte, wurde ich von ihnen getröstet, und sie zeigten mir ihre Liebe; aber ich konnte ihnen als Fünfjährige nicht verständlich machen, was ich empfand. Manchmal versuche ich mir vorzustellen, wie es damals wohl gewesen wäre, wenn ich eine Therapeutin gehabt hätte, wie ich es geworden bin, und wenn diese an mein Bett gekommen wäre und mir geholfen hätte, meine verborgenen Gedanken und Gefühle mit Hilfe von Zeichnungen, Puppen oder Geschichten auszudrücken.

Kinder reagieren sehr unterschiedlich auf Traumata. Ich entschied mich damals, meine Schmerzen so gut wie möglich verborgen zu halten, um ein »gutes Mädchen« zu sein. Kinder tun, was sie können, um einen gewissen Zustand der Balance zu erreichen, der einem Gefühl der Desintegration entgegenwirkt.

Was sollen wir nun mit alldem anfangen?

Wenn ein Kind zur Therapie kommt, weiß ich, dass es etwas verloren hat, das es als Baby hatte und auf das es ein Recht hat: den umfassenden und mit Freude verbundenen Gebrauch seiner Sinne, seines Körpers und seines Intellekts sowie den Ausdruck seiner Emotionen. Meine Aufgabe sehe ich darin, Kindern zu helfen, das, was ihnen abhanden gekommen ist, wiederzufinden. Dazu benutze ich eine Vielzahl kreativer und expressiver Techniken. Diese hochwirksamen Projektionstechniken weisen dem Kind einen Weg in sein Inneres. Sie können ihm helfen, verschüttete Emotionen auszudrücken, wenn Worte nicht ausreichen. Es handelt sich um Techniken, die seit Tausenden von Jahren und schon in frühen Kulturen als Ausdrucksformen genutzt wurden. Sie helfen Kindern, sich mit lange verschollenen Teilen ihrer selbst vertraut zu machen und sich neue, gesunde Seinsweisen zu erschließen, und nicht zuletzt machen diese Aktivitäten auch ganz einfach Spaß.

In meinem Buch *Gestalttherapie mit Kindern und Jugendlichen* habe ich diese Techniken sehr ausführlich beschrieben. Das nun folgende Kapitel (»Der therapeutische Prozess bei der Arbeit mit Kindern und Jugendlichen«) befasst sich mit dem spezifischen Nutzen dieser Techniken. Die Voraussetzung für die Arbeit mit ihnen allen ist das Bestehen einer Beziehung zwischen Therapeut und Kind, auch wenn diese Beziehung erst in ihren Anfängen ist. Ist ein Kind zu einer solchen Beziehung nicht in der Lage, muss sich die Therapie zunächst darauf konzentrieren, an der Entwicklung dieser grundlegenden Form von Vertrauen zu arbeiten.

3. Der therapeutische Prozess bei der Arbeit mit Kindern und Jugendlichen

Mir ist aufgefallen, dass meine therapeutische Arbeit mit Kindern einen natürlichen Verlauf hat, den ich »den therapeutischen Prozess« nenne. Als Unkundiger könnte man denken, es geschehe nicht viel, und wir widmeten uns mehr oder weniger zufälligen Aktivitäten, doch tatsächlich findet bei der therapeutischen Arbeit mit Kindern ein klar strukturierter Prozess mit einer bestimmten *Sequenz* von Schritten statt. Nun lässt das Wort *Sequenz* an einen bestimmten linearen Verlauf denken; doch verläuft der therapeutische Prozess keineswegs immer linear. Allerdings bildet der Aufbau einer Beziehung zwischen Klient und Therapeut immer den Anfang. In den darauf folgenden Phasen jedoch bewege ich mich häufig eher nicht-linear zurück oder nach vorne, wobei ich meine Entscheidungen daran orientiere, wie ich die aktuellen Bedürfnisse eines Kindes einschätze. Die meisten Menschen glauben, meine Arbeit bestünde im Wesentlichen in der Anwendung einer Vielzahl expressiver, projektiver Techniken. Zwar wende ich solche Techniken tatsächlich manchmal an, doch bevor ich dies tun kann, muss ich mich mit völlig anderen Faktoren befassen.

Die Beziehung

Nichts ist in einer Therapie möglich, wenn nicht zumindest im Ansatz eine Beziehung zwischen Therapeut und Klient besteht. Eine Beziehung ist sehr empfindlich und muss sorgsam gepflegt werden. Sie ist die Grundlage des Therapieprozesses und kann schon an und für sich eine starke therapeutische Wirkung haben. Für diese Ich-Du-Beziehung, wie Martin Buber (1923/1995) sie in einem seiner wichtigsten Bücher nennt, sind bestimmte Grundprinzipien charakteristisch, die bei der Arbeit mit Kindern von großer Bedeutung sind. Wir begegnen einander als zwei separate Individuen, von denen keines über dem anderen steht. Dabei bin ich diejenige, die dafür sorgen muss, dass es bei dieser Grundhaltung zueinander bleibt. Ich bin so authentisch, wie ich sein kann – ich bin ich selbst. Ich brauche keine Lehrerstimme und keine herablassende Haltung. Weder manipuliere noch urteile ich. Obwohl ich hinsichtlich des gesunden Potentials des Kindes, das in meinen Behandlungsraum kommt, grundsätzlich optimistisch bin, baue ich dem Kind gegenüber keine Erwartungen auf. Ich akzeptiere es so, wie es ist und sich mir gegenüber darstellt. Ich respektiere seinen Rhythmus und versuche, mich auf diesen einzustimmen; ich bin präsent und zum Kontakt bereit. So erblüht unsere Beziehung.

Übertragung spielt in jeder Beziehung eine Rolle, doch lege ich es nicht darauf an, sie zu erzeugen. Das Kind mag auf mich wie auf eine Mutterfigur reagieren; ich bin aber nicht seine Mutter. Ich habe meine eigene Sicht der Dinge, meine eigenen Grenzen, meine eigene Art, zu reagieren und zu antworten. Ich trete zu meinen Klienten als eigenständiges Wesen in Beziehung, gebe ihnen die Möglichkeit, sich selbst und ihre eigenen Grenzen zu erleben – und dies vielleicht auf eine neuartige Weise. Ich befinde mich nicht in einer unauflösbaren Verstrickung mit den Klienten, so wie es bei Eltern der Fall sein kann. Während ich meine Integrität als separate Person bewahre, gebe ich den Klienten die Möglichkeit, mehr von sich selbst zu erleben und so ihr Selbstempfinden zu erweitern und ihre Kontaktfähigkeiten zu verbessern und zu stärken.

Außerdem obliegt mir die Verantwortung, mir bewusstzumachen, wenn ich auf irgendeine Weise provoziert werde und warum es sich in solchen Fällen nicht um echte emotionale Reaktionen auf eine kontextuelle Situation handelt, und diese Gegenübertragungsreaktionen zu erforschen, um ihre nachteilige Wirkung von den Klienten fernzuhalten. Gleichzeitig bleibe ich mir selbst treu. Ich habe keine Angst vor meinen eigenen Gefühlen und Reaktionen, und ich kenne meine Grenzen. Ich fühle mich dem verpflichtet, was mir wichtig ist. Wir beginnen und beenden die Sitzungen pünktlich. Ich sorge dafür, dass am Ende der Sitzung noch Zeit bleibt, in der das Kind mir helfen kann aufzuräumen (mit Ausnahme der Sandkistenszenen). Dadurch wird klar erkennbar, wann die Sitzung abgeschlossen ist.

Nach der Überwindung des anfänglichen Widerstandes spüre ich bei den meisten Kindern die ersten Ansätze einer Beziehung. Allerdings sind einige Kinder zumindest eine Weile nicht in der Lage, eine solche Beziehung aufzubauen. Die Betreffenden sind zu einem sehr frühen Zeitpunkt in ihrem Leben – und manchmal sogar schon zum Zeitpunkt ihrer Geburt – emotional verletzt worden. Ihnen fehlt es völlig an Vertrauen. In diesen Fällen wird die therapeutische Beziehung selbst zum wichtigsten Thema der Behandlung. Natürlich muss ich den Widerstand des Kindes akzeptieren und respektieren, denn er ist die einzige Methode, sich zu schützen, die das Kind erlernt hat. Therapeuten haben die Aufgabe, Kinder auf kreative und nicht-bedrohliche Weisen zu erreichen.

Kontakt

Als Nächstes beschäftige ich mich im Therapieprozess mit dem Kontakt. Ist das Kind in der Lage, einen guten Kontakt herzustellen und aufrechtzuerhalten? Oder stellt es eher sporadisch Kontakt her, und verliert es ihn auch leicht wieder? Oder fällt es ihm generell schwer, Kontakt herzustellen? In jeder Therapiesitzung ist Kontakt ein ungeheuer wichtiger, existenzieller Aspekt. Ohne ein gewisses Maß an Kontakt kann in einer Sitzung kaum etwas Sinnvolles geschehen. Außerhalb der Sitzungen kann es sich ähnlich oder anders verhalten, doch ich kann ohnehin nur mit dem arbeiten, was zwischen mir und dem Klienten geschieht. Manchmal fällt es Kindern so schwer, den Kontakt zu mir aufrechtzuerhalten, dass ich die therapeutische Arbeit darauf beschränken muss, dem Kind beizubringen, wie es Kontakt aufnehmen und aufrechterhalten und sich dabei wohlfühlen kann. Kontakt erfordert die Fähigkeit, in einer bestimmten Situation völlig präsent zu sein, wobei alle Aspekte des Organismus – die Sinne, der Körper, der emotionale Ausdruck, der Intellekt – genutzt werden können. Kinder, die Sorgen oder Angst haben, trauern oder wütend sind, panzern sich und schränken sich so in ihrem Ausdruck ein; sie ziehen sich in ihr Inneres zurück, trennen Teile von sich ab und hemmen ihren gesunden Ausdruck. Werden Sinne und Körper auf diese Weise behindert ist kaum emotionaler Ausdruck möglich, und ein Selbstwertgefühl existiert praktisch nicht.

Guter Kontakt beinhaltet auch, dass ein Mensch in der Lage ist, sich auf angemessene Weise zurückzuziehen, statt erstarrt in einem angeblich kontaktfördernden Raum zu verharren. Geschieht dies, besteht kein Kontakt mehr, und der Betreffende versucht auf unauthentische Weise, den Kontakt aufrechtzuerhalten. Ein Beispiel hierfür ist ein Kind, das ständig redet oder das nie allein spielen kann und das andauernd mit anderen Menschen zusammen sein muss.

Wir sprechen von Kontaktfertigkeiten – dem Wie des Kontakts. Diese Fertigkeiten beinhalten berühren, schauen und sehen, zuhören und lauschen, schmecken, riechen, sprechen, Klang/Geräusch, Geste und Sprache, sich in der Umgebung bewegen. Manchmal müssen wir Kindern auf unserer gemeinsamen therapeutischen Reise viele Gelegenheiten geben, die Pfade des Kontakts zu erschließen. Kinder, die missbraucht oder misshandelt worden sind, machen sich in besonderem Maße unempfindlich, und das Gleiche gilt meist auch für Kinder, die irgendeine andere Art von Trauma erlebt haben.

Manchmal fällt mir auf, dass ein Kind, das eigentlich in der Lage ist, einen guten Kontakt herzustellen, in eine Sitzung kommt und abgelenkt wirkt. Ich weiß dann sofort, dass vorher irgendetwas Negatives passiert ist. Ich bitte das Kind in solchen Fällen beiläufig, mir zu erzählen, ob es in der Schule oder auf dem Weg zu meiner Praxis etwas erlebt hat, das ihm nicht gefallen hat. Grundsätzlich muss ich zu Beginn jeder Sitzung das aktuelle Kontaktniveau des Kindes einschätzen.

Widerstand

Kinder benutzen eine Vielzahl von Verhaltensweisen – die häufig als Widerstände bezeichnet werden –, um mit Schwierigkeiten fertig zu werden, ihr Überleben zu sichern und auf die für sie bestmögliche

Art zur Welt in Kontakt zu treten. Manchmal erfüllen diese Bemühungen ihren Zweck – doch häufiger bekommen die Kinder auf diese Weise nicht, was sie brauchen. Die Verhaltensweisen, derer sie sich dabei bedienen, erscheinen anderen Menschen als unzweckmäßig, und sie verschlimmern ohnehin problematische Situationen nur noch. Da Kinder sich über den Zusammenhang von Ursachen und Wirkungen noch kaum im Klaren sind, intensivieren sie ihre Bemühungen, jedoch ohne Erfolg, und ihr Leben ist für sie alles andere als befriedigend. Wenn ihr Selbstempfinden stärker geworden ist und sie sich aufgrund dessen besser selbst helfen können, fallen die uneffektiven Verhaltensweisen von ihnen ab und werden durch befriedigendere, effektivere Arten des Kontakts zur Welt ersetzt.

Fast jedes Kind entwickelt – zum Selbstschutz – ein gewisses Maß an Widerstand. Ist bei einem Kind keinerlei Widerstand zu erkennen, ist das Selbst so fragil, dass das Kind alles tun muss, was von ihm verlangt wird, um das Gefühl zu haben, es könne überleben. Solchen Kindern helfe ich, so stark zu werden, dass sie ein gewisses Maß an Widerstand spüren können, damit sie genügend Stehvermögen haben, um innehalten und nachdenken zu können.

Widerstand ist der Verbündete des Kindes; er ist die Art und Weise, wie es für sich selbst sorgt. Ich erwarte Widerstand und respektiere ihn. Eher bin ich überrascht, wenn ich keinen Widerstand vorfinde. Manchmal formuliere ich für das Kind: »Mir ist klar, dass du diese Zeichnung wahrscheinlich nicht fertigstellen willst, aber ich möchte es trotzdem. Du kannst zeichnen, was du willst, aber du sollst auf keinen Fall versuchen, es so gut wie möglich zu machen. Das würde viel zu lange dauern.« Ich leite das Kind dazu an, die Dinge etwas gelassener zu sehen und wenigsten für einige Zeit ein gewisses Maß an Widerstand zuzulassen. Akzeptiere ich den Widerstand eines Kindes, hilft ihm das oft, sich an etwas Neues heranzuwagen. Sobald es sich in unseren Therapiesitzungen wohler zu fühlen beginnt, gibt es den Widerstand eine Weile auf. Hat es dann jedoch so viel erlebt oder aufgenommen, wie es verkraften kann, so viel, wie es mit Hilfe seines eigenen Stehvermögens aufzunehmen vermag, zeigt sich der Widerstand erneut. So manifestiert er sich immer wieder und muss bei jedem erneuten Auftauchen akzeptiert werden. Wir können ein Kind nicht zwingen, mehr auf sich zu nehmen, als es zu tragen vermag. Widerstand zeigt auch, dass außerhalb des Bereichs, in dem der Kampf tobt, sehr wichtige Dinge erforscht und durchgearbeitet werden müssen. Ein Kind scheint intuitiv oder viszeral zu wissen, wann es mit solchem Material fertig werden kann, und ich habe gelernt, diesem Gefühl des Kindes zu vertrauen. Bei der Arbeit mit Techniken zur Förderung des Selbstausdrucks und des emotionalen Ausdrucks tauchen solche Probleme immer wieder auf. Die therapeutische Arbeit mit dem Kind muss in »kleinen Portionen« erfolgen.

Für mich ist Widerstand eine Manifestation von Energie und ein Hinweis auf den Grad der Kontaktfähigkeit des Kindes. Lässt es sich auf den Kontakt zu mir ein oder widmet es sich einer Aktivität oder Technik, kann plötzlich ein deutlicher Energieabfall eintreten und der Kontakt sich von mir oder von dem, woran gerade gearbeitet wird, abwenden. Häufig erkenne ich dies im betreffenden Augenblick durch Beobachten der Körperreaktion, bevor es dem Kind selbst klar wird. Vielleicht sage ich dann: »Wir hören damit jetzt auf und spielen ein Spiel«, was das Kind in der Regel sehr erleichtert aufnimmt (natürlich über seinen Körper). Dann ist es wieder mit mir in Kontakt. Manche Kinder zeigen ihren Widerstand in passiver Form: Sie ignorieren, was ich sage, verhalten sich unkonzentriert, scheinen mich nicht zu hören oder tun ohne jede Ankündigung etwas anderes als das, was ich ihnen empfohlen habe. Wenn solch ein Kind schließlich klar sagen kann: »Nein, das will ich nicht tun«, verstärke ich diese direkte, Kontaktbereitschaft signalisierende Äußerung, indem ich sie sofort würdige.

Die Sinne

Wenn ich bei einem Kind eine taktile Empfindung verstärken will, fordere ich es manchmal auf, mit Fingerfarben oder mit Ton zu arbeiten und dabei viel Wasser zu benutzen. Gelegentlich sitzen wir gemeinsam an der Sandkiste und lassen, während wir miteinander reden, Sand durch unsere Finger rieseln. Vielleicht gebe ich dem Kind viele Materialien von unterschiedlicher Beschaffenheit in die Hand, die es abtasten und miteinander vergleichen kann, oder wir untersuchen Materialien, die sich in meinem Behandlungsraum befinden, auf andere Weisen. Wir hören uns auch zuweilen Geräusche innerhalb oder außerhalb des Behandlungsraums oder Musik oder den Klang von Trommeln an. Oder wir betrachten Blumen, Farben, Bilder, Licht, Schatten, Objekte oder einander. Bücher über frühkindliche Erziehung enthalten zahlreiche Empfehlungen für Aktivitäten zur Verbesserung der Sinneswahrnehmung, die bei Menschen aller Altersstufen wirksam sind. In meinem ersten Buch habe ich geschildert, wie ich die erstmals in dem Buch *Human Teaching for Human Learning* (Brown 1990) beschriebene Orangenübung genutzt habe, um die Sinne von Klienten zu aktivieren. Nachdem ich jedem Kind in einer Gruppe eine Orange gegeben hatte, untersuchten wir gemeinsam in aller Ruhe jeden Aspekt dieser Frucht – wir rochen an ihr, wogen sie, spürten ihre Temperatur und Struktur und leckten an ihr. Wir entfernten die Schale und erkundeten auch sie sorgfältig, indem wir darauf bissen und sie kosteten. Dann schälten wir die weiße Faserschicht ab und begutachteten diese. Wir staunten über die glänzende Schutzschicht auf der Orangenschale und stellten fest, dass sie keinen Geschmack hatte. Dann zerteilten wir die Orange in Stücke, nahmen eines der Stücke und unterzogen es ebenfalls einer sehr gründlichen Prüfung. Anschließend tauschten wir innerhalb der Gruppe Orangenstücke aus und entdeckten so staunend, dass jedes Stück einen eigenen Geschmack und eine andere Oberfläche hatte, wobei alle gleich köstlich waren. Ein zwölfjähriges Mädchen erklärte später: »Ich kann jetzt keine Orange und auch keine andere Frucht mehr so essen, wie ich es früher getan habe. Ich kenne sie nun wirklich.« Das Kind verwies damit auf die Erweiterung seines Gewahrseins und die Schärfung seiner Sinne.

Wenn Kinder sich in meinem Behandlungsraum geborgen fühlen, verfallen sie oft in eine Regression und lassen Erlebnisse zu, die eigentlich eher kleineren Kindern gemäß sind. Wenn dies eintritt, begrüße ich es innerlich als einen wichtigen Erfolg. Kinder, die aus dysfunktionalen Familien stammen oder auf irgendeine Weise traumatisiert worden sind, werden oft zu schnell erwachsen. Sie überspringen viele wichtige Entwicklungsschritte. Manche Kinder schütten große Mengen Wasser auf den Modellierton und ahmen so unbewusst das Spielen im Schlamm nach. Andere benutzen Wasser sehr kreativ. Nachdem ein zwölfjähriger Junge mir beim Aufräumen geholfen hatte, beharrte er darauf, alle Werkzeuge für die Tonbearbeitung abzuwaschen. Ich sagte ihm ausdrücklich, dass ich sie gewöhnlich nicht wüsche, doch er bestand auf dieser Reinigungsprozedur. Als ich beobachtete, wie er am Ausguss arbeitete, fühlte ich mich daran erinnert, wie meine dreijährige Tochter einmal in der Küche am Ausguss auf einem Stuhl stand und ihr Spielzeuggeschirr abwusch. Dieser Junge brauchte zwar keinen Stuhl, um ans Waschbecken zu kommen, aber er war ebenso in die Tätigkeit des Waschens versunken, wie meine Tochter es gewesen war. Er hatte sich ein Erlebnis ermöglicht, das er offenbar brauchte; dies erkannte ich am entspannten Zustand seines Körpers und an seinem Lächeln.

Der Körper

Als Nächstes wenden wir uns dem Körper zu. Jede Emotion hat eine Verbindung zum Körper. Achten Sie das nächste Mal, wenn Sie wütend sind oder sich freuen, einmal darauf, wie Ihr Körper reagiert. Achten Sie auf das beengte Gefühl in Ihrem Kopf, wenn Sie Ihre Wut »an sich halten«. Achten Sie auch darauf, wie Sie Ihre Kehle und den Brustbereich verhärten, wenn Sie Tränen zu unterdrücken versuchen, und wie Sie Ihre Schultern runden, wenn Sie sich ängstlich fühlen oder erschrocken sind. Kinder entwickeln schon sehr früh bestimmte Körpermuster und schaffen schon in dieser Zeit die Voraussetzungen für Fehlhaltungen, die dann meist in der Adoleszenz und im Erwachsenenalter klarer zutage treten.

Kinder, die Probleme haben, schränken die Bewegungsfreiheit ihres Körpers ein und verlieren die Beziehung zu ihm. Ich helfe ihnen dann, diese Blockierungen aufzulösen, sich zu lockern, tief zu atmen, ihren Körper kennenzulernen, stolz auf ihn zu sein und die dem Körper innewohnende Macht zu spüren. Oft arbeiten wir zunächst an der Atmung. Kinder und Erwachsene schränken ihren Atem ein, wenn sie Angst haben, und verlieren dadurch in noch stärkerem Maße den Kontakt zu sich selbst. Wir erfinden dann Spiele, bei denen das Atmen eine Rolle spielt. Wir führen Atemübungen aus. Wir blasen Luftballons auf und bewegen sie mit Hilfe unseres Atems durch die Luft. So stellen wir fest, wer von uns den Ballon am längsten in der Luft halten kann. Wir beschäftigen uns auch mit Entspannungs- und Meditationsübungen, bei denen die Atmung eine Rolle spielt. Wir blasen Watte über einen Tisch, um herauszufinden, wessen Watte am schnellsten das andere Ende des Tischs erreicht. Wir spielen Spiele, bei denen wir Geräusche produzieren, singen und schreien. Besonders Jugendliche sind von der Wirkung des Atmens fasziniert. Sie erzählen mir immer wieder, dass sie bei Prüfungen in der Schule daran gedacht hätten, tief zu atmen, und sich dabei vorgestellt hätten, wie der Atem ihren Körper und ihr Gehirn reinigt, und dass dies sehr nützlich gewesen sei. Das Gefühl, das eigene Leben beeinflussen zu können, statt es nur wie ein Opfer zu erleben, ist von unermesslichem Wert.

Bei vielen Übungen, die wir ausführen, spielt der Körper eine Rolle. Manchmal tanzen wir durch den Raum, werfen einen Nerfball,* lassen uns auf Kissen fallen, kämpfen mit Schaumgummikeulen oder »Schwertern« aus zusammengerollten Zeitungen oder spielen Ringen nur mit den Händen. Vor allem hyperaktive Kinder profitieren von kontrollierten Körperexperimenten wie Yoga-Übungen oder von Körperbewegungsspielen, bei denen sie Körperkontrolle in Verbindung mit Bewegung erleben können. Auch für Bettnässer ist Körperarbeit sehr wichtig, weil ihre Beziehung zu ihrem Körper meist sehr schlecht ist. Kreatives Theaterspiel und insbesondere Pantomime kann Kindern ausgezeichnet dabei helfen, ihren Körper kennenzulernen. Jede Bewegung muss übertrieben werden, damit verständlich wird, worum es geht. Viele unserer Spiele enthalten pantomimische Elemente.

---

* Ähnelt in der Form dem Football, ist aber aus Schaumstoff (Anm. d. Übers.).

Allerdings bringen wir nicht unbedingt eine ganze Sitzung mit sensorischen Übungen, Atemübungen und körperlichen Aktivitäten zu. Wenn es mir als sinnvoll erscheint, schlage ich eine Aktivität dieser Art vor, und ob das Kind dann bereit ist, diese auszuführen, hängt stark von meinem eigenen Enthusiasmus und meiner Bereitschaft ab, mich zusammen mit ihm auf die betreffende Aktivität einzulassen. Auch meine Fähigkeit, dem Kind eine Aktivität schmackhaft zu machen, spielt eine wichtige Rolle. Solche Aktivitäten können fünf Minuten oder eine ganze Sitzung in Anspruch nehmen. Manchmal müssen wir verhandeln und Kompromisse finden, so dass wir schließlich während eines Teils der Sitzungszeit tun, was das Kind gern tun möchte, und während eines anderen Teils das, was ich vorgeschlagen habe. Lässt das Kind sich auf solche Erlebnisse ein, machen sie ihm meist große Freude. Die Therapie mit Kindern gleicht einem Tanz: Manchmal übernehme ich die Führung und manchmal das Kind.

Das Selbst stärken

Dem Kind bei der Entwicklung eines starken Selbstempfindens zu helfen ist eine wichtige Voraussetzung für alle Bemühungen, ihm den Ausdruck verborgener Emotionen zu ermöglichen. Außerdem fängt das Kind aufgrund solcher Aktivitäten an, sich wohlzufühlen und ein positives Gefühl sich selbst gegenüber zu entwickeln. Ich erinnere noch einmal daran, dass die einzelnen Schritte in der vorliegenden Darstellung des Therapieprozesses keineswegs in der hier angegebenen Reihenfolge ausgeführt werden müssen. Nötigenfalls bewegen wir uns zwischen den verschiedenen Aspekten hin und her. Beispielsweise fokussieren wir auf sensorische Arbeit, und das Kind spürt, während es die taktile Empfindung feuchten Tons in Verbindung mit dem kinästhetischen Erlebnis der Arbeit mit diesem Material genießt, dass sein Selbstempfinden stärker wird. Und dieses gestärkte Empfinden der eigenen Existenz aktiviert oft spontan emotionalen Ausdruck.

Abgesehen von sensorischen und körperlichen Erlebnissen beinhaltet eine Stärkung des Selbst:

- das Selbst zu definieren,
- Entscheidungen zu fällen,
- die eigene Kompetenz zu erleben,
- Projektionen zu reintegrieren,
- Grenzen zu setzen,
- zu spielerischem Tun und zur Nutzung der Vorstellungskraft in der Lage zu sein,
- ein gewisses Maß an Macht und Kontrolle zu erleben und
- Kontakt zur eigenen aggressiven Energie herzustellen.

Definieren des Selbst

Man kann das Selbst nur stärken, wenn man es kennt. Viele Aktivitäten im Rahmen einer Therapie dienen dazu, Kindern bei der Formulierung von »Selbst«-Aussagen zu helfen. Das Kind wird ermutigt, mit Hilfe von Zeichnungen, Collagen, Ton, Puppen, kreativer Theaterarbeit, Musik, Metaphern und Träumen über sich selbst zu berichten – dabei sind alle Techniken nützlich, die ihm helfen, auf sich selbst zu fokussieren. Das Kind lernt »So bin ich« und »So bin ich nicht« und integriert dies in sein Gewahrsein. Ich stelle, so wie das Kind es mir diktiert, Listen von Dingen zusammen, beispielsweise von Nahrungsmitteln, die es mag, und von solchen, die es nicht mag; von dem, was ihm an der Schule nicht gefällt, und von dem, was ihm an der Schule gefällt – falls es so etwas gibt. Das Kind kann auch ein Bild von allem zeichnen, was es sich wünscht, oder davon, worüber es glücklich, traurig oder wütend oder weshalb es ängstlich ist, oder über alles, was es gern tut. Oder ich fordere es auf, aus Ton Figuren oder abstrakte Formen zu modellieren, die es selbst repräsentieren, wenn es sich gut und wenn es sich schlecht fühlt. Die Gedanken, Meinungen, Ideen und Vorschläge des Kindes aufzugreifen spielt bei Bemühungen um die Stärkung seines Selbst eine wichtige Rolle. Manchmal benutze ich bei der Arbeit mit Jugendlichen ein Buch über Astrologie oder ein Handbuch für die Durchführung eines projektiven Tests, den ich beim betreffenden Klienten angewandt habe. Ich lese dann verschiedene Sätze vor, die sich auf das Sternzeichen zur

Zeit der Geburt des Klienten beziehen, oder ich lese die Deutung seines Testergebnisses gemäß dem Handbuch vor und frage dann: »Passt das zu dir?« Wenn das Kind sagen kann: »Ja, so bin ich«, oder: »Nein, so bin ich nicht«, oder auch: »Manchmal bin ich so und manchmal nicht«, gewinnt es mehr Klarheit über sich selbst. Je mehr ich dem Kind bei der Entwicklung einer Selbstdefinition helfen kann, umso stärker wird es und umso größer wird seine Chance zu gesundem Wachstum.

Entscheidungen

Auch indem man einem Kind oft Gelegenheit gibt, Entscheidungen zu treffen, kann man sein Selbstempfinden stärken. Viele Kinder scheuen sogar die kleinsten Entscheidungen, weil sie Angst davor haben, einen Fehler zu machen. Deshalb lasse ich meine Klienten möglichst oft Entscheidungen treffen, die sie nicht als bedrohlich empfinden: »Möchtest du auf dem Sofa oder am Tisch sitzen? Möchtest du lieber mit Filzstiften oder mit Pastellstiften zeichnen?« Später werden die Entscheidungen, mit denen ich sie konfrontiere, etwas schwieriger: »Welche Größe Papier möchtest du? *(Drei Größen stehen zur Wahl.)* Was möchtest du heute tun?« Typische Antworten auf solche Fragen sind: »Ich weiß nicht«, oder: »Ist mir egal«, oder: »Was du willst.« Ich lächle dann und bestehe geduldig darauf, dass das Kind eine Entscheidung trifft – es sei denn, ich merke, dass es für dieses Kind zu schmerzhaft ist, sich im betreffenden Moment zu entscheiden. Auch Eltern empfehle ich, ihre Kinder möglichst oft Entscheidungen treffen zu lassen.

Kompetenz

Kinder, die in dysfunktionalen Familien aufwachsen, deren Eltern Alkoholiker sind, die missbraucht, misshandelt, vernachlässigt oder sexuell belästigt worden sind, werden oft zu schnell »erwachsen«. Deshalb entgehen ihnen viele wichtige Erlebnisse der eigenen Kompetenz *(mastery)*, die für eine gesunde Entwicklung unverzichtbar sind. Manchmal tun Eltern auch zu viel für ein Kind und hindern es so daran, sich selbst »durchzubeißen«. Andere Eltern haben so starre Ansichten, dass sie ihrem Kind alles Forschen und Experimentieren verbieten. Einige Eltern glauben, dass Frustrationserlebnisse das Durchhaltevermögen stärken. Doch Kinder lernen *nie* durch Frustration, Aufgaben zu meistern. Zwischen intensiver Anstrengung und Frustration verläuft eine sehr feine Grenze, und es ist wichtig, sich über den Unterschied zwischen beidem sehr klar zu sein. Für ein Baby ist es ziemlich anstrengend, eine kleinere Schachtel in eine größere zu stecken, doch wenn die Frustration bei ihm die Oberhand gewinnt, fängt es an zu weinen. Wenn ein älteres Kind die Energie verliert, die es braucht, um an der Lösung einer bestimmten Aufgabe zu arbeiten, unterbricht es den Kontakt. Kinder können ihre Kompetenz auf viele Arten erleben. Einige kann man planen, beispielsweise das Ausprobieren und gemeinsame Erlernen eines neuen Spiels, das Aufbauen eines Gebäudes aus Lego-Steinen oder Ähnlichem und das Zusammensetzen eines Puzzles. Manche Kinder erfinden selbst interessante Experimente, sobald sie sich in Gegenwart ihres Therapeuten sicher fühlen – indem sie beispielsweise Ton in Wasser legen oder die Werkzeuge für die Tonbearbeitung gründlich reinigen. Solche Erlebnisse stehen in enger Beziehung zur Regression. Das Kind schafft selbst die Möglichkeit zu Erlebnissen, die es entweder bisher noch nie oder nicht in ausreichendem Maße hatte. Ein vierzehnjähriges Mädchen entdeckte in meinem Behandlungsraum eine Spielzeug-Ladenkasse mit Spielgeld darin und erklärte daraufhin, es wolle Kaufladen spielen. Es legte Gegenstände auf den Tisch, versah sie mit Hilfe von Post-it-Zetteln mit einem Preis und verkündete fröhlich, es sei die Verkäuferin und ich ihre Kundin. Das war für dieses eigentlich recht forsche und gewitzte Mädchen eindeutig eine Regression. Es sagte, in meiner Gegenwart fühle es sich so sicher, dass es dies tun könne. Als die Klientin sich nach Sitzungsende von mir verabschiedete, flüsterte sie: »Sagen Sie niemandem, was wir hier getan haben!«

Kinder, die viele projektive Techniken benutzen, erleben ihre Kompetenz nicht deshalb, weil ich zu ihnen sage: »Das ist ein wunderschönes Bild oder eine wunderschöne Sandszene«, sondern weil sie ihre eigene intrinsische Zufriedenheit empfinden. Ich rate Eltern stets, sich nicht übertrieben und verallgemeinernd positiv zu äußern, indem sie beispielsweise sagen: »Das ist eine wunderschöne Zeichnung«, oder: »Du bist ja ein richtiges musikalisches Genie!« Kinder verwandeln solche Äußerungen in der Regel in negative Introjekte. Nützlicher sind Äußerungen wie: »Mir gefallen die Farben, die du auf diesem Bild verwendet hast«, oder: »Mir gefällt, wie du dein Zimmer aufgeräumt hast«, womit man bei der »Ich«-Botschaft bleibt.

Sich Projektionen zu eigen machen

Viele Techniken, mit denen wir arbeiten, sind projektiver Art. Wenn ein Kind eine Sandszene aufbaut, ein Bild zeichnet oder eine Geschichte erzählt, nutzt es seine Individualität und seine eigene Erfahrung. Oft sind die Resultate solcher Ausdrucksbemühungen metaphorische Repräsentationen des Lebens dieses Kindes. Wenn es sich Aspekte seiner Projektionen zu eigen machen kann, formuliert es damit eine Aussage über sich selbst und über das, was ihm im Leben wichtig ist. Sein Gewahrsein seiner selbst und seiner Grenzen wird auf diese Weise intensiviert. Wenn das Kind mir beschreibt, wie es seinen sicheren Ort gezeichnet hat, und ich ihm genau zuhöre, fühlt es sich angehört und respektiert. Wenn ich es bitte, einen Satz über seinen sicheren Ort zu sagen, den ich dann auf das Bild schreiben kann, fühlt es sich noch stärker geschätzt. Bringen wir seine Äußerung mit seinem Leben im gegenwärtigen Augenblick in Verbindung, spürt es seine Bedeutung in der Welt. Während ich eine Eishöhle betrachte, die ein Vierzehnjähriger als Bild seines sicheren Ortes gezeichnet hat, schreibe ich nach seinem Diktat: »Ich gehe durch meine Eishöhle und denke.« Ich frage den Jungen, woran er denkt. »Ich denke über alles nach – über die Schule und über mein Leben.« Ich frage ihn, ob sonst noch jemand anwesend ist. Er antwortet: »Nein, niemand weiß, wie man hierherkommt. Ich kenne als Einziger den Weg hinein und wieder hinaus.« Ich frage den Jungen, in welcher Beziehung dieser Ort zur Realität seines Lebens steht. Er antwortet: »Ich brauche so einen Ort. Es fällt mir schwer, über etwas nachzudenken, wenn mein Bruder in der Nähe ist.« (Er ist ein eineiiger Zwilling!) Er erzählt ein wenig über diese Situation und zeichnet dann ein Bild, das darstellt, wie er sich fühlt, wenn sein Bruder in der Nähe ist – ein dichtes Bündel dunkelfarbiger Linien. Er gibt zu, dass er nicht weiß, wie er sich frei fühlen könnte, wenn er keine Eishöhle fände, in der er sich verstecken kann. Damit sind wir dem Ziel einen Schritt näher gekommen, diesem Jungen zu helfen, sich selbst zu finden und sich zu akzeptieren.

Grenzen

Gute elterliche Fürsorge erfordert es, Kindern klare, ihrem Alter angemessene Grenzen zu setzen, damit es mit ihnen experimentieren und sie prüfen kann. Wenn einem Kind keine Grenzen gesetzt werden, empfindet es dies als beängstigend, und es bringt sein Bedürfnis nach einer Grenze durch ziellose Aktivität zum Ausdruck. Sein Selbstempfinden wird dann amorph. Eltern müssen erkennen, wann es notwendig ist, die Grenzen ihres Kindes zu erweitern, damit es auf seiner jeweiligen Entwicklungsstufe Neues erforschen kann. In den Sitzungen grenze ich mich deutlich ab und setze meinen Klienten klare Grenzen. Wir beginnen pünktlich zum vereinbarten Zeitpunkt, und wir beenden die Arbeit nach Ablauf der für die Sitzung festgelegten Zeitspanne. Ich nehme während dieser Zeit keine Telefongespräche an; die Kinder bekommen meist mit, dass ich das Telefon grundsätzlich abschalte. Mein Schreibtisch ist für die Kinder tabu, und wir werfen im Behandlungsraum nicht mit Farbe. Am Ende jeder Sitzung hilft das Kind mir aufzuräumen (mit Ausnahme der Sandkistenszenen). Dass eine Sitzung sich ihrem Ende nähert, ist an dieser Aktivität zu erkennen. Ich formuliere diese »Regeln« nicht, sondern verhalte mich ihnen gemäß, wenn die entsprechende Situation eintritt. Ich bin davon überzeugt, dass mein Respekt mir selbst und meinen eigenen Grenzen gegenüber den Kindern ermöglicht, mit sich selbst vertrauter zu werden. Außerdem bin ich mir meiner eigenen Grenzen in anderer Hinsicht bewusst – ich weiß, was ich tun kann und was nicht, und manchmal lerne ich dies während einer entsprechenden Aktivität. Wenn ich mich gerade von einer Erkältung erhole, lasse ich mich nicht auf einen Kampf mit Schaumgummikeulen ein. Wenn ich im Rahmen eines Spiels hundertmal springen soll, sage ich dem Kind, wann ich aufhören muss. Ich respektiere auch das Bedürfnis des Kindes, sich gelegentlich selbst Grenzen zu setzen, und ich muss mir meine eigenen unrealistischen Erwartungen bewusstmachen.

Spiel, Phantasie und Humor

Kleine Kinder haben von Natur aus einen ausgeprägten Sinn für Spiel und Phantasie, und sie lachen gern über Dinge, die sie als komisch empfinden. Sie haben sich noch nicht selbst eingeschränkt und durch Entwickeln von Hemmungen gelähmt. Phantasievolles Spiel ist ein wichtiges Element der kindlichen Entwicklung. Diese natürlichen Ressourcen werden bei Kindern, die auf irgendeine Weise traumatisiert worden sind, oft erstickt. Kindern viel Gelegenheit zu phantasievollem Spiel zu geben ist für die therapeutische Arbeit mit ihnen unverzichtbar und wirkt auf sie befreiend und bereichernd. Allerdings muss der behandelnde Therapeut wissen, wie man mit Kindern spielt; falls er dies vergessen oder diese Fähigkeit verloren hat, muss er sich diese Quelle der Freude zunächst selbst wieder erschließen. Glücklicherweise habe ich die Fähigkeit zu spielen in meinem Leben nie verloren, und dies hat mir sowohl bei meinen eigenen Kindern als auch bei meinen vielen Klienten im Kindesalter gute Dienste geleistet. Weil das Leben von Erwachsenen so wenige Möglichkeiten bietet, Spiel und Phantasie zur Geltung kommen zu lassen, bin ich sehr glücklich darüber, dass ich diese Ausdrucksmöglichkeiten in meinem Beruf nutzen kann. Vielen Eltern fällt es schwer, fröhlich mit ihren Kindern zu spielen. Wenn ich dies während der Arbeit mit einer Familie merke, verwende ich einige Zeit darauf, während der Sitzungen einfach nur zu spielen. Aufgrund meiner reichen Erfahrung mit diesen Dingen kann ich anderen Erwachsenen das Spielen gut nahebringen.

Macht und Kontrolle

Wenn Kinder anfangen, mir zu vertrauen und sich in meiner Praxis zu Hause zu fühlen, steuern sie den Verlauf der Sitzungen zeitweise selbst. Dies ist für mich einer der interessantesten Aspekte der therapeutischen Arbeit mit Kindern. Wenn ich merke, dass die jungen Klienten selbst aktiv werden, weiß ich, dass ein wichtiger Fortschritt erreicht ist. Die Kinder, mit denen ich arbeite (und dies gilt auch ganz generell für die meisten Kinder), haben keine Macht über ihr eigenes Leben. Sie mögen um Macht und Kontrolle kämpfen, doch im Grunde fühlen sie sich völlig machtlos. Die Art von Kontrolle, die sie sich während der Therapiesitzungen zu eigen machen, ist etwas völlig anderes als die sonst üblichen Machtkämpfe. Es handelt sich dabei um eine Kontakt beinhaltende Interaktion, bei der das Kind im Spiel (und dem Kind ist ständig klar, dass es sich um ein Spiel handelt) erlebt, dass es Kontrolle ausüben kann. Dies ist eine der wirksamsten selbststärkenden Aktivitäten, die in unseren Sitzungen stattfinden. Es folgt nun ein Beispiel, in dem ein wenig von der Geschichte eines Kindes zum Ausdruck kommt.

(Bei der therapeutischen Arbeit mit Kindern halte ich es für unverzichtbar, die »Geschichte« des Kindes zu kennen – was es bisher erlebt hat, wie sein Leben in der Vergangenheit aussah und wie es jetzt beschaffen ist. Wenn ich die Situation des Kindes nicht gut kenne, fehlt es meinem Erleben am Gefühl der Verbundenheit und an Substanz.)

Man hatte Joey im Alter von etwa fünf Jahren in einem auf der Straße zurückgelassenen Auto gefunden. Er war mit Stricken am Sitz festgebunden, und er war vermutlich oft gefesselt worden, denn sein Körper wies viele wunde Stellen auf, an denen die Stricke in seine Haut geschnitten hatten, und seine Muskeln waren deutlich verkümmert. Als man ihn fand, hing sein Leben an einem seidenen Faden. Nachdem er einige Zeit in einem Krankenhaus und anschließend in zwei Pflegefamilien verbracht hatte, wurde er adoptiert. (Seine leiblichen Eltern wurden nie gefunden.) Im Alter von zehn Jahren brachten ihn seine Adoptiveltern wegen seines trotz medikamentöser Behandlung extrem hyperaktiven Verhaltens und wegen seiner häufigen Anfälle von explosiver und destruktiver Wut zu mir zur Therapie.

In unseren ersten vier Therapiesitzungen tat Joey nichts anderes, als durch den Raum zu laufen, Dinge in die Hand zu nehmen und sie auf den Boden zu werfen. Mir ging es in dieser Phase hauptsächlich darum, eine Beziehung zu dem Jungen aufzubauen und ihm zu helfen, Kontakt zu mir oder zu einem Gegenstand im Raum herzustellen und aufrechtzuerhalten. Ich versuchte, zu ihm in Verbindung zu treten, indem ich mit ihm zusammen durch den Therapieraum lief, die Gegenstände, die er hingeworfen hatte, aufhob, sie kurz kommentierte und ihm dann zum nächsten Gegenstand, der sein Interesse geweckt hatte, folgte. Mir fiel auf, dass er in der zweiten Sitzung während meiner Kommentare einen Augenblick innehielt und dass er in der vierten Sitzung deutlich ruhiger geworden war und mir sogar antwortete und mit mir interagierte. Unsere Beziehung wurde immer besser, und wir widmeten uns gemeinsam verschiedenen sensorischen kontaktverstärkenden Aktivitäten. Da Joey offensichtlich eine besondere Vorliebe für Musikinstrumente hatte, kommunizierten wir einige Zeit wortlos mit Hilfe von Trommeln und anderen Schlaginstrumenten. Eine ganze Sitzung lang schaute er durch ein Kaleidoskop; er sah darin interessante Muster und forderte mich auf, mir diese ebenfalls anzuschauen; anschließend wartete er darauf, dass auch ich ihm etwas zeigen würde, das er sich anschauen könnte.* (Eine geradezu prototypische auf Kontakt zielende Episode.) Dann veränderte sich plötzlich alles, und er übernahm auf eine für ihn völlig neuartige Weise das »Kommando« über die Sitzungen. Er entdeckte Handschellen und traf Vorbereitungen für eine szenische Darstellung. »Du bist Räuber und ich Polizist. Du stiehlst dieses Portemonnaie« (ein altes Portemonnaie, das er auf einem Regal gefunden hatte), und ich laufe hinter dir her und fange dich.« Wir

* Gemeint ist evtl. ein offenes Kaleidoskop mit einer fest installierten Linse; blickt man durch diese, bildet ein Ausschnitt der Umgebung das im Kaleidoskop sichtbare Muster, welches sich anstatt durch Drehung durch horizontale und vertikale Bewegung verändert (Anm. d. Übers.).

spielten mit großem Enthusiasmus, wobei Joey im Laufe der Handlung immer wieder neue Regeln und Anweisungen entwickelte. Er hatte das Geschehen eindeutig in die Hand genommen. Als wir das gleiche Szenario in der nächsten Sitzung erneut aufgriffen, sagte er: »Ich wünschte mir, ich hätte ein Seil und könnte dich damit festbinden.« Daraufhin brachte ich in der folgenden Sitzung ein Stück Seil mit, und er band mich mit einem Ausdruck diebischer Freude fest. Ein- oder zweimal trat ich aus meiner Rolle heraus, um ihn zu sagen, dass mir das Seil zu eng sei, woraufhin er es schnell ein wenig lockerte. Wir spielten diese ganze Szene – wie ich nach meinem Portemonnaie griff, er mir dann hinterherjagte und mich packte, mir Handschellen anlegte und mich festband – mehrere Sitzungen lang durch, und in jeder fügte Joey einige neue Elemente und Dialoge hinzu. Als er seines Spiels müde wurde, beschloss er, »Büro des Schulleiters« zu spielen. Er umgab sich mit einem Heftgerät, einem Spielzeugtelefon und verschiedenen anderen Bürogerätschaften. Mir wies er zu, meine Rolle als Therapeutin in meiner eigenen Praxis zu spielen und ihn in dieser Funktion wegen einiger Schüler seiner Schule um Rat zu bitten. Auch an diesem Spiel hatte Joey große Freude, und wir wiederholten es in vielen Sitzungen. Während dieser Zeit berichtete seine Adoptivmutter, er sei ein völlig anderes Kind geworden: Er sei nun glücklich, nicht mehr destruktiv und ruhig.

Zwischen dem Spielen anderer Szenen, die Joey erfand, arbeiteten wir auch immer wieder an anderen Aspekten des Therapieprozesses, indem wir uns der Selbstdefinition dienenden Aktivitäten widmeten und am emotionalen Ausdruck und insbesondere am Ausdruck von Wut arbeiteten. Joey war sehr kooperativ und empfahl mir oft, wenn wir »Direktorzimmer« spielten, dem Kind, das ich behandelte (und das gewöhnlich durch einen großen Teddybären repräsentiert wurde), zu raten, Bilder von seiner Wut zu zeichnen. Er riet mir auch, andere Techniken zu benutzen, die er im Laufe unserer Arbeit kennengelernt hatte. Ich behandelte Joey etwa eineinhalb Jahre lang wöchentlich, und bei einigen dieser Sitzungen waren auch seine Eltern anwesend. Zu unserer letzten Sitzung brachte er eine Tonbandaufnahme mit, die ihm besonders gut gefiel, und auf seine Bitte hin tanzten wir während der ganzen Sitzung ziemlich hemmungslos dazu und lachten viel!

Man könnte versucht sein, Joeys szenische Darstellung zu deuten – wobei der Sinn der meisten Szenen auf der Hand liegt. Deutungen erscheinen mir jedoch angesichts der Tiefe seines Erlebens als generell zu oberflächlich. Noch eine letzte Bemerkung zu Joey: Als er einmal seine Mutter gefragt hatte, warum er zu mir gehe, hatte sie ihm geantwortet: »Als du noch sehr klein warst, hattest du keine Möglichkeit zu spielen. Violet gibt dir jetzt die Möglichkeit, dies nachzuholen.«

Aggressive Energie

Der Begriff »aggressive Energie« missfällt einigen, weil er die Betreffenden an feindseliges und destruktives Verhalten erinnert. Eine der in meinem Lexikon für das Wort »aggressiv« angegebenen Definitionen lautet: »gekennzeichnet durch das Aufbieten starker Energie oder Initiative«. Ich benutze den Begriff »aggressiv« im Sinne dieser Definition. Es handelt sich um die Energie, die man benutzt, wenn man in einen Apfel beißt – und um die Energie, die man braucht, um ein starkes Gefühl zum Ausdruck zu bringen. Die aggressive Energie gibt Menschen das Gefühl, über Macht zu verfügen. Sie vermittelt einem Menschen die Selbstsicherheit, die er zur Ausführung einer Handlung braucht. Kinder sind verwirrt, wenn es um diese Art von Energie geht, denn sie assoziieren mit ihr, dass sie dadurch in Schwierigkeiten kommen können. Ängstlichen, furchtsamen und verschlossenen Kindern, denen es an Selbstsicherheit fehlt, mangelt es offensichtlich auch an aggressiver Energie. Aber auch Kindern, die schlagen, boxen, sich in offene Machtkämpfe verstricken und sich generell »aggressiv« verhalten, fehlt es an echter aggressiver Energie. Sie ignorieren ihre Grenzen, und ihr Handeln basiert nicht auf einem soliden inneren Fundament.

Ich ermögliche Kindern auf vielfältige Weise, aggressive Energie zu erleben und sich dabei wohlzufühlen. Die Selbstsicherheit, die sie dadurch entwickeln, ist eine unabdingbare Voraussetzung für den Ausdruck unterdrückter Emotionen. Kinder können erlebte Traumata nur durcharbeiten, wenn ihnen geholfen wird, ihre verschütteten Emotionen auszudrücken; dies gilt für Traumata jeder Art – ganz gleich, ob es sich um einen Krankheitsfall, den Tod eines geliebten Menschen, den Verlust eines Haustiers, eine Ehescheidung, Misshandlungen, das Miterleben von Gewalt oder um sexuellen Missbrauch handelt. Weil das Kind im Rahmen seines normalen Entwicklungsprozesses alles auf sich persönlich bezieht, fühlte es sich im Falle einer Traumatisierung für das Trauma verantwortlich und glaubt, seine Entstehung verschuldet zu haben. Der Hang zur Selbstbeschuldigung wirkt sich sehr negativ auf das Selbstwertgefühl aus und erschwert es erheblich, Emotionen vollständig zum Ausdruck zu bringen, die ausgedrückt werden müssen, damit die Heilung möglich wird. Außerdem verinnerlicht das Kind viele negative Introjekte – unzutreffende Überzeugungen bezüglich der eigenen Person. Diese negativen Botschaften spalten die Persönlichkeit des Kindes, sie behindern gesundes Wachstum und Integration und sind überdies die Wurzeln einer selbstmissbilligenden Einstellung, einer schwachen Selbstachtung und von Schamgefühlen. Um eine solche negative Entwicklung umzukehren, sollte man einem Kind zunächst helfen, ein starkes Selbstempfinden zu entwickeln, was schon an und für sich sein Wohlbefinden und seine positive Einstellung sich selbst gegenüber stärkt. Aktivitäten, welche die Selbstsicherheit fördern, sind für dieses Bemühen unverzichtbar.

Die aggressive Energie stärkende Aktivitäten können nur effektiv sein, wenn sie mehrere Voraussetzungen erfüllen. *Erstens* müssen sie stattfinden, während Kontakt zum Therapeuten besteht. Erlebt das Kind diese Dinge allein zu Hause oder verfolgt der Therapeut sie nur passiv, ist die Wirkung nicht die gleiche, wie wenn der Therapeut sich aktiv beteiligt. Erst dieses Engagement ermöglicht es dem Kind, sich beim Erleben der inneren Macht, vor der es sich bisher fürchtete, wohlzufühlen. *Zweitens* finden die Aktivitäten in einem sicheren Container statt. Das Kind weiß, dass der Therapeut das Geschehen überwacht und dass er keine schädigenden Einflüsse zulässt. *Drittens* ist die Interaktion vom Geist der Freude und des Spiels geprägt. *Viertens* beinhaltet das Spiel eine Übertreibung. Weil das Kind diese Art von Energie (die aggressive) bisher (im Sinne von Retroflektion oder Deflektion) gemieden hat, muss es in die Gegenrichtung übertreiben, um wieder zum Zustand des inneren Gleichgewichts zurückgelangen zu können.

Die aggressive Energie kann durch Aktivitäten wie das Werfen von Tonklumpen, das Abschießen von Pfeilen mit einem Bogen, das Trommeln, das gemeinsame Zertrümmern von Puppen oder Spielzeugautos, das Spielen mit einander auffressenden Puppen, das Kämpfen mit Schaumgummikeulen und dergleichen mehr gestärkt werden. Auch einige Spiele wirken sich positiv auf sie aus – wenn auch leider nicht besonders viele. Ich besitze zwei Spiele, die sich ausgezeichnet für diesen Zweck eignen, aber leider nicht mehr im Handel sind: *Hawaiian Punch* und *Whack Attack* (versuchen Sie es im Second-Hand-Handel). Ein Spiel mit Namen *Splat*, bei dem aus Knetgummi geformte Käfer plattgeschlagen werden, kommt dem, was wir für unseren Zweck brauchen, recht nahe. *Don't Break the Ice* eignet sich für Kinder, die sich anfangs fürchten, ihre aggressive Energie auszudrücken. Das »Eis« mit einem kleinen Gummischläger zu schlagen ist eine sehr sanfte Form der Aggressionsäußerung. Nochmals sei darauf hingewiesen: Am Erleben aggressiver Energie kann nur dann in einem therapeutischen Kontext gearbeitet werden, wenn sich der Therapeut zusammen mit dem Kind auf die Übung einlässt.

Janine war zehn Jahre alt und hatte viele Traumata erlebt, unter anderem körperliche Misshandlungen, sexuellen Missbrauch und Verlassenwerden. Sie hatte in verschiedenen Heimen und Pflegefamilien gelebt, und schließlich hatte eine Familie sie adoptiert. Sie bemühte sich, ständig möglichst »gut« zu sein und immer zu lächeln. Mir war klar, dass ich Janine erst würde helfen können, ihre zahlreichen Gefühlen und insbesondere ihre Wut und Trauer auszudrücken, nachdem sie ein stärkeres Selbstempfinden entwickelt und ihre aggressive Energie gespürt hätte. Den entscheidenden Wendepunkt brachte bei ihr die Arbeit mit Puppen. Ich forderte sie eines Tages auf, sich irgendeine Puppe zu nehmen, woraufhin sie – für sie ungewöhnlich – einen Alligator mit einem riesigen Maul wählte (vorher hatte sie sich meist ein niedliches Kätzchen oder ein Häschen ausgesucht). Daraufhin nahm auch ich mir ein Krokodil und sagte: »Hallo. Du hast aber ein großes Maul und viele Zähne!

Ich möchte wetten, du wirst mich beißen.« – »Oh, nein!«, antwortete Janines Stoffpuppe. »Ich bin deine Freundin. Wir können zusammen spielen.« Ich antwortete: »Ach wirklich?«, und bewegte meine Stoffpuppe näher zum Maul der ihren. Dann sagte ich: »Ich weiß, dass du mich beißen wirst.« Während ich mich ihrer Puppe näherte, zog Janine sie zurück; doch schon bald war meine Puppe im Maul ihrer Puppe gelandet. Fast unwillkürlich näherte sich Janines Alligator meiner Krokodilpuppe. »Aua! Aua! Du hast mich gebissen!!!«, schrie ich, während mein Krokodil zu Boden fiel. »Mach das noch mal! Mach das noch mal!«, schrie Janine. Und das taten wir dann immer wieder, wobei wir andere »böse« Puppen wie den Hai und den Wolf dazuholten und sie vom Alligator beißen ließen. Nach einiger Zeit biss Janines Alligator meine verschiedenen Puppen mit großer Kraft, und unsere Puppen kämpften jeweils heftig miteinander, bevor meine Puppe zu Boden fiel. Am Ende dieser Sitzung lächelte Janine breit (nicht so gezwungen wie vorher), stand dann auf und verabschiedete sich in ungewohnt aufrechter Haltung. Sie war sichtlich aufgeblüht. In den folgenden Sitzungen begannen wir mit der Arbeit an ihren bisher unterdrückten Emotionen.

Der achtjährige Danny hatte in seiner Familie häusliche Gewalt miterlebt, bis seine Mutter mit ihm geflüchtet war. Er hatte alles zurückgelassen, was ihm vertraut gewesen war, einschließlich seines Vaters. Danny hatte offenbar Schwierigkeiten, sich in seiner neuen Umgebung zurechtzufinden: Er störte in der Schule, tyrannisierte andere Kinder und griff seine Mutter körperlich und verbal an. Als Danny zu mir zur Behandlung kam, fürchtete er sich vor jeder Arbeit mit aggressiver Energie. Er weigerte sich, mit einer Schaumgummikeule gegen mich zu kämpfen, und er befahl mir aufzuhören, wenn meine Puppe aggressiv mit seiner sprach.

Als Danny sich nach einiger Zeit in meiner Gegenwart sicherer und wohler fühlte, begann er vorsichtig, einige mit höherem Energieaufwand verbundene Aktivitäten vorzuschlagen. Schließlich initiierte er Angriffsspiele, bei denen es um He-Man-Figuren*, das Abschießen von

* He-Man ist eine Comic Figur, die in dem Action-Spiel *He-Man and the Masters of the Universe* die Hauptrolle spielte (Anm. d. Übers.).

Gummigeschossen auf ein Ziel und Ähnliches ging. Gleichzeitig besserte sich sein Verhalten in der Schule und zu Hause sehr stark.

Viele Therapeuten vertreten die Auffassung, dass Kinder, die Gewaltakte (insbesondere zu Hause) miterlebt haben, in einer Therapie nicht mit »gewalttätigen« Spielen konfrontiert werden sollten. Solche Kinder sind besonders gehemmt und stark von sich selbst abgeschnitten. Sie geben sich die Schuld am Chaos und an den Zwistigkeiten ihrer Eltern. Sie fühlen sich schuldig, wenn sie wütend sind, weil sie ihr Heim verlassen mussten, oder sie sind traurig, weil sie ihren Vater verloren haben. Andererseits wollen sie ihre Mutter schützen. Sie sind so verwirrt, dass sie keine andere Möglichkeit sehen, als sich zurückzuhalten und ihre Emotionen zu unterdrücken. So wie bei Danny hat sich ihr Organismus in seinem Bestreben, gesund zu werden, in sozial unakzeptables, aggressives Verhalten geflüchtet. Nach meiner Auffassung muss man solchen Kindern die Möglichkeit geben, die Macht in sich selbst zu finden, denn nur so können sie sich von den Zwängen befreien, die es ihnen erschweren, ihre verschiedenartigen Emotionen zu akzeptieren, sie auszudrücken und frei und freudig zu leben.

Der Ausdruck von Emotionen

Kindern zu helfen, ihre verschütteten Emotionen auszudrücken und gesunde Arten des Emotionsausdrucks zu erlernen, ist nicht einfach. Eine Vielzahl kreativer, expressiver und projektiver Techniken unterstützt diese Bemühungen. Dazu zählen das Zeichnen, das Herstellen von Collagen, das Arbeiten mit Ton, Phantasie- und Imaginationsarbeit, kreatives Theaterspiel, Musizieren, Bewegungsarbeit, Geschichtenerzählen, die Arbeit mit der Sandkiste, Fotografieren, der Gebrauch von Metaphern und zahlreiche Spiele. Menschen aller Kulturen benutzen viele dieser Techniken seit Jahrhunderten, um miteinander zu kommunizieren und sich auszudrücken. Man könnte also sagen, dass wir den Kindern Ausdrucksmöglichkeiten wieder zugänglich machen, über die sie eigentlich von Natur aus verfügen. Diese Techniken können machtvolle Projektionen erzeugen, die starke Gefühle aktivieren. Alles, was ein Kind zum Ausdruck bringt, ist eine Projektion von etwas, das sich in ihm befindet, oder zumindest von etwas, wofür es sich interessiert. Wenn ein Kind eine Geschichte erzählt, kann man deshalb davon ausgehen, dass in dieser Material enthalten ist, welches das Leben des Kindes oder sein Wesen spiegelt, und dass in der Geschichte ein Bedürfnis, ein Wunsch, ein Wollen oder ein Gefühl des Kindes zum Ausdruck kommt.

Wenn ein Kind unter Verwendung der Miniaturgegenstände und -figuren, die ich in den Regalen meines Behandlungsraums aufbewahre, eine Sandkistenszene aufbaut, wirkt schon allein der Akt der Projektion auf dieses symbolische Material therapeutisch. Etwas aus dem Inneren des Kindes gelangt zum Ausdruck. Erzählt es eine Geschichte über seine Szene, gelangt noch mehr zum Ausdruck – vielleicht etwas, das einer anderen Ebene zuzurechnen ist. Wenn das Kind sich mit verschiedenen Aspekten der Szene identifizieren kann, tritt die Integration wesentlich schneller ein.

Beispielsweise ist der siebenjährige Jimmy sehr intensiv mit dem Aufbau einer Szene in der Sandkiste beschäftigt. Ich sehe, dass er seine gesamte Energie für diese Aufgabe mobilisiert. Er ist völlig präsent und vollständig mit der Aufgabe in Kontakt. Ich unterbreche ihn nicht und spreche ihn nicht an, es sei denn, er bittet mich, ihm bei der Suche nach einem bestimmten Objekt zu helfen. Ich behalte die Uhr im Auge, um die Sitzung so steuern zu können, dass er vor Ablauf der regulären Arbeitszeit eine Art Abschluss erreichen kann. Ich sage vielleicht: »Du musst jetzt allmählich zum Schluss kommen« – allerdings verkünden die meisten Kinder schon, dass sie »fertig« sind, wenn bis zum Sitzungsende noch viel Zeit übrig ist. Wenn uns keine Zeit mehr bleibt, um über die dargestellte Szene zu sprechen, ist das kein Problem. An seinem Energieniveau erkenne ich, dass das, was er tut, für ihn sehr wichtig ist und dass er es unbedingt tun muss. Nun schaut Jimmy mich an und erklärt, er sei fertig. Es verbleiben noch zehn Minuten Sitzungszeit. Er sagt: »Das ist das Beste, was ich jemals gemacht habe!« Jimmy, der sehr gern Szenen in der Sandkiste aufbaut, sagt diesen Satz jedes Mal, wenn er eine Szene abgeschlossen hat, und bringt so mir gegenüber seine Zufriedenheit und Freude zum Ausdruck. Dann beschreibt er mir die Szene. Zahlreiche Monster tragen darin ihre Konflikte miteinander aus. Außerdem gehört zur Szene eine Höhle, in der sich Kristalle befinden. Und es gibt viele Bäume, und unter diesen ist eine winzige grüne Raupe verborgen. Jimmy schaut sich sein Werk nüchtern aus dem Abstand an und erklärt, was nach seiner Auffassung dargestellt wird. (Die meisten Kinder schauen sich die Szene, die sie zusammengestellt haben, an und versuchen, ihr einen Sinn zu geben – was ein wichtiger Bestandteil des Integrationsprozesses ist. Kinder versuchen generell zu verstehen, was in ihrem Leben vor sich geht, und sie fühlen sich die meiste Zeit über frustriert und verwirrt. Für sie ist es wichtig, die Befriedigung und Macht zu erleben, die für sie damit verbunden ist, zumindest ihre eigenen Schöpfungen zu verstehen.) Jimmy erklärt, die Monster kämpften gegeneinander, um den Schatz in der Höhle in ihren Besitz zu bringen; die vielen Bäume habe er in die Szene einbezogen, weil ihm Bäume so gut gefielen und weil man das, was sich unter Bäumen befindet, nicht immer sehen könne – beispielsweise die Raupe. Auf meine Frage hin, warum die Monster kämpfen, antwortet er, das wisse er nicht, aber vielleicht gehe es dabei um den Schatz. »Keines von ihnen wird den Schatz bekommen, weil sie zu sehr mit dem Kämpfen beschäftigt sind. Aber die Raupe ist in Sicherheit, weil die Monster sie nicht sehen.« (Er ist nun dabei, eine Geschichte bzw. Metapher zu entwickeln.) Dann frage ich ihn, welche Figur oder welches Objekt ihn repräsentiere, und nach längerem gründlichem Nachdenken nennt er die Raupe. (Wenn wir mehr Zeit gehabt hätten, hätte ich vielleicht einen Dialog mit der Raupe begonnen.) Ich frage ihn: »Was gefällt dir an der Raupe so, dass du sie sein willst?« Ohne auch nur einen Augenblick zu zögern, antwortet er: »Weil sie sich versteckt und in Sicherheit ist.« Dann frage ich ihn mit sehr sanfter Stimme: »Jimmy, wünschst du dir, auch so einen sicheren Ort zu haben?« Er senkt den Kopf, schaut auf seine Füße und antwortet leise: »Ja, ich brauche einen.« Dann fängt er an, über meine Polaroidkamera zu plappern und über das Bild, das ich von der Szene aufnehmen werde. Ich weiß, dass sich sein Widerstand manifestiert hat und dass er seine Aufmerksamkeit auf ein anderes Ziel gerichtet hat.

Was auch immer geschehen ist, für Jimmy ist es zu diesem Zeitpunkt genug.

Diese Art der Arbeit umfasst viele therapeutische Ebenen. Jimmy hat in der Szene metaphorisch sein reales Leben dargestellt, wozu er in direkter Form in seinem Alter niemals in der Lage gewesen wäre: den Konflikt, die Gefahr, das Gute und die unzugängliche Hoffnung; sein Gefühl, klein und machtlos zu sein, sein Bedürfnis nach Sicherheit und einem Versteck, seine Ängste und seine Wut. Natürlich sind dies meine Deutungen, doch nach dem zu urteilen, was ich über Jimmy und sein bisheriges Leben weiß, treffen sie mit hoher Wahrscheinlichkeit zu. Allerdings haben meine Deutungen keine therapeutische Wirkung. Heilend wirkt, dass Jimmy ausdrückt, was er in seiner Szene ausdrücken muss – was ihm vielleicht auf einer sehr tiefen, intuitiven Ebene klar ist –: das Gefühl der Sicherheit in meinem Behandlungsraum, unsere unkomplizierte Beziehung zueinander, dass er sich von mir akzeptiert und respektiert fühlt; das Wissen, dass ich ihm Grenzen setze und die Verantwortung für ihre Wahrung übernehme (beispielsweise für die strikte Begrenzung der Sitzungszeit), und sein Gefühl der Kontrolle und Macht, innerhalb dieser Grenzen tun zu können, was er tun musste, ohne dabei unterbrochen zu werden. Therapeutisch wirkt auch unsere Interaktion in Zusammenhang mit der Szene, die er aufgebaut hat; weiterhin mein Interesse an seiner Arbeit und die Tatsache, dass ich sie ernst nehme. Ich stelle ihm Fragen, dränge ihn aber nicht, ausführlicher darauf zu antworten, als er es von sich aus will. Aus meiner Sicht war der therapeutisch wirksamste Aspekt dieser Sitzung Jimmys Äußerung, er selbst brauche einen sicheren Ort. Diese Äußerung, die tief aus seinem Inneren kam, ist ein fruchtbarer Boden, den wir später erforschen werden, also nicht mehr nur ein verborgenes Gefühl, das die gesunde Funktionsfähigkeit des Organismus blockiert. Der Widerstand, der auftauchte – erkennbar an Jimmys Themenwechsel –, zeigte mir, dass Jimmy durch seine Arbeit an der Sandszene eine wichtige Grenze erreicht hatte und dass er sich nicht genügend unterstützt fühlte, um in der Lage zu sein, über diese Grenze hinauszugehen. Vielleicht hatte auch der Aspekt der Sitzungszeit diesen Widerstand gefördert, denn Jimmy war klar, dass die Zeit abgelaufen war. In einem gewissen Sinne hatte er sich also selbst »geerdet«.

Wenn die Sitzungszeit fast abgelaufen ist, muss ich den Kindern oft helfen, sich zu »erden«, indem ich ihnen oberflächliche Fragen stelle wie: »Was meinst du, was du heute Abend zu essen bekommst?« Es ist wichtig, Kindern zu helfen, »auf den Boden« zurückzukommen, wenn sie im Laufe unserer Sitzungen erregt und überschwenglich werden.

Bemühungen, Kindern beim Ausdruck von Emotionen zu helfen, folgen oft einer eigenen Logik. Manchmal sind ihre Gefühle so tief vergraben, dass sie keinerlei Verbindung dazu haben, was Gefühle überhaupt sind. Wenn ich diesen Eindruck gewinne, sprechen wir zunächst *über* Gefühl. Was sind Gefühle eigentlich? Wir erforschen dann alle Aspekte von Wut, Trauer, Angst und Freude auf der kognitiven Ebene. Beispielsweise kann man leichten Verdruss empfinden oder, am entgegengesetzten Ende des Spektrums, blinde Wut. Außerdem werden bestimmte Körperempfindungen häufig als Gefühle bezeichnet, beispielsweise Frustration, Langeweile, Verwirrtheit, Angst, Ungeduld und Einsamkeit. Wir untersuchen auch diese Zustände. Wir schauen uns Bilder an, spielen Spiele, schneiden Gesichter, bewegen unseren Körper zu Trommelschlägen, agieren verschiedene Gefühle aus, benutzen Puppen, zeichnen oder malen Bilder, arbeiten mit Ton, stellen Listen zusammen, erzählen und lesen Geschichten – und all dies bezogen auf Gefühle und Körperzustände. Auch die Sprache spielt bei alldem eine wichtige Rolle. Wenn Kinder älter werden und sprechen können, sind sie wesentlich besser in der Lage, sich auf zufriedenstellende Weise die Nuancen ihrer Gefühle bewusstzumachen und sie auszudrücken.

Ein achtjähriges Mädchen, das von seinem Vater körperlich schwer misshandelt worden war, konnte keinerlei Gefühle ausdrücken. Es war von einem Spiel fasziniert, das wir zusammen gespielt hatten, dem *Happy Face Game*. Man muss dabei aus einem Stapel von Karten mit verschiedenartigen Gesichtern eine Karte ziehen, und sie sagte, ganz gleich, welche Karte sie gezogen hatte, immer das Gleiche, nämlich: »Ich fühle mich glücklich, wenn ich Geburtstag habe. Ich fühle mich wütend, wenn ich Geburtstag habe. Ich fühle mich traurig, wenn ich Geburtstag habe.« Obwohl sie sich meine unterschiedlichen Äußerungen nach dem Ziehen einer Karte mit einem gewissen Interesse anhörte, formulierte sie anschließend immer die genannten Sätze über ihren Geburtstag. Wie bereits erwähnt, spielten wir etliche Spiele, bei denen es um Gefühle ging. Eines Tages spielten wir auf ihre Bitte hin »Schule«, und sie forderte mich in der Rolle der Lehrerin auf, etwas aufzuschreiben, das mich traurig, wütend und glücklich mache. Während ich dies tat, merkte ich, dass sie eifrig dabei war, selbst Sätze auf die Wandtafel zu schreiben. Sie schrieb: »Ich bin traurig, weil meine Katze weggelaufen ist und ich nicht weiß, wo sie ist. Ich bin wütend, weil meine Mutter mir gestern Abend nicht erlaubt hat, fernzusehen. Ich bin glücklich, weil mein Vater mich jetzt nicht schlägt.«

Kinder schaffen nicht immer den Weg vom Sprechen über ihre Gefühle zum Ausdruck ihrer Gefühle. Deshalb benutzen wir manchmal Projektionen, um den Ausdruck von Gefühlen zu fördern. Die Zeichnungen, Geschichten und Sandkistenszenen enthalten reichlich Material, das einem Kind helfen kann, die Verbindung zu seinen Gefühlen wiederherzustellen. Beispielsweise zeichnete Terri, ein dreizehnjähriges Mädchen, nach einer Phantasieübung eine Schlange in einer Wüste. Ich forderte Terri auf, sich in die Schlange hineinzuversetzen und ihre Existenz als Schlange zu beschreiben. Natürlich entwickelte die Klientin einen gewissen Widerstand gegen diese Aufforderung. Ich sagte: »Ich weiß, dass das verrückt klingt, aber sag einfach: ›Ich bin eine Schlange.‹ Stelle dir die Schlange als Puppe vor, und da du für sie sprechen sollst, gib ihr eine Stimme.« Daraufhin sagte Terri (mit rollenden Augen): »Ich bin eine Schlange.« Ich verwickelte die Schlange in einen Dialog und stellte ihr Fragen wie: »Wo lebst du? Was machst du den ganzen Tag?« Schließlich sagte ich: »Wie ist es, da draußen in der Wüste völlig allein zu sein, Schlange?« Nach einer Pause antwortete sie mit sehr leiser Stimme und gesenktem Kopf: »Einsam.« Die Veränderung ihrer Energie, ihrer Körperhaltung und ihrer Stimmcharakteristik zeigten mir, dass in ihr etwas vor sich ging – dass sie möglicherweise irgendwie zu der Schlange in Kontakt zu treten begann. Deshalb antwortete ich sehr sanft: »Fühlst du dich als kleines Mädchen auch manchmal so?« Sie schaute mich an, und während ich ihren Blick erwiderte, kamen ihr die Tränen. Dann fuhr sie fort, ihre Gefühle der Isolation und Verzweiflung zu beschreiben.

An dieser Stelle möchte ich auf einige Punkte hinweisen. *Erstens* halte ich es für sehr wichtig, bedeutsame Fragen auf sehr sanfte und fast beiläufige Weise zu stellen. *Zweitens* habe ich gelernt, dass es für Kinder (und insbesondere für Dreizehnjährige) demütigend ist zu weinen. Wenn ich in solchen Situationen auf die Tränen fokussiere (was ich bei Erwachsenen manchmal tue), bewirke ich dadurch wahrscheinlich, dass die Klienten sich verschließen. Deshalb rede ich weiter. – Ich sagte: »Erzähl mir ein wenig von deiner Einsamkeit, Terri«, und das tat sie dann auch. Nach der Sitzung zeichnete Terri neben die Schlange rasch eine Gestalt und sagte: »Eigentlich bin ich selbst diese Schlange, stimmt's?« Nicht allen Kindern fällt es so leicht, sich mit ihren Projektionen zu identifizieren. Oft muss ich sagen: »Gibt es in deiner Geschichte etwas, das auch auf dich zutrifft?«, oder: »Möchtest du manchmal gern jemanden angreifen, so wie es der Löwe in deiner Szene tut?«

Weil Emotionen häufig mit bestimmten körperlichen Empfindungen verbunden sind, leiten wir Kinder oft dazu an, ihre Körperreaktionen bewusster wahrzunehmen. Wenn die Kinder mit ihrem Körper im Einklang sind, können sie körperliche Reaktionen als Hinweise auf die Existenz bestimmter Gefühle nutzen. Als beispielsweise die sechzehnjährige Susan sagte, sie fühle sich nie wütend, forderte ich sie im Rahmen einer Phantasieübung auf, sich etwas vorzustellen, das sie selbst oder jemand anderen wütend machen könnte, und darauf zu achten, ob daraufhin bei ihr eine Körperempfindung auftrete. Sie zeichnete dann ein Bild von einer Wolke über einem Kopf und nannte es »Wolke der Verwirrung«. Ich empfahl ihr, dieses Körpergefühl als Anhaltspunkt zu benutzen – jedes Mal, wenn sie sich verwirrt fühlte, zu überprüfen, ob irgendetwas vor sich gehe, das ihr nicht gefiele. (»Nicht gefiele« ist ein tendenziell verharmlosender Ausdruck, den manche Kinder als weniger bedrohlich empfinden.) Wenn es ihr gelänge, das Wissen darum, dass sie wütend sei, zuzulassen, könne sie sich darum bemühen, diese Wut adäquat auszudrücken.

Ich bespreche mit Kindern ausführlich, wie sie ihre Wut ausdrücken können, ohne sich in noch größere Schwierigkeiten zu bringen. In dieser Phase der Arbeit habe ich sie (so hoffe ich zumindest) davon überzeugt, dass ihr Organismus sich von dieser negativen Energie befreien muss, statt sie weiter zu unterdrücken. Einige der beliebteren Methoden, die zu diesem Zweck genutzt werden, sind: Zeitschriften zu zerreißen, Gesichter zu zeichnen, auf denen die Kinder anschließend herumtrampeln, auf ein speziell dafür vorgesehenes Kissen zu schlagen, in ein Kissen »hinein zu brüllen«, zu laufen oder eine andere körperliche Aktivität bei gleichzeitigem Fokussieren auf die Wut, einen Brief an den Adressaten der Wut zu schreiben, usw. Kinder brauchen solche Möglichkeiten, ihre Wut auszudrücken. Der Idealfall ist natürlich der direkte Ausdruck, aber dieser fällt uns allen schwer, und Kindern ganz besonders. Wenn sie einem Lehrer oder ihren Eltern direkt zu sagen versuchen, was sie wütend macht, wird ihnen oft schlechtes Benehmen vorgeworfen, und manchmal werden sie sogar bestraft. Kinder sprechen häufig mit lauterer Stimme, wenn sie wütend sind; sie beherrschen die Kunst der Diplomatie noch nicht.

Im Allgemeinen vermeiden Kinder mit allen Mitteln, die ihnen zur Verfügung stehen, sich mit tiefreichenden Gefühlen auseinanderzusetzen – mit Gefühlen, die sie verborgen halten und die ihre gesunde Entwicklung behindern. Ein Kind sagt wohl kaum: »Heute möchte ich mich mit meinem Vater beschäftigen.« Es erhält kaum Unterstützung bei der Auseinandersetzung mit der Intensität und dem Gewicht solcher Gefühle und unterdrückt sie deshalb so stark, dass es sich ihrer kaum noch bewusst wird. Dennoch werden sein Verhalten und sein Leben von solchen Gefühlen erheblich beeinflusst, und Kindern zu helfen, sie offenzulegen und auszudrücken, ist wichtig für die therapeutische Arbeit.

Der elfjährige John zeigte Verhaltensweisen und Symptome, die sein Leben beeinträchtigten. Seine Schulzensuren wurden schlechter, und er wurde vergesslich und litt oft unter Kopf- und Bauchschmerzen. Als ich seine Mutter fragte, wann diese Symptome erstmals aufgetreten seien, gab sie vage an, das sei schon einige Jahre her, es habe sich aber erst in letzter Zeit deutlich verschlimmert. Auf meine Frage hin, ob zwei Jahre zuvor etwas Gravierendes passiert sei, antwortete sie, der Bruder des Jungen sei damals gestorben, doch sie habe den Eindruck, dass die ganze Familie mit ihrer Trauer recht gut fertig geworden sei. Ich weiß, dass Kinder bei der Bewältigung von Trauer viel Hilfe benötigen. Sie können Gefühle so gut unterdrücken, dass leicht der Eindruck entsteht, es gehe ihnen gut. Außerdem ist mir klar, dass sich Veränderungen im Verhalten und neue Symptome allmählich manifestieren und dass sie im Laufe der Zeit stärker werden.

Ein Kind sagt nicht: »Das funktioniert bei mir nicht. Ich möchte etwas anderes ausprobieren.« Problematische Verhaltensweisen und neue Symptome werden allmählich intensiver und wirken sich allgemeiner aus. In einer unserer Sitzungen forderte ich John auf, seinen Bruder als Figur aus Ton darzustellen und mit ihm zu reden. Er wurde daraufhin sichtlich unruhig und weigerte sich, das von mir Gewünschte zu tun. Ich fragte ihn vorsichtig: »Woran denkst du, John?« (Ich frage Kinder selten, wie sie sich fühlen, weil sie dann meist »gut« oder »Ich weiß nicht« antworten.) John brüllte: »Ich hasse diese Ärzte!« Daraufhin legte ich schnell einen Klumpen Ton vor ihn hin und drückte ihm ein Werkzeug für die Tonbearbeitung in die Hand. »Gib es den Ärzten!«, forderte ich ihn auf. John fing an, mit dem Werkzeug auf den Ton einzudreschen, wobei ich ihn anfeuerte. (In solchen Situationen sollte ein Therapeut nicht ruhig danebensitzen.) Er schlug mit viel Energie auf den Ton. »Ja, gib's ihnen. Sag ihnen, warum du so wütend auf sie bist.« John brüllte: »Ich hasse euch. Ihr habt mich nicht zu meinem Bruder gelassen. Und ich habe ihn nie mehr gesehen. Ich hasse euch!« Nach einiger Zeit forderte ich John erneut auf, eine Tonfigur von seinem Bruder herzustellen. Er modellierte eine Figur in einem Krankenhausbett. »Wenn du etwas zu ihm sagen könntest, was würdest du dann sagen?« Er erzählte seinem Bruder, wie sehr er ihn vermisse, und ihm liefen Tränen über das Gesicht. Dann schaute er seinen Bruder aus Ton lange schweigend an, und schließlich verabschiedete er sich leise von ihm, nahm die Tonfigur in die Hand, küsste sie, legte sie sanft wieder hin und sagte dann zu mir: »Haben wir noch Zeit für ein Spiel *Vier gewinnt?*« Wir beschäftigten uns noch einige Sitzungen lang mit seinem Bruder, und Johns Verhalten veränderte sich daraufhin dramatisch. Nun ist er ein glücklicher, produktiver und umgänglicher Junge.

Sich selbst nähren

Ein weiterer wichtiger Aspekt des Therapieprozesses ist das, was ich als *Selbstnährung* bezeichne. Letztendlich geht es mir darum, Kindern zu helfen, sich in stärkerem Maße zu akzeptieren, besser für sich zu sorgen und sich selbst aktiv Nahrung zu geben. Das ist schwierig, weil Kinder mit dem Gefühl aufwachsen, es sei egoistisch und falsch, sich selbst etwas Gutes zu tun. Wenn ein Kind sagt: »Ich kann das sehr gut«, wird ihm oft vorgeworfen, es sei prahlerisch. Die Kinder, mit denen ich arbeite, haben schon sehr früh angefangen, unzutreffende Botschaften über sich selbst aufzunehmen und zu introjizieren, zu einer Zeit, als sie noch nicht reif genug und kognitiv noch nicht in der Lage waren, zu unterscheiden, was zu ihnen passte und was nicht. Diese Introjekte bewirken, dass die betroffenen Kinder Aspekte ihrer Person einschränken und hemmen und so ihr gesundes Wachstum behindern. Negative Botschaften über sie selbst begleiten viele Menschen ihr ganzes Leben lang, und sie treten insbesondere unter Stress zutage. Kinder geben sich aufgrund ihrer entwicklungsbedingten Ichzentriertheit selbst die Schuld an den Traumata, die sie erlebt haben.

Nach meiner Erfahrung bleiben die dysfunktionalen Überzeugungen von Kindern selbst dann weiter bestehen, wenn deren Eltern ihre Art, zu ihren Kindern in Beziehung zu treten und mit ihnen zu kommunizieren, verändern. Die Überzeugungen werden oft unsichtbar und treten erst in Zeiten besonderer Anspannung oder starken äußeren Drucks wieder zutage.

Schon bei einem sehr kleinen Kind ist – insbesondere wenn es gestört ist – die Kritikfähigkeit sehr gut ausgebildet. Es entwickelt starke negative Introjekte und vermag sich oft besser selbst zu kritisieren, als seine Eltern es können. Diese urteilende Haltung, die Kinder vor anderen Menschen oft geschickt verbergen, ist einer gesunden Persönlichkeitsentwicklung absolut nicht förderlich. Das Kind redet sich beispielsweise ein: »Ich sollte ein besserer Junge sein«, doch die Umsetzung dieses Wunsches liegt nicht in seiner Macht und übersteigt sein Verständnisvermögen. Der Wille, »besser zu sein«, verstärkt nur noch die Verzweiflung. Alle Aspekte der eigenen Person zu akzeptieren, auch die verhasstesten, ist eine wichtige Voraussetzung für eine unbeeinträchtigte, ungehinderte Entwicklung.

Innere Spaltung ist eine katastrophale Folge von Selbstmissbilligung. Die Integration setzt ein, wenn wir dem Kind helfen können, seine verhassten Aspekte zu akzeptieren und Funktion und Zweck dieser Anteile zu verstehen. Auf diese Weise lernen Kinder, sich selbst gut zu behandeln.

Dieses Konzept ist für die meisten Kinder geradezu revolutionär, da sie gelernt haben, dass es egoistisch und ichzentriert ist und nicht gut ankommt, wenn man sich selbst gut behandelt. Die Betreffenden versuchen dann, andere zu veranlassen, diese Aufgabe zu übernehmen, und fühlen sich im Stich gelassen, wenn das nicht geschieht, wodurch das negative Introjekt weiter verstärkt wird. Jugendliche fühlen sich schuldig, wenn sie sich selbst etwas Gutes tun – und dies raubt ihnen Kraft, statt sie zu stärken.

Der erste Teil des Prozesses der Selbstnährung besteht darin, dass wir unsere verhassten Anteile freilegen. Trotz erfolgter Spaltung neigt das Kind dazu, sich mit jedem seiner verhassten Anteile völlig zu identifizieren. Lautet die Botschaft: »Ich bin dumm«, hat es das Gefühl, dass Dummheit seine gesamte Identität umfasst. Das Verständnis, dass der verhasste Teil nur ein Aspekt von ihm ist, ist ihm in der Regel völlig fremd. Sobald es einen solchen Aspekt identifiziert hat, kann man es auffordern, diesen zu zeichnen oder zu malen, aus Ton zu modellieren oder eine Puppe auszusuchen, die ihn repräsentiert. Der Anteil wird dann vollständig beschrieben, porträtiert und überzeichnet. Das Kind wird aufgefordert, mit dem Anteil zu reden, und oft werden kritische und wütende Äußerungen auf den verhassten Dämon gelenkt. So drückt das Kind seine Aggression äußerlich aus, statt sie nach innen zu richten. Durch diese Freisetzung von Energie gewinnt es die Selbstsicherheit, die es für seinen nächsten Schritt braucht – in sich selbst eine nährende Komponente zu finden. Manchmal wird der verhasste Anteil zu einem jüngeren Kind im Alter von etwa vier oder fünf Jahren, einem Alter, in dem Kinder viele negative Selbstbotschaften verinnerlichen. Anschließend beginnt das Kind mit diesem jüngeren Ich einen Dialog. Die Erkenntnis, dass der betreffende Anteil in Wahrheit eine Überzeugung aus einer Zeit ist, in der es noch wesentlich jünger war, hilft dem Kind oft, eine selbstnährende Haltung zu entwickeln. Manchmal benutzen wir projektive Techniken wie eine »Gute-Fee-Puppe«, die dem verhassten Anteil gegenüber liebevoll auftritt und ihn nährt. Das Kind wird aufgefordert, die Worte der Gute-Fee-Puppe zu wiederholen, um festzustellen, wie es sich anfühlt, sie zu sich selbst zu sagen.

Der zehnjährige Andrew brachte viel Wut zum Ausdruck sowie seine Enttäuschung über eine zeichnerische Darstellung seines ungeschickten Anteils, den er »Mr. Klutz« nannte. Mr. Klutz konnte nichts richtig machen, und er fiel ständig hin und stieß ständig gegen Dinge. Als Gute-Fee-Puppe erklärte er Mr. Klutz nach einiger Zeit: »Zumindest probierst du Dinge aus.« Daraufhin wandte sich Andrew erstaunt zu mir um und sagte: »Das ist richtig. Ich probiere Dinge aus!« In diesem Moment fand in der beschriebenen Szene unmittelbar vor meinen Augen eine Integration statt. Ich empfahl Andrew, sich vorzustellen, seine Gute-Fee-Puppe sitze jedes Mal auf seiner Schulter, wenn er etwas nur schwerfällig zu tun vermochte, und sie sage zu ihm, sie liebe ihn auch dann, wenn er falle oder gegen Dinge stoße, und sie sei froh darüber, dass er überhaupt etwas Neues ausprobiere. Andrew berichtete in späteren Sitzungen, er sei eigentlich gar nicht so ungeschickt, wie er ursprünglich gedacht hätte.

Die siebenjährige Lisa hielt sich für dumm, weil sie Schwierigkeiten hatte, das Lesen zu lernen. Ihre Gute-Fee-Puppe sagte: »Weil du ziemlich gut in Mathematik bist, kannst du nicht so dumm sein, wie du meinst.« (Dies waren Lisas eigene, projizierte Worte.) Lisa konnte diese Worte beim Anblick einer Zeichnung ihres »dummen Selbst« in aller

Aufrichtigkeit formulieren, ohne dazu eine Puppe benutzen zu müssen. Später berichtete sie, sie lese mittlerweile recht gut.

Der zwölfjährige Zacharias gab zu, tief innerlich das Gefühl zu haben, er sei sehr schlecht und habe es verdient, misshandelt und verlassen worden zu sein. Er formte die Figur eines vierjährigen Zach, also einer Person, die in dem Alter war, in dem er nach eigener Erinnerung das erste Mal geschlagen worden war. Es fiel ihm nicht schwer zu erkennen, dass diese Figur eines kleinen Kindes eine solche Behandlung nicht verdient hatte, und es war ihm möglich, mit diesem kleinen Jungen, der er einmal gewesen war, auf nährende Weise zu reden. Ich forderte Zacharias auf, zu Hause einen Gegenstand zu suchen, der diesen Kindanteil von ihm repräsentieren könnte – ein Kissen, ein Stofftier oder einen Ball –, und dann mit diesem Gegenstand jeden Abend vor dem Einschlafen zu sprechen und ihm zu sagen, was für ein netter Kerl er gewesen sei und dass er die Schläge nicht verdient gehabt hätte. Insbesondere wollte ich ihn dazu bringen, diesem Anteil zu versichern, dass er stets bei ihm sein und ihn nie verlassen werde. Wir übten dies in meinem Behandlungsraum, nachdem ich Zacharias erklärt hatte, dass es bei dieser Übung sehr wichtig sei, sich genau an meine Anweisungen zu halten, so merkwürdig sie ihm auch erschienen. Als er dies tat, verbesserte sich sein Verhalten deutlich.

Ein andauernder inadäquater Prozess

Im Allgemeinen sind die inadäquaten Verhaltensweisen, derentwegen Kinder zur Therapie kommen, verringert oder völlig verschwunden, nachdem sie die verschiedenen Aspekte des Therapieprozesses durchgearbeitet haben. Nach mehrmonatiger Therapie lernte Janine allmählich, anderen Menschen zu vertrauen, und sie entwickelte ein starkes Selbstempfinden. Sie lernte, ihre Emotionen klar auszudrücken, und dem zuvor stillen Kind fiel es nun leicht, seine eigene Position zu vertreten. Andrew, der zu Beginn seiner Therapie stark hyperaktiv gewesen war, brauchte sich nicht mehr ständig zu bewegen, um Kontakt zu vermeiden. Er verfügte nun über gute Kontaktfähigkeiten, und in den meisten Situationen war er ruhig und präsent. Wir konnten uns auf die tieferen Emotionen der Wut und der Trauer konzentrieren, die sich in ihm verbargen.

Es gibt allerdings Situationen, in denen sich bestimmte Verhaltensweisen als sehr hartnäckig erweisen; in solchen Fällen fokussiere ich auf sie. Wenn ein Kind in die Therapie kommt, konfrontiere ich es zunächst nicht mit seinen Verhaltensweisen. Ich sage dann nicht: »Wir wollen jetzt einmal darüber reden, dass du dich so gerne prügelst.« Manchmal bitte ich ein Kind zu beschreiben, wie es eine Prügelei erlebt, oder ein Bild von einem seiner Kämpfe zu zeichnen. Wir sprechen aber über den Hang zu Prügeleien nicht mit der Absicht, zu diesem Zeitpunkt sein Verhalten zu verändern. (Auf Traumata allerdings komme ich ziemlich früh zu sprechen.) In meinen Augen ist ein Verhalten ein Symptom für etwas, das tiefer liegt. Wenn das Kind nicht glücklicher und stärker geworden zu sein scheint und seine Funktionsfähigkeit nicht deutlich verbessert ist, muss ich meine Arbeit zunächst sorgfältig überprüfen. Besteht zwischen dem Kind und mir eine gute Beziehung, und ist es in der Lage, den Kontakt aufrechtzuerhalten, hat es sich gut in die Arbeit eingebracht, und ist sein Prozess während unserer gemeinsamen Zeit recht positiv verlaufen, dann weiß ich, dass ich mich auf das Verhalten konzentrieren muss, das noch Anlass zur Sorge gibt.

Da die Gestalttherapie keine inhaltsfokussierte, sondern eine prozessorientierte Therapie ist, wird es in ihr als wichtiger angesehen, Kindern zu helfen, sich ihres konkreten Prozesses bewusst zu werden, als ihr Verhalten durch spezifische Problemlösungstechniken, Belohnungen, Anleitungen oder anderweitige Interventionen zu modifizieren. Indem sie ihrer Handlungen gewahr werden und diese erleben, tritt allmählich eine Veränderung ein, die in diesem Zusammenhang häufig paradoxer Art ist. Arnold Beiser (1970) erklärt: »Veränderung findet statt, wenn jemand wird, was er ist, nicht wenn er zu werden versucht, was er nicht ist.« Im Sinne dieses Prinzips entwickle ich Aktivitäten und Experimente, die dem Kind helfen, sich seines Verhaltens bewusst zu werden. Unverzichtbar für diese Experimente sind das gestärkte Selbstwertgefühl und die Selbstsicherheit sowie die Fähigkeit, Gefühle adäquat auszudrücken.

Der zwölfjährige James war sehr schüchtern. Er lebte in einer großen chaotischen Familie, und irgendwie hatte er sich in dieser Atmosphäre selbst verloren. Ich arbeitete sowohl mit der ganzen Familie als auch mit James separat, und obgleich schon viel Arbeit getan war, blieb James im Umgang mit anderen Kindern weiterhin in einem Maße scheu, dass es einem leid tun konnte. Eine Gruppentherapie hätte ihm sicher geholfen, doch eine geeignete Gruppe gab es nicht. Deshalb versuchten wir, tiefer in seine Schüchternheit einzutauchen. Er formte eine Tonskulptur, die sein schüchternes Ich repräsentieren sollte, und eine zweite für die Person, die er gern sein wollte. So entdeckte er, dass sein schüchternes Ich ziemlich jung war, und er führte einige ergreifende Gespräche mit seinem »Kleiner-Junge«-Anteil. Er entdeckte, dass er zum damaligen Zeitpunkt sehr gute Gründe für seine Schüchternheit gehabt hatte, weil diese ihm geholfen hatte, mit seiner Situation fertig zu werden und sich zu schützen. Ich dachte mir ein Experiment aus. Er sollte sich in der Schule während der Mittagspause einer Gruppe von Kindern nähern und dabei genau auf die Gefühle, die in seinem Körper auftraten, und die Gedanken, die ihm durch den Kopf gingen, achten. Ihm war klar, dass dieses Experiment für ihn sehr schmerzhaft war, doch sein neu entwickeltes Selbstempfinden ermöglichte es ihm, sich darauf einzulassen. In unserer nächsten Sitzung zeichnete er mit verschiedenen Farben ein Bild von seinen Gefühlen und notierte folgende Gedanken: »Sie mögen mich nicht. Ich bin nicht gut genug.« James war überrascht, in diesen Gedanken alte Selbstbotschaften wiederzuerkennen, die er verinnerlicht hatte. In einem zweiten Experiment sollte er den kleinen James (im bildlichen Sinne) bei der Hand nehmen und mit einem anderen Jungen aus seiner Klasse über eine Hausaufgabe sprechen. Wir sprachen über die Zurückweisung, die er gewöhnlich erwartete. Und so gelang es James mit meiner Unterstützung und beruhigt durch die Vorstellung, dass es sich um ein Experiment handele, die Aufgabe erfolgreich auszuführen. Weitere Experimente dieser Art und ihr erfolgreicher Abschluss halfen ihm zu erkennen, dass er seine alte Schüchternheit überwinden konnte.

Das Ende der Therapie

Ich werde oft gefragt, woran ich merke, ob es an der Zeit ist, eine Therapie zu beenden. Wenn das Kind in seinem Alltag gut zurechtkommt und unsere gemeinsame Arbeit eher einem angenehmen Zeitvertreib zu ähneln beginnt, wird es Zeit, ein Ende zu finden. Entwickelt das Kind, das es vorher einmal nicht abwarten konnte, zu den Sitzungen zu kommen, sehr viele Aktivitäten mit Freunden, und sagt es, ihm fehle die Zeit, weiterhin zu den Sitzungen kommen, ist es wahrscheinlich sinnvoll, die therapeutische Arbeit abzuschließen. Geht es dem Kind im normalen Leben gut, unsere Sitzungen tragen aber trotzdem weiterhin Früchte, ist es eher *nicht* an der Zeit aufzuhören. Passiert in den Sitzungen nicht mehr viel, und die Symptome treten im Alltag weiterhin auf, muss ich mir genau klarmachen, was ich tue und was ich nicht tue. Wenn Widerstand auftaucht und sich als hartnäckig erweist, obwohl ich weiß, dass noch Arbeit zu erledigen ist, müssen wir die Arbeit manchmal für einige Zeit unterbrechen. Dies ist oft der Fall, wenn Kinder schwere Traumata und insbesondere sexuellen Missbrauch erlebt haben. Das Kind kann auf seiner augenblicklichen Entwicklungsstufe nur bestimmte Aspekte des Traumas durcharbeiten. Ist ein vierjähriges Kind traumatisiert worden, empfiehlt es sich eventuell, an seinen Ängsten und Gefühlen hinsichtlich dieses Traumas zu arbeiten, allerdings nur, soweit sich dies mit der kognitiven und emotionalen Entwicklungsstufe eines vierjährigen Kindes vereinbaren lässt. Später können in anderen Stadien im Leben des Kindes Probleme auftreten, die mit jenem frühen Trauma zusammenhängen und die das Auftreten inadäquater Verhaltensweisen oder Symptome bewirken, was eine der dann erreichten Entwicklungsstufe entsprechende Behandlung erforderlich machen kann. Oft gelangen Kinder mit der therapeutischen Arbeit an einen Punkt, an dem sie Zeit brauchen, um das bereits Erreichte zu integrieren. Manchmal nehmen Eltern ihre Kinder aus verschiedenen Gründen aus der Therapie, beispielsweise wegen finanzieller Probleme oder aus Zeitmangel oder weil ihre Krankenversicherung eine solche Behandlung einschränkt. In solchen Fällen, muss ich die Wünsche der

Eltern respektieren und die Tür für eine eventuelle spätere Fortsetzung der Arbeit offen lassen.

Wie lange mit einem Kind therapeutisch gearbeitet werden sollte, hängt von vielen Faktoren ab. Manchmal arbeiten wir ein paar Sitzungen lang zusammen, in anderen Fällen drei oder vier Monate oder ein ganzes Schuljahr lang und in einigen Fällen auch länger als zwei Jahre. Unabhängig von der Zeitspanne und vom Grund für das Ende einer solchen Therapie sollte man dem Abschluss besondere Aufmerksamkeit widmen. Es wäre falsch, diese Phase auf die leichte Schulter zu nehmen, denn es handelt sich um einen wichtigen Aspekt des Therapieprozesses. In einem gewissen Sinne war die Therapie der Vordergrund, eine wichtige Figur im Leben des Kindes, und die Vollendung dieser Gestalt ermöglicht es dem Kind, sich an einen neuen Ort zu begeben. Wenn die Bedürfnisse erfüllt, neue Kompetenzen entwickelt, neue Entdeckungen gemacht und blockierte Gefühle ausgedrückt worden sind, tritt ein Zustand der Homöostase und Zufriedenheit ein. Von diesem Punkt aus kann das Kind auf gesunde Weise wachsen und sich weiterentwickeln.

Unsere letzte gemeinsame Sitzung weist manchmal Ähnlichkeiten mit einem Übergangsritual auf. Um die Situation zu würdigen, lassen wir unsere Sitzungen Revue passieren. Wir sprechen über die Aktivitäten, denen wir uns in ihrem Verlauf gewidmet haben. Ich schaue mir mit dem Kind zusammen seine Arbeitsmappe an, als handle es sich um ein Fotoalbum, wobei wir uns insbesondere mit den verschiedenen Zeichnungen und den Fotos von Sandkistenszenen befassen. Je nach dem Alter des Kindes entscheiden wir gemeinsam darüber, wie wir den Abschluss gestalten wollen. Wir schreiben einander Abschiedskarten, oder das Kind wählt sein Lieblingsspiel, das wir dann spielen. Wir sprechen über Abschlüsse und Anfänge. Jugendliche fordere ich manchmal auf, in einer Sandszene unsere gemeinsame Zeit auszudrücken oder die Gefühle, die das Ende begleiten, oder etwas, das ihnen aus der Zeit unserer Zusammenarbeit besonders gut in Erinnerung geblieben ist. Einige Kinder zeichnen oder malen Bilder über ihre gemischten Gefühle: einerseits ihre Trauer darüber, dass unser Zusammensein zu Ende geht, und andererseits ihre Freude darüber, dass sie nun zu neuen Taten aufbrechen. Solche Zeichnungen können die Konfusion lindern, die die Klienten aufgrund ihrer widersprüchlichen Gefühle empfinden. Wie wir unser letztes Zusammentreffen feiern, entscheiden wir gemeinsam.

Eltern und Familien

In diesem Kapitel ging es hauptsächlich um den Therapieprozess bei der Arbeit mit Kindern und Jugendlichen. Natürlich ist die Arbeit mit Eltern und mit ganzen Familien ein Bestandteil dieses Prozesses, obgleich sie sich auf einer anderen Ebene bewegt. Im Allgemeinen lasse ich bei Einzelbehandlungen die Eltern mindestens alle vier bis sechs Wochen zusammen mit dem Kind zu mir kommen. Wenn es mir als notwendig erscheint, bitte ich auch andere Familienmitglieder zu einer Sitzung, und manchmal arbeite ich mit dem Kind und seinen Geschwistern, ohne dass die Eltern dabei sind. In einigen Fällen habe ich mit einem Kind nur jede zweite Woche eine Einzelsitzung durchgeführt und es in den Tagen dazwischen zusammen mit seiner Mutter oder mit beiden Eltern zu mir gebeten.

Den Eltern zu erklären, was es mit dem Therapieprozess auf sich hat, ist unverzichtbar. Wenn die Eltern nicht verstehen und wissen, was ich tue, können sie meine Arbeit mit dem Kind leicht sabotieren. Die Unterrichtung der Eltern ist ein wichtiger Bestandteil des Therapieprozesses, und die meisten Eltern sind dafür dankbar. Falls sie feindselig und wütend sind, muss ich diesen Widerstand respektieren, ihnen meine Unterstützung anbieten und meine Bemühungen, eine Arbeitsbeziehung zu ihnen aufzubauen, fortsetzen. Mir ist klar, dass Feindseligkeit häufig eine Maske ist, hinter der sich Schmerz, Angst und das Gefühl, in der Elternrolle versagt zu haben, verbergen. Wenn Eltern sich grundsätzlich weigern, sich an der Arbeit zu beteiligen, sie ihr Kind aber weiterhin zur Therapie bringen, weil ein Gericht dies angeordnet hat, arbeite ich anschließend mit dem Kind und gehe oft auf die Einstellung seiner Eltern ihm gegenüber ein. Jede Sitzung kann dem Kind innere Stärke geben, die ihm hilft, mit seiner Familie zurechtzukommen.

Selbst wenn Eltern bereitwillig an den Sitzungen teilnehmen, besteht ein deutlicher Unterschied zwischen der Arbeit mit einer vollständigen Familie und der Einzelarbeit mit einem Kind. Kinder sind sicherlich erleichtert und glücklich, wenn ihre Eltern dysfunktionale Arten, zu ihnen in Beziehung zu treten, verändern. Doch oft werden die negativen Introjekte nur tiefer verborgen und treten dann zu einem späteren Zeitpunkt wieder zutage. Ein Kind wird nicht automatisch emotional gesund, wenn seine Familie sich zu verändern beginnt. Es bleibt ihm dann trotzdem nicht erspart, ein stärkeres Selbstempfinden zu entwickeln, verborgene Emotionen zum Ausdruck zu bringen, für die Erfüllung seiner Bedürfnisse zu sorgen, sich zu akzeptieren und selbst zu nähren und zu erlernen, mit unzutreffenden Selbstbotschaften umzugehen, die schon zu einem festen Bestandteil seiner es selbst betreffenden Überzeugungen geworden sind.

Dieses Kapitel ist erstmals in der Zeitschrift The Gestalt Therapy, *1 (4) (1997), und dann in Gordon Wheeler (Hrsg.):* The Heart of Development, *Band 1:* Childhood *(Hillsdale, NJ: Analytic Press 2002) erschienen.*

4. Über die Stärkung des Selbstempfindens von Kindern und Jugendlichen

Kinder brauchen Unterstützung, um blockierte Emotionen ausdrücken zu können. Wenn sie Traumata erlebt haben – sexuellen Missbrauch, Misshandlungen, den Tod eines geliebten Menschen oder die Scheidung ihrer Eltern –, blockieren sie ihre mit den traumatischen Erlebnissen zusammenhängenden Emotionen. Sie haben wenig Erfahrung darin, solche Emotionen auszudrücken. Weil Kinder generell ichzentriert sind und im Rahmen ihres normalen Entwicklungsprozesses alles, was sie erleben, auf sich persönlich beziehen, fühlen sie sich für jedes erlebte Trauma persönlich verantwortlich. Die Folge ist, dass sie solche Emotionen noch stärker unterdrücken, weil es ihnen an der Ichstärke fehlt, die es ihnen ermöglichen würde, sie als einen legitimen Teil von sich selbst zu akzeptieren, ganz zu schweigen von der Fähigkeit, sie auszudrücken. Kinder verinnerlichen auch viele negative Introjekte – unzutreffende Überzeugungen, die sie selbst betreffen –, weil sie kognitiv noch nicht unterscheiden können, was zutreffend ist und was nicht. Die verinnerlichten negativen Botschaften führen zu Spaltungen der Persönlichkeit, sie hemmen das gesunde Wachstum und die Integration, verursachen eine selbstherabwürdigende Einstellung und schwächen das Selbstwertgefühl.

Wenn man einem Kind hilft, ein starkes Selbstempfinden zu entwickeln, vermittelt man ihm dadurch ein positives Verhältnis zu sich selbst sowie die innere Stärke, die es ihm ermöglicht, verborgene Emotionen auszudrücken. Wir wissen, dass nicht ausgedrückte Emotionen den Heilungsprozess behindern können.

Ich möchte hier eine bestimmte Art der Stärkung des Selbst vorstellen, die ich bei meiner Arbeit mit Kindern jeden Alters erfolgreich eingesetzt habe. Das Modell ist nicht unbedingt im Sinne eines verbindlichen linearen Verlaufs zu verstehen; vielmehr stelle ich die Aktivitäten und Erlebnisse so dar, wie ich sie selbst beobachtet und durch meine Interaktion mit Kindern kennengelernt habe. Im vorigen Kapitel habe ich mein Arbeitsmodell unter Berücksichtigung der normalen Entwicklung eines Kindes beschrieben. Um es noch einmal kurz zusammenzufassen: Das gesunde Kind tritt als sinnliches Wesen in die Welt: Es braucht Körperkontakt, um zu gedeihen, und es muss saugen, um Nahrung zu bekommen. Während es heranwächst, schaut es sich alles an, hört es alles, berührt und kostet es alles. Seine Sinne sind voll aktiv. Es wird sich der Fähigkeiten seines Körpers bewusst, und es benutzt ihn mit Begeisterung. Es drückt seine Emotionen ungehemmt aus. Mit Hilfe seines Intellekts und all seiner Fähigkeiten nimmt es Eindrücke aus der Welt auf und lernt sie so kennen und zu verstehen.

Das Kind nutzt alle Aspekte seines Organismus in ihrem Zusammenwirken und mit aller ihm verfügbaren Energie. Doch wenn es heranreift, formen bestimmte Entwicklungsaspekte sein Wesen, und dadurch werden die verschiedenen sensorischen und mentalen Modalitäten, die den Organismus ausmachen, oft eingeschränkt und gehemmt. Ein Kind, das ein Trauma erlebt, verliert oft seine natürliche Fähigkeit, die Möglichkeiten seines Organismus zu nutzen, um zur Welt in Beziehung zu treten. Das Trauma kann seine Sinneswahrnehmung einschränken, die Nutzung seines Körpers begrenzen, seine Emotionen blockieren und seinen Intellekt verschließen. Beispielsweise ist wohlbekannt, dass sich Kinder, die sexuellen Missbrauch erlebt haben, oft in einen Zustand der Betäubung versetzen, um sich zu schützen. Diese Gewohnheit lässt sich nur schwer wieder auflösen. Das Vermeidungsverhalten wird zur bevorzugten Art des Kindes, mit Stress umzugehen, oder sogar zum generell bevorzugten Verhalten. Dadurch wird das Selbst des Kindes gehemmt, und oft wird es völlig unerreichbar. Wenn man einem Kind in dieser Situation helfen will, ein Selbstempfinden zu entwickeln, muss man ihm die Möglichkeit geben, mit den nicht mehr leicht zugänglichen Aspekten seiner selbst Erfahrungen zu machen.

Die meisten Kinder, die ich behandle, haben unabhängig davon, weshalb sie zur Therapie kommen, zwei große generelle Probleme. Erstens fühlen sie sich nicht besonders wohl in ihrer Haut (auch wenn sie das nicht zugeben), und zweitens fällt es ihnen schwer, einen guten Kontakt – eine gute Beziehung zu ihren Eltern, Lehrern, Freunden und zu Büchern – herzustellen. Um guten Kontakt herstellen zu können, muss man die verschiedenen Aspekte des Organismus gut nutzen können: die Sinne, den Körper, Gewahrsein und Ausdruck der Emotionen sowie den Intellekt. Wenn all dies funktional zusammenwirkt, ermöglicht es uns, guten Kontakt zur Welt herzustellen. Die genannten Aspekte (Sinne, Körper, Intellekt und Emotionen) machen den Gesamtorganismus – das Selbst – aus. Insofern ist es einleuchtend, dass das Selbst und die Fähigkeit, guten Kontakt herzustellen – in jeder Situation völlig präsent zu sein –, beeinträchtigt werden, wenn einer der genannten Faktoren seine Funktion nicht optimal erfüllt.

Was genau ist das Selbst? Wenn wir über Probleme sprechen, die das Selbst betreffen, benutzen wir meist Formulierungen wie »schwaches Selbstwertgefühl« oder »schwaches Selbstkonzept«. Im vorliegenden Kapitel werde ich den Ausdruck »Selbstempfinden« *(sense of self)* benutzen, weil ich der Meinung bin, dass dieser Begriff die Bedeutung der Integration besser zum Ausdruck bringt. Wenn es heißt, jemand habe ein schwaches Selbstwertgefühl, so impliziert dies, dass derjenige, der dieses Urteil fällt, sich selbst ein starkes Selbstwertgefühl zuschreibt. Wenn wir vom schlechten Selbstkonzept eines anderen Menschen sprechen, verweisen wir damit indirekt darauf, wie wir uns selbst sehen und erleben. Beide genannten Begriffe stellen den beurteilten anderen Menschen als gespalten dar und legen ihn auf eine Gespaltenheit fest. Entscheidend für unsere Fähigkeit, mit der Welt zu interagieren, ist nicht, dass wir eine besonders gute Meinung von uns selbst haben, sondern dass wir uns unserer selbst und dessen, was uns zur Verfügung steht – was unseren Organismus ausmacht –, völlig bewusst sind.

Es ist interessant, sich einmal anzuschauen, wie *Webster's Dictionary* den Begriff »Selbst« definiert. Dort heißt es:

1. die Identität, der Charakter oder die wesentlichen Qualitäten jedes Menschen;
2. Identität, Persönlichkeit und Individualität eines bestimmten Menschen; das, wodurch ein Mensch sich von anderen unterscheidet;
3. ein Mensch in seiner besten Verfassung; und
4. die Gesamtheit (und Vereinigung) der Elemente (etwa Körper, Emotionen, Gedanken und Empfindungen), die die Individualität und Identität eines Menschen ausmachen.

Die letztgenannte Definition sagt mir besonders zu. Nach meiner Auffassung wird ein Kind mit dem Potential geboren, ein gutes und starkes Selbstempfinden zu entwickeln. Zwar beziehen Kinder ihr Selbstempfinden zunächst durch Stimme, Gesicht und Berührung ihrer Mutter, doch streben sie von Beginn ihres Lebens an danach, ein eigenständiges Selbstempfinden zu entwickeln. Wird ein Kind adäquat genährt, gedeiht es, es genießt seine Existenz und entdeckt, während es heranwächst und sich entwickelt, immer mehr von sich selbst. Leider wird dieser Prozess in vielen Fällen gestört.

Ich habe eine Anzahl von Elementen zusammengestellt, die ich für wichtige Aspekte des kindlichen Selbstempfindens halte. Wenn ein starkes und integriertes Selbstempfinden entstehen soll, müssen alle diese Elemente gefördert werden. Es handelt sich um:

1. *die Sinne*: sehen, hören, berühren, schmecken, riechen;
2. *den Körper:* all dessen gewahr werden, was der Körper tun kann, sowie des Atems und der Stimme gewahr werden;
3. *den Intellekt:* Entscheidungen treffen; das Selbst definieren; Projektionen zurücknehmen (sie sich wieder zu eigen machen);
4. Kompetenz *(mastery)*;
5. Macht und Kontrolle;
6. den Nutzen von Grenzen;
7. Spiel, Vorstellungskraft, Humor;
8. das Anschauen negativer Introjekte mit dem Ziel, die Integration zu erreichen;
9. die Nutzung der eigenen aggressiven Energie;

10. den sechsten Sinn: die Nutzung der Intuition und die Entwicklung von Selbstvertrauen.

Manchmal ermögliche ich einem Kind zunächst Erlebnisse, die den Gebrauch der Sinne anregen und intensivieren, was ein wichtiger Schritt auf dem Weg zur Stärkung des Selbst ist. Erlebnisse des Sehens, Hörens, Berührens, Schmeckens und Riechens – Modalitäten, die in Wahrheit Kontaktfunktionen sind – fokussieren das neu entwickelte Gewahrsein auf die eigenen Sinne. Natürlich werden diese Aktivitäten so gestaltet, dass sie dem aktuellen Entwicklungsniveau des Kindes entsprechen.

Auf den folgenden Seiten werde ich mich mit all diesen Elementen beschäftigen. Dabei führe ich Beispiele für Aktivitäten an, die ich im Rahmen meiner Arbeit eingesetzt habe. Vielleicht kennen Sie weitere Möglichkeiten. Oft machen Kinder selbst geeignete Vorschläge. Die beschriebenen Beispiele für Aktivitäten stelle ich im Rahmen einer Therapie als Spiele oder Experimente vor. Die Ausführung kann die ganze Sitzung oder auch nur fünf Minuten in Anspruch nehmen.

Stimulieren und Aktivieren der Sinne

Sehen

- *Wo ist Walter?*-Bücher (vgl. Handford 1998).
- Bilder mit vielen Details anschauen.
- Zeichnen, Malen oder Skizzieren von Blumen, Früchten, Bäumen.
- Experimentieren mit der taktilen Wirkung eines Materials (z. B. Ton), zunächst mit geschlossenen, dann mit offenen Augen.
- Dinge durch Glas, Wasser, Zellophan, ein Vergrößerungsglas, ein Kaleidoskop anschauen.

Hören

- Über Geräusche oder Klänge meditieren, die ins Bewusstsein gelangen.

- Malen beim Hören von Musik (mit den Fingern malen ist besonders gut).
- Mit einem Schlaginstrument laute und leise, hohe und tiefe Geräusche erzeugen.
- Geräusche miteinander vergleichen.
- Mit Hilfe von Geräuschen ein Gespräch führen.
- Geräusche erkennen.
- Geräusche mit Gefühlen vergleichen.

Berühren

- Gegenstände in einer Tasche oder einem Sack durch Tasten und Fühlen zu erraten versuchen.
- Beschreiben, wie sich verschiedene Materialien bei der Berührung mit den Fingern oder mit den nackten Füßen anfühlen.
- Malen mit Fingerfarben, Benutzen von feuchtem Ton, die Hände durch Sand gleiten lassen.
- Zusammenstellen einer Liste von Wörtern, die eine Berührungsempfindung beschreiben (z. B. uneben, flauschig, weich, glatt, klebrig, zähflüssig, warm, kalt, heiß, eiskalt, rau, löchrig, stachlig, kribbelnd, zart, gummiartig, dünn, schwammig, breiig, seidig, haarig).
- Diesen Wörtern Farben zuordnen.
- Bilder zu den Wörtern zeichnen.
- Die Wörter irgendwie darstellen und den Therapeuten oder die Kinder einer Gruppe erraten lassen, worum es sich handelt.

Schmecken

- Die in Kapitel 3 beschriebene Orangenübung ausführen.
- Eine Unterhaltung über Lieblingsgeschmäcke und weniger geschätzte Geschmäcke führen.
- Beispiele für Dinge nennen, die man kosten könnte, und Vergleichen von Geschmack und Konsistenz.
- Den Verzehr verschiedener Speisen pantomimisch darstellen.

Riechen

- Über Lieblingsgerüche und weniger bevorzugte Gerüche sprechen.
- Die Gerüche verschiedener Dinge pantomimisch darstellen und die andere Person erraten lassen, um welchen Geruch es sich handelt. (Besonders beliebt ist bei Kindern, wenn ich pantomimisch darstelle, wie ich fröhlich spazieren gehe, dann plötzlich etwas sehr Unangenehmes rieche und schließlich feststelle, dass sich die Ursache des Gestanks unter meinem Fuß befindet.)
- Verschiedene Arten von Gerüchen, etwa die von Blumen, Früchten und Gras, Parfüm, Senf, Bananen, Äpfeln und Zwiebeln, erleben lassen und die Klienten auffordern, den Geruch zu erraten. Zu diesem Zweck kann man deutlich unterscheidbare Aromen in undurchsichtigen Behältern präsentieren.
- Über Erinnerungen sprechen, die durch bestimmte Gerüche hervorgerufen werden (oder Bilder zeichnen, die sich auf solche Geruchsassoziationen beziehen).

Ein Fallbeispiel

Als ich Joey zum ersten Mal begegnete, war er extrem hyperaktiv. In unseren ersten Sitzungen lief er praktisch nur im Behandlungsraum umher. Unterdessen versuchte ich, zu ihm in Kontakt zu treten, indem ich neben oder hinter ihm herlief. Joey litt unter einer starken »Kontaktstörung«: Er war nicht in der Lage, lange genug still zu bleiben, um zu einem anderen Menschen Kontakt aufzunehmen. Ein Versuch, ihn mit Medikamenten zu behandeln, hatte seine Probleme nicht behoben. Eines Tages wurde Joeys Aufmerksamkeit während einer Sitzung aus irgendeinem Grund auf ein Kaleidoskop gelenkt, das auf der Fensterbank lag. Ich schlug ihm vor, einmal hindurchzuschauen, und zu meiner Verblüffung tat er das. Wir schauten eine ganze Sitzung lang abwechselnd durch das Kaleidoskop, wobei wir den ganzen Raum betrachteten und auch aus dem Fenster blickten und einander jeweils berichteten, was wir sahen. »Violet, sieh dir *das* hier an!«, sagte er und gab mir das Kaleidoskop. Anschließend sagte ich: »Joey, *das* hier musst du dir wirklich anschauen!« Joey war während dieser und der darauffolgenden Sitzung eindeutig mit mir in Kontakt.

Ein anderes Fallbeispiel

Wenn Eli ging, wirkte er auf mich wie eine Holzpuppe. Er war kooperativ und intelligent, aber nicht in der Lage, irgendwelche Gefühle auszudrücken. Offenbar war er sich über seine Gefühle absolut nicht im Klaren. Ich beschloss, mit ihm ein Experiment durchzuführen, um ihn aufzulockern. Weil ich bei einer Gruppe von sehr gestörten elf- bis vierzehnjährigen Jungen durch Malen mit Fingerfarben erstaunliche Erfolge erzielt hatte, beschloss ich, dies auch mit Eli auszuprobieren. Doch er tat meinen Vorschlag mit der Bemerkung ab, mit solchem »Babykram« wolle er nichts zu tun haben. Ich holte trotzdem zwei alte Tabletts, wie man sie in einer Caféteria bekommt, verteilte etwas Farbe darauf und fing selbst an zu malen. Nachdem er mir eine Weile zugeschaut hatte, folgte er meinem Beispiel, benutzte allerdings nur seine Zeigefinger zum Malen. Ich legte Papier über mein Tablett, drückte es an und erhielt einen wunderschönen Handdruck. Eli schaute mir dabei zu und sagte dann: »Das kann ich auch!« Er setzte sein gesamtes Körpergewicht zum Drücken ein und produzierte so selbst einen wunderschönen Druck (insgesamt sogar vier). Nach diesem Erlebnis beobachtete ich bei Eli eine deutliche Veränderung. Er war nun daran interessiert, auch andere sensorische und den Körper einbeziehende Experimente auszuführen. Beispielsweise malte er zu »wütender Musik« und war bald auch bereit, mir Listen von Dingen zu diktieren, die ihn wütend, traurig, ängstlich und sogar glücklich machten.

Körper, Atem und Stimme

Experimentieren Sie mit verschiedenen Arten zu atmen und damit, wie der Atem den Körper beeinflusst:

- Die Kinder blasen Ballons auf und halten sie mit der Kraft ihres Atems in der Luft.

- Ein Wettkampf mit Watteböllchen, die über einen Tisch geblasen werden.
- Mundharmonika spielen.
- Experimente mit Stimmklängen in Verbindung mit von Schlaginstrumenten produzierten Geräuschen.
- Singen.
- Im Rollenspiel verschiedene Rollen darstellen (beispielsweise Flehen, Wut, Angst usw.).
- Schreiwettbewerb.
- Sich auf kreative Arten auf Kissen fallen lassen.
- Verschiedene Spiele und Sportarten pantomimisch darstellen.
- Mit einer Schaumgummikeule gegen verschiedene Figuren kämpfen, beispielsweise einen Kampf zwischen König und Königin, zwischen zwei sehr alten Menschen oder zwischen zwei Babys austragen.
- Weiche Bälle auf verschiedene Arten werfen.
- Mit einem sehr großen Ball, auf dem man sitzen oder liegen kann (Hüpfball, Gymnastikball), experimentieren.
- Verschiedene Bewegungen übertreiben.
- Alle Bewegungen ausführen, die mit verschiedenen Körperteilen möglich sind.
- Twister spielen.
- Zu Musikaufnahmen tanzen.
- Demonstrieren, wie man üben kann, sich hinzusetzen.
- Situationen pantomimisch darstellen, wobei man zunächst nur die Finger und dann verschiedene Körperteile einsetzt.

Ein Beispiel

Ich erinnere mich an eine Therapiesitzung, in der ich mit einer Klientin, der vierzehnjährigen Jenny, ein Spiel mit Namen *Hawaiian Punch* spielte. Es handelt sich um ein Brettspiel, das heute im Handel kaum noch zu bekommen ist. Auf dem Spielbrett bewegt man eine Ananas aus Knetgummi, die vorher mit Hilfe einer Plastikform hergestellt wird, jeweils so viele Schritte weit, wie man Punkte erwürfelt hat. Jeder Mitspieler hat eine Knetgummi-Ananas von einer anderen Farbe, und auf dem Spielbrett befinden sich dementsprechend Felder in diesen Farben. Wenn ich beim Spielen auf einem Feld von der Farbe meiner Klientin landete, konnte sie zu mir sagen: »Wie hättest du gern deinen Hawaiian Punch?« Doch ganz gleich, was ich antwortete, durfte sie auf meine Ananas einschlagen, bis diese platt wie ein Pfannkuchen war. Dann musste ich den Pfannkuchen entfernen und warten, bis ich auf ein »Neuformungsfeld« kam. Um das Spiel noch etwas interessanter zu gestalten, schlug ich vor, dass wir versuchen könnten, die Kontrahenten durch verschiedene Arten des Gebrauchs der Stimme vom Plattschlagen der Ananas abzubringen. Damit meinte ich stimmliche Ausdrucksformen wie Weinen, Wimmern, Bitten, Brüllen, Betteln, Streiten, autoritäres Kommandieren usw. In einer bestimmten Spielrunde landete Jenny auf meiner Farbe, und ich sagte wie vorgeschrieben: »Wie hättest du gern deinen Hawaiian Punch?« Daraufhin trat Schweigen ein (was natürlich auch eine Reaktionsmöglichkeit ist), doch als ich anfing, die Knetgummifigur zu zertrümmern (wir benutzten dazu einen Gummihammer auf einem speziell dafür vorgesehenen Holzbrett), beschloss Jenny zu schreien. Zunächst klang ihr Schreien noch etwas zögerlich, doch dann wurde es kräftiger und lauter, bis sie schließlich so entsetzlich brüllte, das einem das Blut hätte gerinnen können. Ich war beunruhigt, schlug nicht mehr auf das Knetgummiobjekt ein, schaute Jenny an und sagte: »Das war ein unglaubliches Geschrei. Hast du schon einmal so geschrien?« Jenny antwortete: »Nein, das war das erste Mal. Aber ich wünschte mir, ich hätte so geschrien, wenn mein Vater abends in mein Zimmer kam und mich anfasste.« Ich wusste, dass Jenny sexuell missbraucht worden war; doch dies war das erste Mal, dass sie offen und bereitwillig über den Missbrauch sprach. Und es war der Anfang ihrer Heilung.

Kompetenz

Kinder, die in dysfunktionalen Familien aufgewachsen sind, die Traumata erlitten haben oder deren Eltern Alkoholiker waren, haben vielfach nie ihre eigene Kompetenz *(mastery)* erlebt, was für die gesunde Entwicklung eines Kindes unbedingt erforderlich ist. Ein wichtiger

Aspekt des Erlangens von Kompetenz ist Anstrengung – nicht zu verwechseln mit Frustration. Ein Baby lernt durch Anstrengung, und mit jedem Erlebnis seiner Kompetenz wächst bei ihm die Kraft, die es braucht, um mit Frustration fertig werden zu können. Ein Baby strengt sich an, wenn es versucht, ein Holzstück in einen größeren hölzernen Behälter zu stecken. Gelingt ihm dies, erlebt es seine Kompetenz. Versucht es hingegen, einen größeren Holzklotz in einen kleineren Behälter zu stecken, ist es bald frustriert und fängt an zu weinen. Eltern müssen den Unterschied zwischen Anstrengung und Frustration erkennen können und ihrem Kind ermöglichen, sein Ziel zu verfolgen, ohne dass sie in das Geschehen eingreifen. Und wenn Frustration aufkommt, müssen sie schnell einen größeren Behälter suchen, um das Kind jenes wunderbare Gefühl erleben zu lassen, das sich nach der erfolgreichen Durchführung eines Vorhabens einstellt.

Viele Kinder, die zu mir zur Therapie kommen, haben ihre Kompetenz nicht ausreichend erlebt. Manchmal heißt es, diese Kinder litten an einer »narzisstischen Störung«, weil sie nie mit etwas zufrieden seien, ständig etwas Neues wollten, schnell aufgäben und sich nicht lange auf eine bestimmte Aufgabe konzentrieren könnten. Es ist, als hätten sie nicht viel Gelegenheit gehabt, sich anzustrengen. Das kann die verschiedensten Gründe haben: Entweder haben die Eltern von Anfang an zu viel *für* das Kind erledigt und ihm dadurch jene Anstrengung vorenthalten, die zu erleben für die Entwicklung eigener Kompetenz so wichtig ist; oder das Kind hat infolge mangelnder elterlicher Unterstützung viel Frustration erlebt, weil die Eltern der Meinung waren, Frustration zu erleben sei für ein Kind sehr wichtig; oder das Kind ist als Säugling nicht ausreichend genährt worden – vielleicht weil seine Mutter krank war und niemand ihm an ihrer Stelle in dieser Zeit die notwendigen Kompetenzerlebnisse ermöglicht hat. Was immer der Grund gewesen sein mag, das Kind braucht zum gegenwärtigen Zeitpunkt seines Lebens so viele Kompetenzerlebnisse wie möglich. Weil es sich nicht aus eigenem Antrieb länger auf eine bestimmte Aufgabe konzentrieren kann, muss der Therapeut versuchen, ihm im Rahmen der therapeutischen Beziehung Kompetenzerlebnisse zu ermöglichen.

Aus meinen Aufzeichnungen

Ein elfjähriger Junge wollte in einer Sandkistenszene, die er aufgebaut hatte, einen Vogel fliegen lassen. Er bat mich um einen Stock und einen Faden. Mir war klar, dass ihm der Faden nicht weiterhelfen würde, doch behielt ich dies vorsichtshalber für mich. Nach vielen Versuchen merkte er schließlich selbst, dass er den Vogel nicht mit einem Faden an einem Stock befestigen konnte. Daraufhin ließ seine Energie nach, sein Kontakt zu der Aufgabe war unterbrochen, und mir war klar, dass er schon bald beschließen würde, nicht mehr an der Sandkistenszene weiterzuarbeiten. Da ich spürte, dass bei ihm Frustration aufkam, sagte ich leise: »Ich habe eine Idee, wie man das machen könnte. Soll ich es dir sagen?« Der Junge nickte, und ich fuhr fort: »Vielleicht würde ein Draht oder ein Stück Klebeband dir weiterhelfen. Ich bin mir zwar nicht sicher – aber was meinst du?« Der Junge entschied sich schließlich für ein Stück Draht, wie man ihn zum Aufhängen von Bildern benutzt. Damit erreichte er sein Ziel, und seine Energie, sein Lächeln und sein tiefes Seufzen zeigten mir, das er seine Kompetenz erlebt hatte. (Ich sagte *nicht*: »Vergiss nicht, dass diese Idee von mir stammt!«)

Entscheidungen treffen

Ich lasse Kindern so oft wie möglich Entscheidungen treffen. Ich gebe ihnen Zeichenpapier in drei Größen sowie Malkreide, Ölmalstifte, Pastellkreide, farbige Markerstifte und Farbstifte zur Auswahl (Kreide wählen sie am seltensten). Ich frage sie: »Willst du heute mit Ton arbeiten oder malen?« Manchmal sage ich auch: »Sollen wir in den letzten zehn Minuten der Sitzung *Vier Gewinnt* oder *Uno* spielen?« Indem man Kindern die Möglichkeit gibt, Entscheidungen zu treffen, stärkt man ihr Selbst. Manche Kinder sind so unsicher, dass Entscheidungen ihnen Angst machen: »Was passiert, wenn ich mich falsch entscheide?« Ich habe erlebt, dass ein Kind lange einen Stapel farbiges Papier anschaute und sich nicht entschließen konnte, drei Farben auszuwählen. Ich forderte es auf, eine Wahl zu treffen, und als ich merkte, dass seine Energie abnahm, sagte ich: »Wie wäre es mit rot, blau und gelb?« Das Kind reagierte erleichtert, weil es die Entscheidung nicht selbst treffen musste. Manchmal sagen Kinder in solchen Fällen auch: »Nein, ich glaube, ich möchte grün statt blau.«

Ich empfehle Eltern, ihre Kinder Entscheidungen treffen zu lassen, wann immer dies sinnvoll und möglich ist. Fragen Sie Kinder aber nicht ganz allgemein, was sie zum Abendessen haben wollen. Nennen Sie ihnen konkrete Alternativen, aber nennen Sie nicht »Huhn«, wenn Sie gar kein Huhn im Haus haben.

Macht und Kontrolle

Kinder haben nicht viel Kontrolle über ihr Leben, und ganz bestimmt verfügen sie in dieser Welt nicht über viel Macht. Die meisten Kindern sind wegen ihres Mangels an Einfluss auf das Geschehen in der Welt nicht besorgt. Ihnen ist gar nicht klar, dass sie im Grunde Bürger zweiter Klasse sind, insbesondere da sie nicht wählen. (Die Sicht von Politikern bezüglich dieser Frage ist sehr beschränkt, und meist kommt ihnen gar nicht in den Sinn, dass Kinder zukünftige Wähler sind.) Andererseits ist es Kindern durchaus recht, ihren Eltern Macht und Kontrolle über ihr Leben zu überlassen, solange sie sich gehört fühlen, sie zu Meinungsäußerungen aufgefordert werden und sie die Regeln, an die sie sich halten müssen, als fair ansehen. Sie haben dann das Gefühl, auch selbst über eine gewisse Macht und Kontrolle zu verfügen. Ein Kind mit einem gut entwickelten Selbstempfinden fühlt sich durch die Macht seiner Eltern nicht bedroht und steht dieser im Interesse der eigenen Sicherheit sogar positiv gegenüber. Es fühlt sich nicht ignoriert, wenn seine Eltern ihm Möglichkeiten geben, Entscheidungen zu treffen, wenn sie ihm zuhören und ihm Anerkennung und Respekt zukommen lassen. Kinder, die sich rebellisch verhalten oder sich in Machtkämpfe verstricken, haben in der Regel das Gefühl, über sehr wenig Macht oder Kontrolle zu verfügen. In ihren Familien herrscht häufig Chaos, oder ihre Eltern sind zu autoritär oder beziehen keine klaren Positionen. In meinen Therapiesitzungen versuche ich, Kindern im Rahmen unverzichtbarer Grenzen so viel Macht wie möglich zuzugestehen. Dass seine persönliche Freiheit, sich zu entfalten, durch Notwendigkeiten eingeschränkt wird, ist dem Kind grundsätzlich klar; entscheidend ist, dass es seine Macht und seine Möglichkeit, Dinge zu beeinflussen, erleben kann. Manchmal übernimmt in einer Therapiesitzung plötzlich das Kind die Regie. Solche Situationen sind in meinen Augen wunderbare Beispiele dafür, dass in der betreffenden Therapie eine Entwicklung stattfindet.

Fallbeispiele

Joey, das sehr stark hyperaktive Kind, das ich bereits erwähnt habe, ergriff in einer Sitzung plötzlich die Initiative. Er wurde zum Regisseur unserer Interaktion. Irgendwann bemerkte er auf einem Regal eine Polizeidienstmarke, Handschellen und ein altes Portemonnaie. Während er sich mit sichtlicher Begeisterung die Dienstmarke anheftete, sagte er: »Lass uns spielen, dass du ein Räuber bist und dieses Portemonnaie stiehlst und ich ein Polizist, der dich fängt und dir Handschellen anlegt.« Dann spielten wir die Szene sehr dramatisch durch. Im Laufe der Handlung sagte er mir immer wieder, was ich tun solle. Am Ende der Sitzung erklärte er: »Ich wünschte mir, ich hätte ein Seil und könnte dich festbinden.«

Joey erlebte in diesem Spiel nicht nur ein Gefühl der Macht, sondern er schuf sich auch die Möglichkeit, sein Trauma zu reinszenieren. Man hatte ihn und seinen Bruder im Alter von vier und fünf Jahren in einem zurückgelassenen Auto gefunden. Beide waren mit einem Seil so stark gefesselt gewesen, dass sie sich nicht hatten bewegen können. Vor der hier beschriebenen Szene hatte Joey sich geweigert, über sein traumatisches Erlebnis zu sprechen, und er hatte behauptet, sich an nichts mehr zu erinnern. Zur nächsten Sitzung brachte ich ein Stück Seil mit, und im Laufe der dann folgenden erneuten Aufführung der Szene band er mich fest. Als ich das Seil als zu fest empfand, trat ich aus meiner Rolle heraus und sagte ihm, ich wollte nicht so stark gefesselt werden. Daraufhin lockerte er das Seil. In meiner Rolle weinte und brüllte und beklagte ich mich, wobei ich Joeys Anweisungen genau folgte. Wir spielten das Szenario mehrmals durch, bevor er mit der Situation abgeschlossen hatte und sich von ihr löste. Obwohl er sein Erlebnis zu diesem Zeitpunkt noch nicht integriert hatte, war offenbar irgendeine Art von Abschluss eingetreten. Anschließend wollte er »Büro des Schulleiters« spielen. Er baute provisorisch einen Tisch auf und stellte ein Spielzeugtelefon, meinen Heftapparat und noch ein paar andere Büroutensilien darauf. Dann tat er so, als würde er an seinem Schreibtisch schreiben und telefonieren. Mir gab er die Anweisung, ihn als Therapeutin von einem anderen »Büro« aus wegen mehrerer Kinder anzurufen und um Rat zu bitten. Als ich ihn anrief und ihn fragte, was ich mit einem Jungen machen sollte, der sich sehr destruktiv verhielt, antwortete er: »Sagen Sie ihm, er soll seine Wut zeichnen!«

Alicia stammte aus Korea und war im Alter von fünf Jahren von einer Familie europäischen Ursprungs adoptiert worden. Ihre Mutter war gestorben, als sie zwei Jahre alt gewesen war, und ihr Vater hatte sie nach dem Tod der Mutter, wenn er zur Arbeit musste, in eine Kiste gesperrt, die nur ein kleines Loch zum Atmen hatte. Als Alicia für die Kiste zu groß geworden war, hatte er sie zu seiner eigenen Mutter aufs Land gebracht und diese gebeten, für Alicia zu sorgen. Dann wurde die Großmutter krank und wendete sich an die zuständige Behörde, die das Kind in einem Heim unterbrachte, bis es schließlich adoptiert wurde. Alicia litt mit ihren sechs Jahren unter Trennungsangst und Alpträumen und war deshalb von ihren Adoptiveltern zur Therapie gebracht worden. Sie sprach mittlerweile recht gut Englisch und weigerte sich strikt, über irgendetwas zu reden, das mit ihrem Leben in Korea zusammenhing. Unsere Beziehung entwickelte sich schnell sehr gut, und nach einigen Sitzungen übernahm sie die Führung, indem sie mir beim Durchspielen verschiedener Szenarios Anweisungen gab. Wir spielten Schule (wobei sie die Lehrerin war) und Restaurant (weil Restaurants sie faszinierten). Eines Tages eröffnete sie mir, wir würden nun Mutter und Baby spielen. Sie gab mir eine Puppe, nahm sich auch selbst eine und sagte: »Das sind unsere Babys. Dein Zuhause ist in dieser Ecke da und meines da drüben. Ich werde dir sagen, was du tun sollst.« Nachdem wir uns in unsere jeweilige Ecke begeben hatten, sagte sie: »Jetzt fütterst du dein Baby.« Nach einer Weile fuhr sie fort: »Jetzt lässt du das Baby schlafen.« Dann hörte ich Alicia ein wunderschönes koreanisches Lied singen, während sie ihr Baby wiegte. Als das Spiel vorbei war, erwähnte ich das Lied, und sie erklärte mir, ihre Großmutter habe es ihr vorgesungen. Das war der Anfang einer neuen Phase unserer gemeinsamen Arbeit.

Ich empfehle Eltern oft, jeden Tag (oder so oft, wie es ihnen möglich ist) ein wenig Zeit speziell für ihr Kind zu reservieren. Dazu reicht eine Zeitspanne von 15 – 30 Minuten. Man kann die Zeit mit einer Küchenuhr kontrollieren. In dieser Zeit ist das Kind der »Boss«, und Vater und Mutter tun alles, was es von ihnen verlangt – natürlich innerhalb gewisser Grenzen des Akzeptablen. Das Kind erlebt in dieser Zeit ein Gefühl der Macht und des Einflusses, obwohl es sich um ein Spiel handelt. Dieses Erlebnis stärkt das Selbstempfinden des Kindes.

Grenzen und Abgrenzungen

Wenn ein Kind keine Grenzen kennt, fällt es ihm schwer, ein Selbstempfinden zu entwickeln. Werden ihm keine Grenzen gesetzt, bekommt es Angst. Oft verfallen Kinder ins Ausagieren, um Grenzen zu finden. In meiner Praxis ist klar, dass wir uns in einer sicheren Umgebung befinden, dass bestimmte Gegenstände tabu sind (beispielsweise mein Telefon), dass wir zu festgelegten Zeiten mit der Sitzung anfangen und aufhören, usw. Ich erwarte von allen Kindern, dass sie beim Aufräumen helfen – nur die Sandkistenszenen werden nicht weggeräumt. Manche Kinder ignorieren diese Regeln anfangs, doch ich lasse ihnen dann Zeit zum Aufräumen und fange trotz Widerstands des Kindes selbst damit an. Meist dauert es nicht lange, bis die Kinder sich gerne an der Arbeit beteiligen. Oft helfe ich Eltern, ihren Kindern Grenzen zu setzen, und ich betone, dass dies ihrer Entwicklung förderlich ist, auch wenn sie zunächst dagegen protestieren und rebellieren. Natürlich müssen die Grenzen fair festgelegt werden und altersgemäß sein, und wenn das Kind älter wird, muss man die Zügel lockern.

Selbstaussagen und Selbstdefinition

Kinder können nur auf gesunde Weise wachsen und sich entwickeln, wenn sie ihrer selbst gewahr sind – was im Grunde bedeutet, dass sie sich selbst definieren müssen. Stellen Sie sich einen leeren Kreis vor. Seine Ränder können sich nur dann sinnvoll ausdehnen, wenn sich in dem Kreis »etwas« befindet. Macht ein Kind eine Aussage, bringt es eine Vorliebe oder Abneigung zum Ausdruck, bekundet es einen Gedanken, Neugierde oder eine Meinung, füllt es den Kreis und ermöglicht so die Erweiterung der Grenzen seines Selbst. Ist sein Selbst fragil, mangelt es dem Kind an Selbständigkeit, und dies erschwert ihm eine gesunde Entwicklung. Außerdem kann es ohne starkes Selbstempfinden auch seine Emotionen nicht auf sinnvolle und adäquate Weise ausdrücken. Deshalb ermöglichen wir Kindern, sich auf vielfältige Weisen zu äußern. So definiert sich ein Kind, wird stärker und reift. Die Äußerungen können die unterschiedlichsten Formen annehmen. Manchmal stellen wir Listen von Dingen, die wir mögen oder nicht mögen, zusammen. Spiele wie das *Ungame* oder das *Talking, Feeling, Doing Game** veranlassen Kinder zu solchen Äußerungen. Bücher wie *The Children's Question Book* werfen Fragen auf, die sowohl für Kinder als auch für Therapeuten interessant sind. Erwachsene hören den Äußerungen von Kindern nicht oft zu, und manchmal sind Kinder überrascht, wenn ein Therapeut sich für ihre Äußerungen interessiert.

Eine Kollegin erzählte mir einmal folgende Geschichte. Sie arbeitete mit einem sechsjährigen Mädchen, das in der Vorschule sexuell belästigt worden war. Das Mädchen stellte sich als »Musterkind« dar, lächelte ständig, tat alles, was von ihm verlangt wurde, und brachte nie Wut zum Ausdruck. Es litt häufig unter Bauchschmerzen, und der Hausarzt hatte der Mutter empfohlen, ihr Kind psychotherapeutisch behandeln zu lassen. Das Mädchen war kooperativ und freundlich, drückte aber weder zu Hause noch im Beisein der Therapeutin jemals

* Spiele, die das Verbalisieren generell und speziell von Gefühlen fördern (Anm. d. Übers.).

stärkere Gefühle aus. Eines Tages schlug die Therapeutin während einer Sitzung, an der auch die (alleinerziehende) Mutter teilnahm, ein Spiel vor. Alle Teilnehmer sollten umhergehen und den Namen einer Frucht, die sie mochten, und einer Frucht, die sie nicht besonders mochten, sagen. In der nächsten Spielrunde sollten sie mit Gemüsesorten ebenso verfahren. Das Mädchen sagte: »Ich mag keine Erbsen«, wendete sich dann seiner Mutter zu und erklärte nachdrücklich: »Und ich mag es nicht, wenn du mich irgendwo hinbringst und dann weggehst!« Es war fast so, als hätte das Erlebnis, auf akzeptable Weise über etwas als negativ Erlebtes zu sprechen, dem Kind die Kraft gegeben, ein bisher tabuisiertes Gefühl auszudrücken. Die Therapeutin berichtete mir, dies sei der Auftakt zu einer Folge sehr heilender Sitzungen gewesen.

Ich habe festgestellt, dass Kinder erstaunliche Ideen und Einsichten entwickeln können. Als ich einmal einen elfjährigen Jungen aufforderte, als der Superheld, den er so gern zeichnete, zu sprechen, sagte er zu mir: »Ich weiß, warum du das möchtest. Du willst, dass ich mich innerlich stark fühle.«

Reintegrieren von Projektionen

Aussagen stehen in enger Beziehung zur Reintegration von Projektionen. Ziel der Arbeit an Projektionen ist es, ein Kind dazu zu bringen, etwas über sich selbst zu sagen, das in einer Geschichte als Metapher zum Ausdruck gelangt ist, das aber in Wahrheit etwas über das Kind selbst aussagt. Ganz gleich, was wir in einer Therapiesitzung tun – ob wir im Anschluss an eine gelenkte Phantasiereise Bilder zeichnen, ob wir mit Ton arbeiten, Sandkistenszenen aufbauen oder was auch immer –, in jedem Fall produzieren wir durch solche Aktivitäten Metaphern, die Aussagen über unser Leben beinhalten.

Selbstaussagen zu formulieren und Projektionen zu reintegrieren ermöglicht uns, ein Gewahrsein unserer selbst und unseres Platzes in der Welt zu entwickeln. Dieses Gewahrsein stärkt nicht nur das Selbst, sondern es bewirkt auch Veränderungen. Arnold Beiser (1970, S. 77) schreibt über dieses Phänomen: »... Zur Veränderung kommt es, wenn jemand zu dem wird, was er ist, nicht, wenn der Betreffende zu sein versucht, was er nicht ist.«

Beispiele

In meinem Buch *Gestalttherapie mit Kindern und Jugendlichen* habe ich Beispiele dafür angeführt, wie man zu solchen Aussagen mit Hilfe einer Übung anleiten kann, bei der mit Ton gearbeitet wird.

Ein zwölfjähriges Mädchen formte mit geschlossenen Augen aus Ton eine Sonne. Als die Sonne lächelte es (was bei ihm erstaunlich war) und sprach darüber, dass die Sonne alle wärme und dass sie hell sei und leuchte. Nachdem die Klientin zu reden aufgehört hatte, kehrte ihr gewohnter missmutiger Ausdruck auf ihr Gesicht zurück. Ich fragte das Mädchen, ob es sich im Leben manchmal so fühle wie die Sonne, und es antwortete: »Nein! Ich kann nicht zulassen, dass ich so bin wie die Sonne. Wenn ich das tun würde, glaubten alle, mir ginge es gut, und dann würde sich nie mehr etwas verändern.« Dies war eine wichtige Aussage über die Situation dieses Kindes. Vorher hatte es nie etwas über seine ständige schlechte Laune gesagt.

Eine Dreizehnjährige, die (nach einer gelenkten Phantasiereise, die ihr helfen sollte, ihren eigenen Ort zu finden) eine Schlange zeichnete, die allein in der Wüste lebte, sprach als die Schlange über ihre Einsamkeit und Isolation. Es gelang ihr, ihre Einsamkeit zu reintegrieren und dann ein Bild von einem Mädchen zu zeichnen, das in der Wüste stand. Die Klientin sagte: »Das bin ich. Eigentlich bin ich selbst in der Wüste.«

Ein achtjähriger Junge zeichnete aus eigenem Antrieb einen Vulkan. Als ich ihn aufforderte, selbst der Vulkan zu sein, beschrieb er seine heiße Lava. Ich sagte: »Was könnte ein Junge haben, das der heißen Lava eines Vulkans ähnelt?« Nach einer Pause brüllte er: »Wut!« Wir beschäftigten uns eine Zeitlang damit, was ihn alles wütend machte.

Dies sind nur ein paar Beispiele für das Reintegrieren einer Projektion. In allen beschriebenen Fällen wird das Fenster zur inneren Realität des Kindes durch die Arbeit weiter geöffnet.

Aggressive Energie

Zur eigenen aggressiven Energie in Kontakt zu treten ist eine wichtige Vorbereitung auf den Ausdruck von Wut. Diese Energie vermittelt Menschen ein Gefühl innerer Stärke und der Unabhängigkeit. Viele Therapeuten zucken bei der Erwähnung des Begriffs »aggressive Energie« zusammen, weil sie damit »Aggression« assoziieren. Tatsächlich jedoch ähnelt diese Energie, wie gesagt, derjenigen, mit der man in einen Apfel beißt. Sie erfordert äußere Aktivität. Furchtsame und verschlossene Kinder haben diese Energie offensichtlich verloren. Aber auch Kindern, die zum Ausagieren, zu aggressivem Verhalten und zum äußeren Ausdruck von Wut neigen, fehlt es an aggressiver Energie, die aus ihrem Inneren kommt und mit einem Empfinden ruhiger Kraft verbunden ist. Die Aktivität ausagierender Kinder entspringt nicht ihrem Wesenskern, sondern die Betreffenden bewegen sich außerhalb ihrer persönlichen Grenzen, und es fehlt ihnen völlig an innerer Unterstützung. Kinder müssen ihre aggressive Energie erleben, um die Stärke zu finden, die ihnen den Ausdruck der in ihrem Inneren verborgenen Emotionen ermöglicht. Allerdings kann das Erleben dieser Energie nur bei Berücksichtigung bestimmter Punkte seinen Zweck erfüllen:

1. *Das Kind muss mit dem Therapeuten in Kontakt stehen.* Zwar können Kinder auch selbständig Aktivitäten entwickeln, bei denen sie ihre aggressive Energie nutzen, doch gewinnen diese ihren therapeutischen Wert erst durch Kontakt. Der Therapeut spielt dabei eine wichtige Rolle.
2. *Das Kind muss sich sicher fühlen.* Die Praxis des Therapeuten ist für das Kind ein sicherer Behälter *(container)*, und es hat dies bereits erlebt.
3. *Klare Grenzen sind definiert – der Therapeut hat immer die Kontrolle über das Geschehen.* Dies gibt dem Kind das Gefühl, in Sicherheit zu sein. Es weiß, dass der Therapeut dafür sorgen wird, dass die Situation nie entgleitet.
4. *Das Geschehen ist von einer Atmosphäre des Spielerischen und der*

Freude geprägt. Selbst wenn Kinder sich mit ernsten Themen beschäftigen, ist eine spielerische Atmosphäre in dieser Situation von zentraler Bedeutung. Existiert diese Atmosphäre nicht, ist das Kind nicht stark genug, um sich mit Schwierigkeiten auseinanderzusetzen.

5. *Die Aktivität wird übertrieben.* Wenn Kinder nicht mehr in der Lage sind, sich diesem wichtigen Erlebnis zu öffnen, hilft nur bewusste Übertreibung.
6. *Inhalt ist nicht notwendig. Einzig das Erleben zählt.* Zwar spielt manchmal auch der Inhalt eine Rolle, aber ich konzentriere mich darauf, dem Kind das Gefühl zu vermitteln, dass es sich der Aktivität mit allen seinen Sinnen und mit seinem ganzen Körper widmen darf.

Aktivitäten, bei denen aggressive Energie genutzt wird, können Spiele, Kämpfe mit Schaumgummischlägern, das Schlagen auf feuchten Ton, Musizieren, das Schlagen einer Trommel, das Spielen mit Puppen, kreative Theaterarbeit, Körperbewegungen und die Benutzung von Spielzeug sein. Diese Aktivitäten können in Verbindung mit der Sandkiste, in Form von Zeichnungen, mit Hilfe von Listen und Aussagen, Geschichtenerzählen und Vorlesen aus Büchern sowie durch Dialoge mit aus Ton modellierten Figuren, Malen und mit Hilfe des leeren Stuhls erfolgen. Natürlich muss man bei alldem sowohl jeweils das Alter des Kindes berücksichtigen (wobei ich darauf hinweisen möchte, dass viele regredieren – was ich als positives Phänomen ansehe) als auch seine spezifischen Eigenschaften.

Beispiel

Ein zehnjähriges Mädchen war über viele Jahre von seinem Stiefvater sexuell missbraucht worden. Es weigerte sich, über die Vorfälle zu reden, und zog generell Aktivitäten vor, bei denen es das Gefühl hatte, sie könnten ihm nicht gefährlich werden. Eines Tages forderte ich die Klientin auf, eine Puppe auszuwählen – irgendeine. Zu meiner Überraschung wählte sie einen Alligator mit einem großen Maul. Ich selbst nahm mir ein Krokodil, ebenfalls mit großem Maul. Unser Dialog verlief ungefähr so:

KROKODIL: »Heh! Du hast aber ein großes Maul und viele Zähne! Ich hoffe, du beißt mich nicht.«

ALLIGATOR (KIND): »Nein, ich will deine Freundin sein.«

KROKODIL: »Ach wirklich? Ich glaube, du wirst mich doch beißen!« *(Das Krokodil nähert sich dem Alligator)* »Ich weiß genau, dass du mich beißen wirst!«

Obwohl sich der Alligator von dem Krokodil entfernte, landete das Krokodil schließlich in seinem Maul. Der Alligator vollführte mit seinem Maul eine sehr kleine, kaum wahrnehmbare Bewegung. Das Krokodil schrie: »Oh, oh, jetzt beißt du mich doch«, und fiel auf den Boden.

Daraufhin rief das Kind aus: »Mach das noch mal! Mach das noch mal!«

Wir wiederholten die Szene mit allen »bösen« Puppen, die ich hatte, und das Kind war begeistert. Als ich ihm die dritte »böse« Puppe brachte, packte es als der Alligator die Puppe mit seinem Maul und biss kräftig zu.

Wir kämpften jedes Mal, bis meine Puppe schrie: »Du beißt mich! Du beißt mich!«, und dann zu Boden fiel. Als keine »bösen« Puppen mehr übrig waren, sagte das Kind: »Jetzt nehme ich meinen Zauberstab und mache sie alle wieder lebendig.« Anschließend kämpfte ihr Alligator noch einmal mit allen »bösen« Puppen. Am Ende unserer Sitzung glühte das Mädchen vor Begeisterung, stand aufrecht und selbstbewusst da und verabschiedete sich von mir mit offensichtlich sehr starker Energie. Dies war ein deutlicher Kontrast zu der Haltung und dem Verhalten, die es vorher gezeigt hatte.

Nach dieser Sitzung konnten wir anfangen, uns mit dem sexuellen Missbrauch, den das Mädchen erlebt hatte, zu beschäftigen.

Ein Jugendlicher, der leugnete, jemals wütend zu sein, hatte – nachdem ich ihn gebeten hatte, mir vorzuführen, wie kräftig er zuschlagen konnte – auf einen Klumpen Ton eingeschlagen. Anschließend konnte er über seine Wut auf seinen Vater sprechen.

Beispiele wie die soeben beschriebenen habe ich immer wieder erlebt. Das Spiel mit der aggressiven Energie scheint das Selbst zu stärken und Kindern zu ermöglichen, sich mit schwierigen Themen auseinanderzusetzen.

Der sechste Sinn

Der sechste Sinn beinhaltet, dass man lernt, sich selbst zu vertrauen. Einige bezeichnen diese Sinnesfähigkeit als Intuition oder sehen darin eine spirituelle Kraft, etwas Ungreifbares. Ich bin davon überzeugt, dass wir, wenn wir stärker in uns selbst ruhen, wissen, was speziell für uns das Richtige ist. Sind wir dazu nicht in der Lage, so bedeutet das meines Erachtens, dass wir innerlich gespalten sind und etwas in uns die Wahrheit blockiert.

Auf diesen Gedanken bin ich gekommen, als ich einmal mit einem Paar arbeitete, das sich scheiden lassen wollte und über die Aufteilung des gemeinsamen Besitzes stritt. Nachdem ich mir das Gezänk eine Weile angehört hatte, bat ich die beiden, damit aufzuhören und stattdessen eine Übung auszuprobieren. Sie hatten sich um Dinge wie Vasen und Tische gestritten. Ich sagte zu der Frau: »Stellen Sie sich einmal die Vase, über die Sie sprechen, vor, und sagen Sie dann laut: ›Ich will diese Vase.‹ Fragen Sie anschließend Ihren Körper: ›Ist das wahr oder unwahr?‹« Zu ihrer Überraschung wurde ihr daraufhin augenblicklich klar, dass sie die Vase gar nicht haben wollte. Wir beschäftigten uns auch noch mit einigen anderen Gegenständen, über deren weiteren Verbleib sich die beiden nicht einigen konnten, und abgesehen von zwei oder drei Objekten kam es in allen Fällen zu einer gemeinsamen Regelung. Diese Übung bewirkte nicht nur, dass die beiden Klienten zu ihrer inneren Weisheit in Kontakt traten, sondern auch, dass sie lernten, die andere Seite wesentlich klarer zu sehen. Sie lächelten einander an und verließen die Sitzung freundlich gestimmt.

Kinder erzielen mit dieser Übung gewöhnlich sehr gute Resultate. Wir probieren sie in Bezug auf Entscheidungen aus: »Willst du lieber rotes oder blaues Papier?« – »Möchtest du mit einer Sandkiste oder lieber mit Ton arbeiten?« Wir sprechen über die Signale, die der Körper uns gibt. Zuerst probieren wir es mit sehr naheliegenden Dingen: Heiße ich Mary oder John? Oder: Will ich Plätzchen oder einen dicken Strunk Brokkoli? Es ist sehr schwer zu beschreiben, welche Körperempfindung uns zu der gesuchten Antwort verhilft, aber manche Kinder sagen, sie spüren im Bauch, wenn etwas zutrifft, und höher, im Brustbereich, wenn es falsch ist. Natürlich funktioniert das nicht immer! Wenn ein Kind das Signal für etwas, das es will, nicht spürt, diskutieren wir manchmal über die verschiedenen Entscheidungsmöglichkeiten. Beispielsweise bitte ich das Kind dann, das rote und das blaue Papier miteinander reden zu lassen. Oder ich spreche als das rote und als das blaue Papier: »Wenn Jimmy mich (das rote Papier) nimmt, werde ich sehr hell und gut wahrnehmbar sein.« – »Wenn Jimmy mich (das blaue Papier) nimmt, werde ich sehr weich sein, und außerdem weiß ich, dass er sich an der roten Farbe leid sehen wird – doch mich wird er nicht leid werden.« Dann weiß Jimmy je nach seinen aktuellen Bedürfnissen bald, welches Papier er benutzen will. Solche Übungen führen zu weiteren wichtigen Entscheidungen für das Leben, die das Kind selbst trifft. Es lernt, sich selbst zu vertrauen und den in ihm stattfindenden Dialog zu erkennen.

Die soeben beschriebene Übung ähnelt der *Topdog-Underdog*-Übung, die ich bei meiner Arbeit mit Kindern und insbesondere mit Jugendlichen benutze:

Einem sechzehnjährigen Mädchen, Alise, wurde eine Rolle in einem Film angeboten. Alise hatte sich um diese Rolle beworben, weil sie sich in den Kopf gesetzt hatte, Schauspielerin zu werden. Sie war tatsächlich recht begabt und hatte in vielen Theaterstücken in der Schule und in einer lokalen Laientheatergruppe mitgewirkt. Sie hätte allerdings die Schule verlassen müssen, um die Filmrolle annehmen zu können. An mich wandte sie sich, weil sie jemanden brauchte, der ihr half, dieses Dilemma zu lösen. Ihre Eltern und Freunde hatten ihr zwar viele Ratschläge gegeben, aber ihr war dadurch nicht klarer geworden, ob sie das Angebot annehmen sollte. Wir ließen den Topdog (Boss) mit Alise sprechen, und da dieser viele elterliche Ermahnungen und Wünsche verinnerlicht hatte, plädierte sie selbst sehr nachdrücklich dafür, in der

Schule zu bleiben. (Alise, der Schauspielerin, gefiel diese Übung sehr.) Übrigens hatten Alises Eltern sich bereiterklärt, sie in jedem Fall zu unterstützen. Als der Underdog mit Alise sprach, klang seine Botschaft weinerlich und passiv. Dies versetzte sie offensichtlich in einen Zustand der Lähmung. Ich forderte sie auf, ein wenig zur Seite zu treten, in ihr Inneres zu schauen und herauszufinden, was sie, Alise, wirklich wolle. Dies fiel ihr offenbar schwer, denn ihre zersplitterten Anteile kämpften miteinander um die Vorherrschaft. Deshalb forderte ich Alise auf, sich auf einen Stuhl zu setzen und zunächst den Persönlichkeitsanteil zu spielen, der die Filmrolle annehmen wollte, und zu übertreiben, was dieser Teil repräsentierte. Anschließend bat ich sie, sich auf einen anderen Stuhl zu setzen und den Anteil zu spielen, der seine Freunde und die Schule nicht verlassen wollte. Nachdem wir diese Übung einige Male durchgespielt hatten, war klar geworden, dass Alises Energie sehr stark war, wenn sie über die Schule sprach. Daraufhin forderte ich sie auf, den Satz: »Ich will in der Schule bleiben«, auszusprechen. Sie schrie: »Das ist absolut wahr!« Dann empfahl ich ihr, den Satz: »Ich will die Schule verlassen und in diesem Film mitspielen«, auszusprechen – »Igitt!«, brach es aus ihr heraus, »ich fühle mich schrecklich, wenn ich das sage. Ich glaube, ich hatte das Gefühl, ich würde solch eine Chance nie mehr bekommen. Aber genau genommen bin ich gar nicht bereit, die Konsequenzen zu tragen, die damit verbunden sind.«

Oft erfasst der Körper Dinge früher als der Intellekt. Ich habe einmal einen jungen Mann aufgefordert, mir einige Dinge zu nennen, die ihn wütend machten. Er antwortete: »Ich bin nie wütend. Ich weiß, wie ich mit Problemen umgehen muss.« (Sein Verhalten zeigte mir deutlich, dass er sehr wütend war.) Daraufhin schlug ich ihm eine Übung mit Ton vor. Er wollte mit den verschiedenen Werkzeugen experimentieren, die ich den Klienten in solchen Fällen zur Verfügung stelle. Er wählte einen Gummischlegel aus, und ich forderte ihn auf, mir zu zeigen, wie kräftig er damit auf den feuchten Ton schlagen könnte. Seine Schläge wurden allmählich immer stärker, und schließlich fragte ich ihn, was er in diesem Moment dächte. Er schrie: *»Ich bin stinkwütend auf meinen Vater.«* Ein anderes Kind strich sich ständig über das Haar, während wir miteinander redeten, und allem Anschein nach war ihm nicht klar, was es tat. Ich forderte das Mädchen auf, sich auf das Streicheln des Haars zu konzentrieren und die Aktivität seiner Hand in Worten auszudrücken. (»Ich möchte dich streicheln, damit du dich gut fühlst« usw.) Daraufhin fing die Klientin an zu weinen und erklärte mir, sie vermisse ihre Großmutter, die vor kurzem gestorben sei.

Die durch die Verbindung von Körper, Herz und Geist herbeigeführte Integration wirkt stärkend und vermittelt Befriedigung.

Ich möchte an dieser Stelle etwas zum Erleben sagen. Bei vielen der hier beschriebenen Aktivitäten, beginnend mit der Verstärkung der Sinneswahrnehmung usw., ist das ermöglichte Erlebnis von unschätzbarem Wert. Wenn das Kind einen Teil von sich erlebt, der vorher lange verborgen oder abgestumpft war, entwickelt sich bei ihm eine neuartige Wahrnehmung seiner selbst. Und diese Stärkung des Selbst bewirkt, dass es sich mit schmerzhaften Emotionen auseinandersetzen kann.

5. Die vielen Gesichter der Wut

Wut ist unter den Emotionen die am häufigsten missverstandene. Warum erwähne ich das? *Erstens* ist nicht unbedingt alles, was wie Wut aussieht, tatsächlich Wut, und umgekehrt sind häufig Phänomene, die nicht wie Wut wirken, in Wahrheit Wut. *Zweitens* hat Wut einen schlechten Ruf; wir alle sind mit der Überzeugung aufgewachsen, Wut sei schlecht, und es sei falsch, wütend zu sein, und wir meiden dieses Gefühl, obwohl wir dafür oft einen sehr hohen Preis zahlen müssen. Man bringt Kindern schon sehr früh bei, dass Wut gefährlich ist, und deshalb lernen sie nicht, dieses normale menschliche Gefühl angemessen auszudrücken. Wut ist die Wurzel der meisten Probleme, derentwegen Kinder und ihre Familien sich in eine Therapie begeben.

In diesem Kapitel werden wir uns auf die Emotion Wut konzentrieren und darauf, in welcher Beziehung sie zum Selbst steht. Weiterhin werden wir uns damit beschäftigen, wie Kinder Wut ausdrücken und welche Probleme diese Arten des Ausdrucks von Wut mit sich bringen, welche Schritte die therapeutische Arbeit mit Wut umfasst und wie man Kindern helfen kann, Wut so auszudrücken, dass sie sich nicht selbst schaden. Außerdem werde ich im gesamten Kapitel Beispiele für den Umgang mit Wut bei der Arbeit mit kleinen Kindern, Jugendlichen und Familien anführen.

Wut und Selbstempfinden sind eng miteinander verbunden. Wut ist ein Selbstausdruck, und wenn sie unterdrückt wird, leidet das Selbst. Ein kleines Kind mag wirken, als ob es wütend wäre, doch tatsächlich versucht es, die Erfüllung seiner Bedürfnisse durchzusetzen – also im Grunde für sich selbst zu sorgen. Das Zweijährige brüllt den Karotten, die seine Mutter auf seinen Teller legt, »Nein!« entgegen. Oder es wirft das Gemüse sogar auf den Boden. Es bietet alle verfügbare Kraft auf, um sein Nein zum Ausdruck zu bringen. Es ist kognitiv noch nicht in der Lage, sanft zu sagen: »Nein, danke, ich fühle mich heute nicht danach, Karotten zu essen.« Deshalb wird es als wütend wahrgenommen, und der involvierte Elternteil bringt in solch einem Fall oft seine Missbilligung und seine eigene Wut auf das Kind zum Ausdruck. Auf diese Missbilligung reagiert das Kind, indem es sich als »böses Mädchen« oder »böser Junge« fühlt. Die elterliche Reaktion verwirrt und ängstigt es.

Das heranwachsende Kind eignet sich lebenslang wirkende Überzeugungen an, die es selbst und sein Leben in der Welt betreffen. Die Überzeugungen des Kindes werden durch die Reaktionen seiner Eltern auf seine Bedürfnisse und Wünsche und auf deren Ausdruck sowie durch ihre Reaktionen auf die ungehinderte Entwicklung seiner Sinne, seines Körpers, seines Emotionsausdrucks und seines Intellekts beeinflusst. In diesen ersten Lebensjahren verinnerlicht das Kind viele negative Botschaften, die manchmal Introjekte genannt werden, weil es noch nicht gelernt hat, Dinge, die wie Gift wirken, auszuspucken oder gar nicht erst an sich heranzulassen. Aufgrund seines Entwicklungsstandes vermag es noch nicht zu unterscheiden, was bezüglich seiner Person wahr ist und was nicht. Das Kind, das, für diese frühen Lebensphasen völlig normal, ichzentriert ist, gibt sich die Schuld an allem, was geschieht, an jedem traumatischen Ereignis in seinem Leben. Bestenfalls reagiert es verwirrt, sprachlos und verblüfft.

Die Unterdrückung von Emotionen und insbesondere von Wut ist mit der Aneignung negativer Introjekte eng verbunden. Die Emotionen eines Kindes machen seinen Wesenskern, das Sein des Kindes aus. Werden seine Gefühle nicht geachtet, wird es als Person praktisch nicht ernst genommen. Werden seine Gefühle verächtlich oder lächerlich gemacht, »wegerklärt« oder barsch abgetan, fühlt es sich zutiefst zurückgewiesen. Auch wenn das Kind in seinem verborgenen Streben nach Gesundheit eine Möglichkeit findet, seine Gefühle auszudrücken, trägt es ständig die Last des Gefühls mit sich herum, es sei schlecht, und irgendetwas sei mit ihm nicht in Ordnung. Es entscheidet sich nicht bewusst dafür, solche Gefühle zu produzieren, sondern diese tauchen ungebeten auf. Darauf reagiert es entsetzt, weil es sich nicht berechtigt fühlt, derartige Gefühle zu haben; und wenn es sie hat, glaubt es, seine Existenzberechtigung zu verwirken, weil es aufgrund dieser Gefühle sowie auch seiner gesamten Existenz seinen Eltern zu viele Sorgen bereitet und ihnen Anlass zu starker Missbilligung und Wut gibt. Je intensiver das Kind negative Selbstbotschaften verinnerlicht, umso stärker empfindet es im Grunde einen Verlust seiner selbst. Es unterbricht dann seinen Wachstumsprozess und schränkt ihn ein. Es schottet seine Sinne ab, kontrahiert seine Muskeln, beschränkt oder blockiert den Selbstausdruck und verschließt seinen Geist. Sein Selbstempfinden wird diffus, und es bedient sich zahlreicher defensiver Verhaltensweisen, um sich zumindest ein wenig lebendig zu fühlen.

Alldem steht die Tatsache entgegen, dass Kinder einen starken Impuls haben, zu leben und zu wachsen, und dass sie tun, was sie können, um ihre Entwicklungsaufgaben möglichst vollständig zu bewältigen. Diese positive Lebenskraft wirkt den verinnerlichten negativen Überzeugungen entgegen, bringt die Kinder allerdings in ihrem Kontakt mit Eltern, Lehrern und der Gesellschaft in Schwierigkeiten. Der Organismus in seinem natürlichen Bestreben zu wachsen scheint selbst darüber zu entscheiden, wie er in der Welt wirksam werden will. Das möchte ich nun ein wenig näher erklären.

Das Kind gedeiht, wenn es akzeptiert, gebilligt und geliebt wird. Sehr früh, wenn es noch recht kongruent ist, bringt es gelegentlich Wut gegenüber seiner Mutter zum Ausdruck, wofür es dann manchmal Missbilligung, Zurückweisung und Liebesentzug erfährt. Dadurch lernt es allmählich, dass der Ausdruck von Wut mit Gefahren verbunden ist und dass es alles in seiner Macht Stehende tun muss, um weitere Verletzungen dieser Art zu vermeiden. Da Wut sich jedoch nicht immer vermeiden lässt, muss es grundsätzlich entscheiden, was es tun will, wenn es Wut empfindet. In den meisten Fällen entscheidet sich das Kind dafür, das Gefühl zu unterdrücken und es in sich zu behalten. Ein Junge erklärte mir einmal auf meine Frage, was er tue, wenn er wütend werde: »Dann gehe ich in mein Zimmer, bis die Wut wieder weg ist.« Doch die nicht ausgedrückte Emotion lastet auf dem Kind wie ein Gesteinsbrocken und behindert sein gesundes Wachstum. Und da der Ausdruck von Wut ein Selbstausdruck ist, wird durch seine Unterdrückung zudem das Selbst geschwächt.

Der Organismus bemüht sich unablässig, einen Zustand der Homöostase oder des Gleichgewichts zu erreichen. Eine Emotion, die unter der Oberfläche verborgen ist, muss auf irgendeine Weise zum Ausdruck gelangen, damit die Spannung aufgelöst und schließlich ein Zustand der Balance erreicht werden kann, denn erst dann kann sich der Organismus dem nächsten auftauchenden Bedürfnis zuwenden; so nimmt der unaufhörliche Zyklus des Wachstums seinen Lauf. Der Organismus scheint sich also für eine Art des Emotionsausdrucks zu entscheiden, um die emotionale Energie aus dem System zu entfernen und zu einem Zustand der Balance zurückzufinden, was entweder in Kooperation mit dem Gewahrsein des Kindes oder ohne diese geschehen kann. Das Kind versucht ebenso wie der Organismus selbst, sich vom Gefühl der Wut zu befreien. Allerdings ist dieses Bemühen einem gesunden Wachstum meist abträglich, und es führt nicht zu seinem Ziel. Das folgende Beispiel beschreibt, wie es einem Kind mit seiner Wut erging.

Als Baby weint Sally, damit ihre Bedürfnisse erfüllt werden. Ihre Eltern denken, sie habe eine nasse Windel, und schauen deshalb nach. Daraufhin weint sie noch lauter, weil sie eigentlich auf den Arm genommen und gehalten werden möchte. Schließlich nimmt die Mutter Sally auf den Arm, und sie hört auf zu weinen. Weil sie sich nur durch Weinen bemerkbar machen kann, hat sie als Baby große Schwierigkeiten, verständlich zu machen, was sie will. In wenigen Monaten wird Sallys Weinen konkretere Bedeutungen annehmen, und ihre Eltern werden genauer erkennen, welches Bedürfnis sie gerade hat. Außerdem werden Sallys Gesichts- und Körperausdruck dann zeigen, dass sie sich ihrer Bedürfnisse bewusster ist. Noch später wird Sally klar werden, dass das Erzeugen von Geräuschen und Wörtern eine wichtige Möglichkeit ist, die Erfüllung ihrer Bedürfnisse zu erreichen; allerdings ist ihr Repertoire an Wörtern zum sprachlichen Ausdruck von Wünschen noch sehr beschränkt. »Ich will Milch« ist leicht; Gefühle in Worten auszudrücken hingegen ist abstrakt und fällt ihr deshalb schwer. Sally sagt zu ihrer

Mutter: »Ich hasse dich!«, weil sie nicht weiß, wie sie ihrer Mutter klarmachen soll, dass es ihr nicht recht ist, wenn ihre Mutter mit jemandem telefoniert. Sallys Mutter reagiert schockiert, missbilligend oder vielleicht auch traurig darauf, dass ihr eigenes Kind sie hasst. Vielleicht brüllt sie auch: »Untersteh dich, mit mir noch einmal so zu reden!« Sally ist verwirrt über die vielen Reaktionen, die sie hört, sieht und spürt. Selbst die verständigste Mutter zuckt angesichts einer hasserfüllten Äußerung ihres Kindes zusammen. Obwohl Sally sich nach besten Kräften bemüht hat, ihre Gefühle auszudrücken und sich zu äußern, fühlt sie sich missbilligt, zurückgewiesen und herabgesetzt. Später sagt sie zu ihrem Bruder, der sie gerade gezwickt hat: »Lass das sein!« Und wenn er trotzdem weitermacht: »Ich bring dich um!« Sie bedient sich einer ziemlich groben Sprache, weil ihr noch kein Wortschatz mit als weniger gewalttätig erscheinenden Wörtern zur Verfügung steht. Ihr Vater eilt herbei und sagt: »Untersteh dich, auch nur noch *einmal* so etwas zu sagen!« Er sagt dies mit sehr lauter Stimme und mit wütendem Ausdruck. Nach einigen weiteren Interaktionen dieser Art beschließt Sally, dass sie, um ihr Überleben zu sichern, besser nach anderen Möglichkeiten sucht, mit ihren Gefühlen fertig zu werden. Sie behält sie fortan für sich, weil sie nicht weiß, was sie sonst damit machen soll; doch sie wird von Bauchschmerzen geplagt.

Der Prozess wird nun noch komplizierter. Sally ist weiterhin manchmal wütend und empfindet Schuld und Angst, weil sie wütend ist – wenn auch zunächst nur sehr schwach. Doch sie wird älter, und aufgrund ihrer Schuldgefühle entsteht in ihr allmählich ein starker Groll, oder sie fühlt sich aufgrund ihrer Angst so schlecht, schämt sich so sehr und fühlt sich so beeinträchtigt, dass ihr Selbstempfinden wie eine verwelkte Blume zusammenschrumpft. Sie bemüht sich immer angestrengter, ihre Wut zu unterdrücken und zu verbergen; ihr ist nicht einmal mehr klar, dass sie wütend ist. Doch ihr Organismus möchte die Wutenergie loswerden und bringt Sally deshalb dazu, in den unpassendsten Augenblicken zu explodieren. Außerdem kämpft ihr beeinträchtigtes Selbst ums Überleben, und sie stiehlt heimlich Süßigkeiten, die sie verzehrt, um sich besser zu fühlen. Ihre Situation wird sehr kompliziert. Weil Sallys individuelle Lebenskraft so stark ist, sucht sie ständig nach

Möglichkeiten, ihr Dilemma zu überwinden. Allerdings erkennt sie auf ihrer aktuellen Entwicklungsstufe noch nicht, was sie und ihr Organismus mit ihrer Wut anstellen.

Kinder drücken Wut auf die verschiedensten Weisen aus, die für sie selbst schädlich sind, die sie in Schwierigkeiten bringen und die ihnen ganz sicher kein Gefühl des Friedens und der Zufriedenheit bescheren. Ein Kind wie Sally retroflektiert seine Wut. *Retroflektion* könnte man als das definieren, was man eigentlich einem anderen Menschen antun möchte, sich aber tatsächlich selbst antut. Man wendet also die Energie, die zum Ausdruck drängt, nach innen statt nach außen. Das kann Kopf- oder Bauchschmerzen erzeugen, es kann zu Selbstverletzungen führen, zum Ausreißen von Haaren, zum allgemeinen Rückzug, zum absichtlichen Verstummen usw. Ein anderes Kind versucht mit seiner Wut durch *Deflektion* fertig zu werden. Es hat das Gefühl, das authentische Gefühl nicht ausdrücken zu können, und vergisst nach einer Weile, um welches Gefühl es sich handelte. Trotzdem bleibt die Wutenergie erhalten und drängt zum Ausdruck. Deshalb fängt das Kind an zu boxen, um sich zu schlagen und zu treten. Es fühlt sich gut, wenn es dies tut, allerdings nur einen Moment lang. Deshalb schlägt es erneut zu, um das gute Gefühl wieder zu spüren. Es beklagt sich, brüllt und beschuldigt andere. Und ein drittes Kind bringt seine Gefühle durch Bettnässen oder ein anderes Verhalten zum Ausdruck, auf das niemand anders Einfluss nehmen kann: etwa durch Zurückhalten des Stuhls, bis sich sein Körper, um sich von toxischen Stoffen zu befreien, der Fäzes in unpassenden Situationen entledigt. Manche Kinder projizieren ihren Zorn auf andere, indem sie sich vorstellen, die Betreffenden seien wütend auf sie. Einige haben Alpträume, in denen sie schreckliche Monster sehen – *Projektionen* ihrer Wut. Um den Kontakt zu ihrer Wutenergie zu unterbinden oder diese Energie auszutreiben und sich selbst und ihre Macht zu spüren, legen manche Feuer. Und wieder andere, die im Grunde zu vermeiden versuchen, auch nur irgendetwas zu empfinden, werden hyperaktiv oder verfallen in Tagträume und wirken wie »weggetreten«. Einige fürchten sich vor der Macht ihrer inneren Wut so sehr, dass sie sich in sich selbst *zurückziehen*, um sich zu schützen. Sie wirken dann in sich gekehrt, still, verdrossen, kalt oder – paradoxerweise – übertrieben gefällig und gutwillig: Sie befolgen akribisch jede Regel.

Wut scheint in unserer Gesellschaft die heimtückischsten Auswirkungen zu haben – vielleicht weil sie die am wenigsten geduldete Emotion ist. Die meisten Symptome und Verhaltensweisen, die bei Kindern auftreten und derentwegen sie irgendwann zur Therapie kommen, hängen unmittelbar mit der Unterdrückung von Wut zusammen.

Die Verhaltensweisen, derentwegen Kinder zur Therapie kommen, sind genau diejenigen, mit deren Hilfe sie versucht haben, ein Selbstempfinden zu entwickeln, ein Gefühl der eigenen Macht in einer Welt, in der sie sich so machtlos fühlen, dass sie nicht ausdrücken können, wer sie sind und was sie empfinden. Sie benutzen diese Verhaltensweisen, so ungeeignet sie auch sein mögen, um zu überleben, Kontakt zu ihrer Umgebung herzustellen und ihre Bedürfnisse zu erfüllen. Diese Verhaltensweisen sind im Grunde der Beweis für das ständige Streben des menschlichen Organismus nach einem Zustand der Balance. Oft werden sie zum Muster oder der Art und Weise des In-der-Welt-Seins dieser Kinder. Wenn die Betroffenen keine therapeutische Hilfe erhalten, kann diese Art zu sein sie während ihres ganzen Erwachsenenlebens begleiten. Eine vierzigjährige Frau, mit der ich einmal gearbeitet habe, erinnert sich noch genau daran, dass sie im Alter von vier Jahren zu reden aufhörte, weil sie den Eindruck gewonnen hatte, ihre Fragen machten ihre Mutter generell wütend. Da sie damals noch nicht selbstsicher genug war, um ihren eigenen Unmut über die mangelnde Bereitschaft ihrer Mutter zu antworten zum Ausdruck zu bringen, beschloss sie, nicht mehr zu reden. Sie glaubte, dadurch verhindern zu können, dass ihre Mutter auf sie wütend würde. Heute, im Alter von vierzig Jahren, fällt es ihr immer noch schwer, natürlich und leicht zu reden.

Wenn ein Kind zu mir zur Therapie kommt, weiß ich, dass ich ihm bei seinem Streben nach Stärke und Selbstsicherheit helfen muss. Es muss sich das, was es als Baby hatte und was es mittlerweile verloren zu haben scheint, wieder in Erinnerung rufen, es wiedererlangen, erneuern und stärken. Wenn seine Sinne wieder erwachen, wenn es seinen Körper wieder neu kennenlernt, wenn es seine verborgenen Gefühle wiedererkennt, akzeptiert und ausdrückt, wenn es seinen Intellekt wieder benutzt, um Entscheidungen zu treffen, um seine Wünsche und Bedürfnisse sowie seine Gedanken und Ideen zu formulieren und gesunde und befriedigende Möglichkeiten der Bedürfniserfüllung zu finden, wenn es lernt, wer es ist, und wenn es seine Einzigartigkeit akzeptiert, wird es den ihm gemäßen Pfad des Wachstums wiederfinden. Meine Aufgabe besteht darin, diesem Kind zu vermitteln, dass einige seiner zur Überlebenssicherung entwickelten Verhaltensweisen unproduktiv sind und dass neu entwickelte Verhaltensweisen ihm zu befriedigenderen Resultaten verhelfen können. Weiterhin muss ich ihm helfen, die unzutreffenden Botschaften über seine Person, die es verinnerlicht hat, zu verstehen und sich darüber klar zu werden, wie es mit ihnen in Zukunft umgehen und fertig werden könnte.

Arbeit an der Wut

Phase I

Ich erkenne bei der Arbeit mit Kindern am Umgang mit ihrer Wut drei Phasen. Die erste dieser Phasen ist die des *Redens über* die Wut. Viele Kinder sind so wenig mit ihren Gefühlen in Kontakt, dass wir zunächst ausführlich über Gefühle reden müssen. Insbesondere mit den Feinheiten und Nuancen von Gefühlen sind sie nicht vertraut, und je mehr Erfahrungen sie mit den verschiedenen Arten und Beschreibungen von Gefühlen machen, umso besser können sie sich über ihre Gefühle verständigen. Beispielsweise kann Wut bzw. Ärger sich in einem Spektrum von Erscheinungsformen manifestieren, das von leichter Gereiztheit und Verdruss bis zu Rage, Zorn und Raserei reicht. Abgesehen von der verbalen Auseinandersetzung mit der Wut zeichnen oder malen die Kinder in dieser Phase Bilder der verschiedensten Varianten von Wut und Ärger, wozu sie Kritzeleien, Farben,

Linien und Formen benutzen. Wir drücken verschiedene Formen von Wut und Ärger mit Hilfe von Trommeln und anderen Schlaginstrumenten aus. Wir demonstrieren verschiedene Intensitätsgrade von Wut mit musikalischen Mitteln. Wir veranschaulichen Wut in vielfältigen Formen mittels kreativer szenischer Darstellung – was übrigens auch eine gute Möglichkeit ist, den Körper in diese Arbeit einzubeziehen. Wir erzählen Geschichten, die wir mit Hilfe von Puppen darstellen, und wir lesen Bücher, in denen es um Aspekte der Wut geht. Wir spielen mit Karten, die den Mitspielern Aufgaben stellen wie: »Sag etwas, das dir auf die Nerven geht«, oder: »Weshalb fühlst du dich traurig?« Eine sehr nützliche Technik ist das Zusammenstellen von Listen. Beispielsweise stelle ich gemäß dem Diktat eines Kindes eine Liste von allem zusammen, was ihm an der Schule nicht gefällt, oder eine Liste von Nahrungsmitteln, die es mag, sowie eine Liste der Speisen, die es nicht mag.

Ich möchte an dieser Stelle ausdrücklich darauf hinweisen, dass es sehr wichtig ist, an Polaritäten zu arbeiten. Kinder und Jugendliche fürchten sich vor den Spaltungen, die in ihnen entstanden sind, sowie auch vor denjenigen, die sie bei den Erwachsenen, mit denen sie Umgang haben, beobachten. Es verwirrt sie, wenn sie merken, dass sie auf einen Menschen, den sie lieben, wütend sind oder dass sie ihn sogar hassen. Sie sind verwirrt, wenn jemand, den sie bisher stets als stark und als ihren Beschützer wahrgenommen haben, sich plötzlich schwach und hilflos zeigt. Man muss Kindern nahebringen, dass es in Ordnung ist, bezüglich eines Themas oder einer Person keine eindeutigen Gefühle zu haben, dass es in Ordnung ist, wenn sie glücklich sind, weil die Schule für dieses Jahr vorbei ist, und wenn sie gleichzeitig traurig sind, weil sie ihre Schulfreunde nicht mehr sehen werden, und wenn sie wütend sind, weil eine Zeugnisnote schlechter ausgefallen ist, als sie erwartet hatten. In vielen der Übungen, mit denen wir Kindern zu einem Verständnis ihrer Gefühle zu verhelfen versuchen, spielt das Konzept der Polaritäten eine Rolle. Beispielsweise fordere ich ein Kind auf, etwas zu zeichnen, das Wut bei ihm weckt, sowie etwas, das beruhigend wirkt. Oder ich stelle ihm die Aufgabe, aus Ton eine abstrakte Form zu modellieren, die zum Ausdruck bringt, wie es

Stärke bzw. Schwäche in seinem Körper empfindet. Wie Sie sehen, kann die Arbeit an Wut und Ärger durchaus Freude machen.

In dieser ersten Phase des »Redens über« sprechen wir nicht nur allgemein über Wut, sondern beschäftigen uns damit, wie Wut und Ärger im Leben des Kindes zum Ausdruck kommen, indem wir untersuchen, was uns wütend machen könnte und was uns tatsächlich wütend macht, weiterhin, in welchen Körperempfindungen sich Wut und Ärger spiegeln und was diese Empfindungen im Körper bewirken, und schließlich, wie wir Wut und Ärger ausdrücken.

Damit wir lernen können, Wut und Ärger auf angemessenere Weise auszudrücken, müssen wir zunächst feststellen, wie wir diese Gefühle zur Zeit artikulieren. Kinder verstehen retroflektive, projektive und deflektive Verhaltensweisen nicht als Ausdruck von Wut und Ärger, aber sie können versuchen, Erkenntnisse über sich selbst zu entwickeln. Beispielsweise habe ich einmal eine Gruppe von elf- und zwölfjährigen Jungen gebeten, mir alle Wörter zu nennen, die sie benutzen oder die ihnen in den Sinn kommen, wenn sie wütend sind oder sich ärgern. Ich schrieb die Wörter an eine Tafel, während sie diese schrien (wobei einige darüber offensichtlich schockiert waren). Dann schauten wir uns die Liste genauer an und stellten fest, dass einige Wörter Angriffe beinhalteten, während andere innere Empfindungen ausdrückten. Darüber sprachen wir eine Weile, und anschließend beschäftigten wir uns damit, wie jeder Einzelne von uns mit Wut und Ärger umging – innerlich oder äußerlich. Dann forderte ich die Jungen auf, ihre Augen zu schließen, und ich gab ihnen Anleitungen für eine Entspannungsübung. Im Anschluss daran fragte ich sie: »Was macht euch wütend? Wählt etwas aus, das euch im Moment wütend macht oder das euch vor kurzem oder vor längerer Zeit wütend gemacht hat. Was macht ihr damit? Bringt ihr das Gefühl innerlich oder äußerlich zum Ausdruck?« Die Jungen stellten auf Bildern dar, wie sich die Wut in ihrem Körper anfühlte oder was sie taten, wenn sie wütend waren, und sie benutzten dazu Farben, Linien, Formen, Kritzeleien und Symbole. So brachten alle zum Ausdruck, wie sie mit Wut und Ärger umgingen und wie diese auf sie wirkten. Ein Junge zeichnete ein Labyrinth, an dessen einem Ende sich Strichmännchen befanden, die seine Freunde darstellten, und an dessen entgegengesetztem Ende sich eine Figur befand, die ihn selbst darstellte. Er sagte, wenn er und seine Freunde wütend aufeinander würden, fühle er sich einsam und isoliert, und er wisse dann nicht, wie er die Freundschaft wieder heilen könne. Er nannte sein Bild »Einsamkeit«. Ein anderer Junge zeichnete um die Gesichter seiner Eltern herum über das ganze Zeichenblatt verteilt dunkle Kritzeleien. Er sagte, wenn er auf seine Eltern wütend sei, habe er das Gefühl, »außer sich« zu sein, und er fürchte sich dann davor, was er anstellen könnte! In einer Einzelsitzung zeichnete eine Sechzehnjährige ein dickes schwarzes Quadrat um einen hellgelben und orangefarbenen Kreis. Sie sagte, wenn sie wütend sei, würden ihre guten Gefühle von ihrer Wut erdrückt, und sie wisse dann nicht, wie sie die guten Gefühle wieder zum Vorschein bringen könne. Ihren Körper empfinde sie als ebenso eingezwängt.

Phase II

Die zweite Phase der Arbeit an der Wut besteht darin, dass die Kinder neue oder befriedigende Möglichkeiten des Ausdrucks ihrer Wut kennenlernen. Kinder brauchen viele Anregungen, damit sie sich auf nicht schädigende und nicht destruktive Weise von ihrer Wut und ihrem Ärger befreien können. Weil Erwachsene nicht wollen und normalerweise auch nicht akzeptieren, dass Kinder wütend sind, lernen die Kinder nicht, mit dieser Emotion, die sie nur überwinden können, indem sie sie ausdrücken, adäquat umzugehen.

Bevor ein Kind auch nur versuchen kann, seine Wut auf unschädliche Weise auszudrücken, müssen wir in unserer gemeinsamen Arbeit einige wichtige Schritte bewältigt haben. *Erstens* muss sich das Kind seiner Wut bewusst werden – sie also erkennen. Das ist der erste Schritt auf dem Weg zu einem starken und ganzheitlichen Selbstempfinden. Dieses Erkennen der Wut ist das Gegenteil des Sich-Fürchtens und Davonlaufens vor den eigenen Gefühlen, des generellen Vermeidens von Wut oder des indirekten Neutralisierens von Gefühlen zum eigenen Schaden oder mit der Folge der Isolation von anderen Menschen. *Zweitens* muss das Kind lernen, dass Wut und

Ärger normale, natürliche Gefühle sind, die wir alle gelegentlich haben; dass Wut nur Wut ist, eine von vielen Emotionen und als solche weder gut noch schlecht, und dass es okay ist, wenn ein Kind wütend ist. Das Kind soll lernen, seine Wut zu akzeptieren. *Drittens* hoffe ich, dem Kind zur bewussten Entscheidung für eine bestimmte Art des Ausdrucks seiner Wut verhelfen zu können: ob direkt [in der Kommunikation] oder privat,* denn ausgedrückt werden muss sie in jedem Fall. Und schließlich muss ich dem Kind Techniken des (direkten und privaten) Ausdrucks von Wut und Ärger beibringen.

Es geht also um folgende wichtigen Schritte:

1. Sich der Wut und des Ärgers *bewusst werden.* »Ich bin wütend.«
2. Die Wut oder den Ärger *akzeptieren.* »Es ist okay, wütend zu sein.«
3. *Entscheiden,* wie man die Wut oder den Ärger *ausdrücken* will.

Wut direkt auszudrücken ist für Kinder nicht einfach. Sie lernen schon sehr früh, dass der direkte, kraftvolle und deutliche Ausdruck von Wut Missbilligung, Bestrafung oder andere unangenehme Konsequenzen zur Folge hat. Ein Junge sagte einmal zu mir: »Wenn ich dem Direktor in der Schule sagen würde, was ich wirklich über die Schule denke, würde er mich wahrscheinlich rauswerfen.« Insbesondere hinsichtlich des Ausdrucks von Wut haben Kinder den Status von Bürgern zweiter Klasse! Wenn sie entdecken, dass sie sich durch den direkten und offenen Ausdruck von Wut in Schwierigkeiten bringen, wenden sie sich anderen Möglichkeiten des Selbstausdrucks zu, die sie aber meist in *noch größere* Schwierigkeiten bringen. Deshalb ist es wichtig, dass Therapeuten Kindern zu helfen versuchen, mit diesem Dilemma fertig zu werden. Problematisch ist weiterhin, dass Kinder bei dem Versuch, ihre Gefühle auszudrücken, häufig regredieren. Sie büßen in diesem Zustand intellektuelle Fähigkeiten ein und nähern sich wieder dem Verhalten sehr kleiner Kinder, die wütend sind: Sie werden sehr laut, bedienen sich einer groben und

---

* In einer nicht unbedingt andere Menschen ansprechenden, oft künstlerischen Form (Anm. d. Übers.).

stark verallgemeinernden verbalen Ausdrucksweise und werden nicht selten unflätig.

Wichtige Aspekte der hier beschriebenen Arbeit sind die Einbeziehung der ganzen Familie und eine gründliche Aufklärung der Eltern über das Wesen der Wut. Im Rahmen einer Familiensitzung frage ich die Eltern stets, wie in der Familie mit Wut umgegangen wird, und es ist sehr interessant und aufschlussreich, die unterschiedlichen Ansichten darüber zu hören. Alle Beteiligten haben ihre individuelle Sicht, also auch das Kind, und jede Sicht ist für die Person, die sie entwickelt hat, völlig plausibel. Manchmal entspinnen sich auf meine Fragen hin lebhafte Diskussionen. Eine Übung, die ich in Familiensitzungen häufig benutze, besteht darin, dass alle Familienmitglieder reihum allen anderen erstens mitteilen sollen, was sie an ihnen schätzen oder mögen, zweitens, worüber sie sich bei ihnen ärgern, und schließlich, was sie an den anderen nervt oder was ihnen an diesen nicht gefällt. Manchmal findet ein Familienmitglied nichts, was ihm nicht gefällt (oder ist zumindest nicht in der Lage, es verbal auszudrücken). Und manchmal hört beispielsweise eine Schwester zum ersten Mal von ihrem Bruder, dass ihm etwas an ihr gefällt. Nachdem sich alle Beteiligten einige Male nacheinander in der Runde geäußert haben, sprechen wir über das Gesagte. Dabei gebe ich zunächst selbst Feedback, und anschließend beschreiben alle Teilnehmer ihre Reaktionen oder ihre Gegenpositionen zu den Äußerungen. Den direkten Umgang mit Wut und Ärger zu üben ist für die ganze Familie wichtig, und oft verändert sich dadurch die Familiendynamik sehr stark.

Ellen, ein fünfzehnjähriges Mädchen, das unter Bulimie litt, brachte im Rahmen der soeben beschriebenen Übung ihre Wut auf ihre Eltern sehr direkt und stark zum Ausdruck. Die Eltern waren darüber offensichtlich sehr erstaunt. In der Familie herrschte ein sehr liebevoller und »netter« Umgangston, und Konflikte wurden generell vermieden. Doch das »nette« Haus war offenbar auf einem unsichtbaren verfaulten Fundament errichtet. Als wir die verfaulten Teile auszugraben begannen, um sie sehen, um uns mit ihnen auseinandersetzen und an ihnen arbeiten zu können, drohte Ellen nicht mehr an ihrer Wut zu ersticken. Doch vor dieser Familiensitzung mussten verschiedene Voraussetzungen geschaffen werden: Die Eltern mussten über das Wesen von Wut und Ärger aufgeklärt werden – damit sie verstanden, weshalb es schädlich war, diese Gefühle zu unterdrücken, und weshalb ihre Kinder Schwierigkeiten damit hatten, sie zum Ausdruck zu bringen. Und das Kind musste eine gewisse Eigenständigkeit entwickeln, bevor es während der Sitzung seinen Eltern gegenüber direkt seine Gefühle ausdrücken konnte. Und noch bevor ich mich um die Schaffung dieser Voraussetzungen bemühen konnte, musste ich eine gute Beziehung sowohl zu Ellen als auch zu ihren Eltern aufbauen. Wenn zwischen den Beteiligten keine Basis gegenseitigen Wohlwollens besteht, wenn die Eltern sich kritisiert und angegriffen fühlen und in die Defensive geraten, wird die Pathologie nicht geheilt, sondern noch verstärkt. Ich halte es für einen wichtigen Bestandteil meiner Aufgabe, eine förderliche Beziehung zu allen Beteiligten aufzubauen.

Bevor es zu der entscheidenden Sitzung zusammen mit Ellens Eltern kam, führte ich einige Einzelsitzungen mit der Klientin durch. In diesen arbeiteten wir viele der erwähnten Schritte der Bewältigung von Wut und Ärger durch. Ellen stritt kategorisch ab, auf irgendetwas oder irgendjemanden wütend zu sein. Zwei dieser Sitzungen sind mir besonders in Erinnerung geblieben. In einer gestaltete Ellen aus Ton einen riesigen Mund mit vielen Zähnen, wobei sie der Anweisung gefolgt war, irgendetwas mit geschlossenen Augen zu modellieren. Ich forderte sie auf, sich als diesen Mund zu beschreiben. Sie sagte: »Ich bin ein großer Mund mit vielen Zähnen.« Ich fragte sie, was sie tun könne. Sie antwortete: »Ich kann viel auf einmal essen. Ich kann kräftig zubeißen. Die Leute sollten sich in Acht nehmen, dass ich sie nicht beiße!« Ich fragte sie, ob es jemanden gebe, den sie beißen wolle. Ellen lachte und antwortete, ihr falle niemand ein. Dann sagte sie zum Spaß, wahrscheinlich um die Anspannung zu verringern, vielleicht sei sie ja Mick Jaggers Mund! Daraufhin fragte ich sie, ob etwas von dem, was sie als der Mund gesagt habe, sie an sich selbst oder ihr Leben erinnere. Sie dachte kurz nach und sagte dann: »Nein, mir fällt nichts ein.« Ich erwiderte: »Was du gesagt hast, erinnert mich an etwas.« Sie schaute mich interessiert an, und ich fuhr fort: »Mir fällt dazu ein, weshalb du zu mir gekommen bist – weil du Dinge isst und sie anschließend erbrichst.« Sie war völlig verblüfft und wiederholte mehrmals: »Ich kann einfach nicht glauben, dass ich diesen Mund gemacht habe!«

In einer der folgenden Sitzungen baute sie eine Sandkistenszene mit mehreren großen Tieren und Schlangen auf, die kleinere Tiere angriffen. Sie erklärte mir die Szene und sagte: »Dieses Tier wird das kleinere verschlingen, und diese Schlange wird das andere Tier verschlingen.« Sie fügte noch hinzu, die Tiere kämpften gegeneinander, weil sie sehr wütend aufeinander seien und weil sie ihr Revier zurückzuerobern versuchten. Nachdem sie erneut eine Weile an der Szene gearbeitet hatte, fragte ich sie wieder, ob etwas an ihrer Szene sie an ihr Leben erinnere. Das verneinte sie auch diesmal. Als ich sie darauf hinwies, dass sie das Wort »verschlingen« benutzt hatte, reagierte sie wieder erstaunt und sagte: »Ich kann das einfach nicht glauben!« Allmählich integrierte Ellen einen Teil ihrer Wut, insbesondere ihre Wut auf ihre Eltern. Sie hatte große Angst davor, diesen direkt zu sagen, was ihr zu schaffen machte, doch nachdem sie durch unsere Einzelsitzungen ein gewisses Maß an innerer Stärke entwickelt hatte, war sie bereit, sich auf die weiter oben beschriebene Familiensitzung einzulassen. Diese wurde für Ellen zu einem wichtigen Wendepunkt.

Auch sehr kleine Kinder können lernen, ihre Wut zu lenken:

Ein vierjähriger Junge, Todd, wurde von seinen Eltern zur Therapie gebracht, weil er stark stotterte. Die Eltern waren geschieden und hatten gemeinsam das Sorgerecht für den Jungen. Todd lebte jeweils eine halbe Woche beim Vater und die andere Hälfte der Woche bei der Mutter. Todd spielte mehrere Sitzungen lang mit meinem Puppenhaus, wobei er Geschichten über glückliche, intakte Familien erfand und ständig stotterte. Er bezog mich in das Geschichtenerzählen ein, indem er mich beauftragte, verschiedene Rollen zu spielen. Hin und wieder warf ich vorsichtig eine Bemerkung ein wie: »Ich wette, du wünschst dir, dass deine Familie so zusammenlebt wie diese hier.« Er antwortete darauf: »Ja!« Eines Tages spielte er in der Sandkiste mit Superman- und Batman-Figuren. Ich nahm einen großen Löwen mit scharfen Zähnen aus dem Regal und sagte: »Ich werde mir diesen Superman schnappen.« Daraufhin schrie er und befahl mir stark stotternd: »Tu den Löwen weg! Tu ihn weg!« Das tat ich dann auch, wobei ich murmelte, dass es mir leid tue, ihn geholt zu haben. Einen Moment später forderte Todd mich auf: »Nimm den Löwen.« Also nahm ich ihn wieder aus dem Regal und sagte: »Ich hoffe, dass Superman mich nicht erwischt, bevor ich ihn gepackt habe.« Als ich mich dann Todd näherte, tippte dieser mit Superman leicht auf den Löwen. Ich schrie: »Oh weh! Er hat mich erwischt!«, und ließ den Löwen auf den Boden fallen. Todd sagte, ohne auch nur im geringsten zu stottern: »Mach das noch mal!« Wir wiederholten diese Szene immer wieder, und Todd gab mir jeweils, ohne zu stottern, verschiedene Anweisungen. In einer anderen Sitzung, in der Todd mit Ton spielte, formte ich aus diesem Material Figuren, die Todd und seine Eltern darstellten. Ich erklärte ihm, wer die Figuren waren, und bat ihn, er möge den Jungen aus Ton seinen Eltern etwas sagen lassen, das ihm gefalle, und etwas, das ihm nicht gefalle. Daraufhin sagte er zu seiner Mutter: »Mir gefällt, wenn du mir Geschichten vorliest. Mir gefällt nicht, wenn du mich anschreist.« Und zu seinem Vater sagte er: »Mir gefällt, wenn du mit mir einen Ausflug machst. Mir gefällt nicht, wenn du wieder weggehst.« Auch dabei stotterte Todd nicht. In einer anderen Sitzung beschrieb er einen Traum, den er in der vorangegangenen Nacht gehabt hatte. »Ich schlief in unserem Haus. Mama und Papa waren auch da. Es regnete stark. Sie weckten mich auf und jagten mich aus dem Haus in den Regen. Da kam ein großer Vogel zu mir und flog dann weg. Der Traum hat mir nicht gefallen – er hat mir Angst gemacht.« Wir bauten die ganze Traumszene mit Tonfiguren nach, und Todd spielte darin alle Rollen. Er sagte, ihm gefalle nicht, dass seine Eltern ihn in den Regen hinausgejagt hätten, und er sei darüber wütend. Ich forderte ihn auf, dies zu den Tonfiguren seiner Eltern zu sagen. Dann fragte ich ihn, ob er das Ende des Traums verändern wolle. Er antwortete, er wolle den Vogel töten, und während er dies sagte, hob er eine Faust und zerstörte die Figur. Dann erklärte er mir, er fühle sich auch dann, wenn es gar nicht regne, als würden seine Eltern ihn in den Regen hinausjagen, weil er ständig zwischen ihnen hin- und herreisen müsse. Schließlich sah Todd sich in einer Familiensitzung in der

Lage, seinen Eltern dies alles mitzuteilen. Ich empfahl den Eltern, auch dann zuzulassen, dass Todd ihnen gegenüber seine Gefühle ausdrückte, wenn sie nichts an der Situation verändern wollten. (Die Grundidee des gemeinsamen Sorgerechts Geschiedener ist zweifellos gut, doch sollte man dem betroffenen Kind die Möglichkeit geben, seine Gefühle bezüglich dieser Regelung zum Ausdruck zu bringen, ohne dass es dafür in irgendeiner Weise bestraft wird.) Ich empfahl den Eltern, Todd jeden Abend eine »Wut-Sitzung« zu ermöglichen, in der er sagen konnte, worüber er wütend war, ohne sich danach von ihnen irgendwelche Erklärungen oder Vorträge anhören zu müssen. Todds Stottern nahm daraufhin deutlich ab, und seine Eltern merkten, dass sie, wenn er zu stottern anfing, innehalten und etwas sagen mussten wie: »Ich glaube, du bist wütend, weil Papa auf Geschäftsreise war«. Dadurch zeigten sie, dass sie merkten, was im Gange war, und sie halfen ihm, auszudrücken, was ihm zu schaffen machte.

Es gibt Situationen, in denen Kinder wütend sind und wissen, dass sie ihre Gefühle nicht direkt ausdrücken können. Mein Ziel ist, Kindern Techniken beizubringen, die es ihnen ermöglichen, ihre Gefühle so auszudrücken, dass ihnen dies nicht schadet. Wie bereits erwähnt, muss das Kind zunächst *erkennen*, dass es wütend ist. Außerdem muss es sich seine Wut *eingestehen* – d.h., es muss sie *akzeptieren*. »Ich bin wütend, und es ist für mich okay, dass ich wütend bin.« Danach kann es sich dafür *entscheiden*, seine Wut auszudrücken. Wenn ihm der direkte Ausdruck nicht möglich ist, kann es auch noch viele andere ungefährliche Möglichkeiten nutzen, seine Wutenergie zu neutralisieren. Beispielsweise kann es einem Freund erzählen, dass es wütend ist. Es kann auch etwas über seine Wut aufschreiben. Es kann seine Wut durch Zeichnen, Malen oder Kritzeln zum Ausdruck bringen. Es kann Ton- oder Knetgummiklumpen zusammendrücken oder plattschlagen. Es kann Zeitungen in Streifen reißen, Papier zerknüllen oder zu Konfetti zerkleinern, eine Dose zerdrücken oder danach treten, immer wieder hochspringen, mit den Fäusten auf ein Kissen schlagen, mit einem Tennisschläger auf sein Bett schlagen, um den Block laufen, in ein Kissen brüllen, unter der Dusche schreien oder ein Handtuch so fest wie möglich wringen. Wir stellen Listen von Dingen zusammen, die das Kind in solchen Fällen tun kann, und üben einige dieser Möglichkeiten während unserer Sitzungen. Oft stelle ich Kindern Aufgaben, die sie zu Hause ausprobieren können und über die sie mir später berichten sollen.

Einmal bat ich ein sechzehnjähriges Mädchen, das mit seiner Mutter entsetzliche »Schreiduelle« veranstaltete, jeweils den Anlass der Streitigkeiten zu notieren, weil ich herausfinden wollte, wie oft sie vorkamen. Die Klientin berichtete mir, sie sei nach jedem Streit in ihr Zimmer gelaufen und habe in dem Notizbuch, das ich ihr dafür gegeben hatte, wütend den Grund für die Auseinandersetzung vermerkt. Sie habe festgestellt, dass ihre Wut dabei verflogen sei. Vorher hatte ihre Wut nach solchen Situationen noch stunden-, wenn nicht gar tagelang weitergeköchelt.

Der sechs Jahre alte Kevin retroflektierte seine Wut, indem er buchstäblich an sich selbst zerrte und Dinge zerstörte, die ihm gehörten. Er gab nie zu, dass er wütend war. Kevin lebte in einer Pflegefamilie, und unter seinem retroflektiven Verhalten verbargen sich zahlreiche Emotionen, angefangen bei Trauer und bis hin zur Wut darüber, dass seine Eltern ihn im Stich gelassen hatten. Nachdem Kevin durch unsere Arbeit selbstsicherer geworden war, begannen wir, uns mit einigen seiner Emotionen auseinanderzusetzen. Er hatte sich eine sehr destruktive Art des Umgangs mit seiner Wut angewöhnt: Er richtete sie bei jedem Anlass, der ihn wütend machte, gegen sich selbst. Ich musste Kevin also nicht nur bei der Suche nach seinen tiefer verborgenen Gefühlen helfen, sondern ihm auch beibringen, angemessen mit seiner Wut umzugehen, wenn sie sich im Alltag bemerkbar machte. In solchen Fällen beginnen wir mit der Arbeit an den aktuell offenliegenden Gefühlen, bevor wir uns den tiefer verborgenen zuwenden.

Eines Tages spielten wir mit Ton, und ich forderte Kevin auf, mir von seinen Schulkameraden zu erzählen. Als er daraufhin den Namen eines bestimmten Jungen erwähnte, wurde sein Körper steif, und seine Stimme klang angespannt. Ich fragte ihn sehr vorsichtig, ob dieser Junge ihn manchmal wütend mache. Wie gewöhnlich stritt Kevin generell ab, auf den Jungen auch nur im geringsten wütend zu sein. Dann fragte ich ihn, ob dieser einmal etwas getan habe, das Kevin nicht mochte. Ich habe nämlich herausgefunden, dass der Ausdruck »nicht mögen« auf Kinder wie Kevin wesentlich weniger bedrohlich wirkt als Wörter wie »wütend«. Kevin nickte und sagte, der Junge hänsele ihn manchmal, weil er in einer Pflegefamilie lebe. Ich fragte ihn, was er tue, wenn der Junge ihn hänsele und ihm dies nicht gefalle. Daraufhin ließ Kevin den Kopf hängen und sagte: »Ich weiß nicht.« Im Anschluss daran formte ich einen dicken Tonklumpen und sagte: »Nehmen wir einmal an, der Junge sitzt auf diesem Ton. Was würdest du zu ihm sagen?« Er antwortete: »Ich weiß nicht.« Ich fuhr fort: »Na ja, ich weiß jedenfalls, was *ich* in so einer Situation sagen würde. Ich würde sagen: *›Ich mag es nicht, wenn du meinen Freund Kevin hänselst! Das macht mich ziemlich wütend!‹*« Kevin kicherte, als er dies hörte. Ich fragte ihn, ob er dem Jungen sagen könne, dass er wütend sei. Kevin schüttelte den Kopf. Ich fing an, auf den Ton zu schlagen, und sagte: »Ich würde dich am liebsten verprügeln, weil du Kevin gehänselt hast!«

Kevin lachte laut. (Er lächelte sehr wenig und lachte noch seltener.) Ich forderte ihn auf, es selbst einmal auszuprobieren. Er fing an, vorsichtig auf den Tonklumpen einzuschlagen. Ich versicherte ihm, er brauche das in der Realität niemals zu tun. Dies sei nur Ton, und der Junge werde ganz sicher nichts davon erfahren. Schließlich schlug ich Kevin vor, es mit mir zusammen auszuprobieren. Wir fingen also beide an, auf den Ton einzuschlagen, wobei Kevin eine Zeitlang lachte und kicherte. Schon bald redeten wir mit unserem imaginären Feind. Ich erklärte Kevin, wenn er auf jemanden wütend sei, könne er auf ein Kissen schlagen. Seine Pflegemutter berichtete später, dass er dies ziemlich lange jeden Tag nach der Schule getan hätte und dass er sich seither nicht mehr selbst verletze und er auch keine Dinge mehr zerstöre.

Die ersten sechs Lebensjahre waren für Kevin sehr hart gewesen. Seine Eltern hatten ihn zunächst körperlich misshandelt und ihn später im Stich gelassen, und all dies hatte ihn zutiefst verstört. Bei ihm deutete vieles darauf hin, dass er nicht mehr leben wollte, dass er das Gefühl hatte, er habe kein Anrecht darauf zu existieren. Der Teil von ihm, der sein Überleben zu sichern versuchte, empfand eine tiefe, unbändige

Wut, die ihn stark ängstigte. Ich hoffte, ihm im Rahmen unserer Arbeit einige Werkzeuge mit auf den Weg geben zu können, die er brauchte, um mit den Gefühlen, die ihn ängstigten – was schon beim geringsten Anflug von Wut der Fall war –, fertig zu werden. Als wir anfingen, seine Aggression auf ungefährliche Weisen nach außen zu lenken, wurde sein Selbstempfinden allmählich stärker. Er arbeitete in jeder Sitzung am Umgang mit Wut und Ärger im Alltagsleben. Er brachte auf viele verschiedene Weisen Wut zum Ausdruck: mit Hilfe von Puppen, Ton, Geschichtenerzählen und Sandkistenszenen. Während er seine Wut projizierte und später integrierte, fühlte er sich von mir unterstützt. Ich bestätigte den Wert seiner *Gefühle*. Jede seiner neu formulierten Selbstaussagen stärkte sein Selbstempfinden. Schon bald konnte er meine Empfehlung aufgreifen, die erlittenen körperlichen Misshandlungen mit Hilfe von Puppen auszuagieren und in Sandszenen sein Gefühl der Einsamkeit und Verlassenheit darzustellen. Auch viele andere mit diesen Episoden zusammenhängende Gefühle tauchten in sehr aufgesplitterter Form auf: Empfindungen der Trauer, der Einsamkeit und insbesondere der Wertlosigkeit. Kinder, die misshandelt und verlassen worden sind, glauben meist, was sie erlebt hätten, sei ihre Schuld – sie seien schlecht und wertlos. Kevin verfügte schon bald über genug Stärke, um effektiv mit negativen Gefühlen, die ihn selbst betrafen, umgehen zu können, und es gelang ihm, sich stärker zu akzeptieren und sich selbst liebevolle und nährende Zuwendung zu geben.

Der dosierte Ausdruck von Gefühlen ist ein wichtiger Aspekt der therapeutischen Arbeit mit Kindern. Beginnt ein Kind mit einer Therapie, ist sein Widerstand sein einziger Verbündeter, seine einzige Möglichkeit, sich zu schützen. Sobald das Kind ein gewisses Vertrauen zu mir entwickelt und zu spüren beginnt, dass seine Standfestigkeit sich bessert, entscheidet es sich möglicherweise dafür, sich zu öffnen, etwas zu riskieren und ein wenig Verletzlichkeit zuzulassen. Widerstand kommt im Laufe einer Therapie immer wieder auf. Das Kind öffnet sich ein wenig und verschließt sich dann wieder. Jedes erneute Sich-Verschließen ist ein Zeichen für Fortschritt, denn das Kind sagt damit: »Das ist im Moment genug für mich. Mit dem Rest werde ich mich später beschäftigen.« Und der Rest kommt *tatsächlich* später an die Reihe, Stück für Stück.

Der neunjährige Billy hatte seine Wut durch Deflektion bewältigt. Seine Lehrer hatten ihn wegen seines rebellischen Verhaltens zu mir geschickt. Billy hatte andere Kinder auf dem Spielplatz geschlagen und getreten und mit ihnen gekämpft und außerdem im Unterricht gestört. Weil Billys Vater bei der Marine war, zog seine Familie oft um, und Billy hatte nie ein ganzes Schuljahr in einer einzigen Schule verbracht. Schon in der ersten Sitzung mit den Eltern wurde klar, dass die ganze Familie Schwierigkeiten hatte. Billys Mutter war offensichtlich depressiv. Sein Vater hingegen leugnete, dass es irgendwelche Probleme gebe. Eine jüngere Schwester, die an der Sitzung nicht teilnahm, litt, wie sich später herausstellte, unter Ekzemen, Asthma und chronischem Bettnässen. Weil Billy die meiste Aufmerksamkeit auf sich lenkte, war er als »schwarzes Schaf« zur Therapie geschickt worden. Die Eltern weigerten sich, an irgendeiner Form von Eltern- oder Familientherapie teilzunehmen; sie waren der Meinung, es reiche, wenn ich Billy »reparierte«.

Ich sperre mich nicht grundsätzlich dagegen, nur mit einem Kind zu arbeiten, obwohl für mich eigentlich klar ist, dass die ganze Familie eine therapeutische Behandlung braucht. Billy hatte schon ein System von ihn selbst betreffenden Überzeugungen und eine selbstschädigende Lebensweise entwickelt. Wenn seine Eltern bereit waren, ihn zur Therapie zu mir zu bringen, war ich bereit, ihm zu helfen, so stark wie möglich zu werden.

In unserer ersten Sitzung kauerte Billy sich in eine Ecke der Couch, während seine Eltern über die vielen Probleme, die sie mit ihm hatten, berichteten. Für mich ist es grundsätzlich wichtig, dass das Kind an solch einer ersten Sitzung mit den Eltern teilnimmt, damit es hört, was seine Eltern mir zu sagen haben. Ich möchte, dass es alles weiß, was ich weiß. In dieser Situation stelle ich einen ersten Kontakt zu ihm her, und ich mache deutlich, dass ich zwar seinen Eltern zuhöre, seine Sicht der Situation mir aber genauso wichtig ist und ich sie ebenso respektiere wie die der Eltern. Außerdem kann ich mit Hilfe dieser Situation die Einstellung des Kindes zum aktuellen Geschehen verändern, denn wahrscheinlich ist es nicht aus eigenem Antrieb zur Therapie gekommen. Ich versuche, es dazu zu bringen, sich selbst für die Therapie zu entscheiden und selbst die Verantwortung für seine Teilnahme zu übernehmen. Während der Schilderung der Eltern nahm ich oft Blickkontakt zu Billy auf und fragte ihn immer wieder, ob er mit dem, was sie sagten, einverstanden sei. Er zuckte dann die Achseln und antwortete: »Ich weiß nicht.« Wenn ich anschließend wieder mit den Eltern redete, lächelte ich ihm zu. Am Ende der Sitzung verbrachte ich fünf Minuten mit Billy allein, in denen ich ihm ein wenig erklärte, wie ich mit Kindern arbeite, und in denen ich ihm meinen Arbeitsraum zeigte. Er erklärte sich bereit, noch einige Male zu mir zu kommen.

Zu unserer nächsten Sitzung erschien das rebellische Kind sehr ruhig, es sagte kein Wort, sein Körper wirkte sehr eingeengt, sein Gesicht verschlossen. Als ich sah, dass Billy die Farben anschaute, die zufällig auf dem Tisch lagen, fragte ich ihn, ob er gern ein Bild malen wolle, egal, was es sei. Sein Gesicht hellte sich auf, und er fing an, mit großer Hingabe zu malen. Als das Bild fertig war, erklärte er mir, seine Klasse in der Schule beschäftige sich gerade mit Vulkanen; deshalb habe er einen Vulkan gemalt. Er sagte: »Das hier ist kein aktiver, sondern ein schlafender Vulkan. Seine heiße Lava ist noch nicht ausgebrochen, aber das kann passieren. Das hier ist der Rauch, der aus dem Vulkan kommt, weil er hin und wieder Dampf ablassen muss.« An diesen Worten merkte ich, dass er in der Klasse gewesen sein musste, als dort über Vulkane unterrichtet worden war (obwohl der psychologische Berater der Schule behauptet hatte, Billy habe aufgrund seiner Verhaltensprobleme während des Unterrichts nie in der Klasse bleiben können). Ich bat Billy, aufzustehen und sich vorzustellen, er sei der Vulkan, und mir dann von sich zu erzählen. Als er mich etwas verblüfft anschaute, sagte ich: »Tue so, als wäre der Vulkan wie eine Puppe, und du wärest seine Stimme. Fang an mit: ›Ich bin ein Vulkan‹.« Also sagte Billy: »Ich bin ein Vulkan.« Auf meine Fragen hin fügte er hinzu: »Ich habe viel Lava in mir. Ich bin zwar noch nicht ausgebrochen, aber das wird irgendwann passieren. Aus mir kommt grauer Qualm, damit ich Dampf ablassen kann.« Daraufhin fragte ich ihn: »Wenn du wirklich der Vulkan wärest, wenn dein Körper der Vulkan wäre, wo wäre dann die Lava?« Sehr nachdenklich legte Billy eine Hand auf seinen Bauch und antwortete: »Hier.« Ich fragte ihn leise: »Billy, was könnte bei dir, einem Jungen, die Lava sein?« Er dachte einige Augenblicke nach, schaute mich mit weit geöffneten Augen an und flüsterte: »Wut!« Daraufhin schlug ich ihm vor, ein Bild von seiner Wut zu malen; er sollte dies nur mit Farben, Linien und Formen darzustellen versuchen. Er malte einen großen, dicken roten Kreis, in dem sich verschiedene Farben befanden. Als sein Bild fertig war, schrieb ich die Beschreibung des Wutkreises auf, die er mir diktierte, sowie alles, was ihn wütend machte. »Das ist Billys Wut in seinem Bauch. Sie ist gelb, rot, grau, schwarz und orange. Ich werde wütend, wenn meine Schwester in meinem Zimmer alles durcheinanderbringt und wenn ich mich streite und wenn ich von meinem Fahrrad falle.« Mehr fiel Billy nicht ein. Er hatte sich so weit geöffnet, wie er es in dieser Sitzung konnte und wollte; danach verbarg er sich hinter seiner Schutzmauer.

In der besagten Sitzung konnte Billy seine Wut nur in Form von Malen ausdrücken, und er gab nur sehr oberflächliche Gründe für die Wut zu. In den folgenden Sitzungen gelang es ihm, einen immer größeren Teil seiner Wut durch Arbeit mit Ton, mit der Sandkiste, mit Puppen sowie durch Zeichnungen zum Ausdruck zu bringen. Und indem er die Wut artikulierte, förderte er auch andere Gefühle zutage: Trauer darüber, dass er bei jedem Umzug seiner Familie Freunde verloren hatte; Angst davor, neue Freundschaften zu schließen, weil er wusste, dass er wieder umziehen würde; Gefühle der Verzweiflung und Einsamkeit, Gefühle der Hilflosigkeit und Selbstvorwürfe wegen der Depression seiner Mutter und Wut darüber, dass sein Vater die Familie so oft allein ließ.

In einer Sitzung stellte Billy in der Sandkiste Tiere in einem Kreis auf. Dann tauchte plötzlich ein Löwe auf und griff völlig überraschend die anderen Tiere an. Ich sagte: »Wenn du eines von diesen Tieren sein solltest, welches wolltest du dann sein?« Er antwortete: »Ich bin der Löwe.« Ich fragte weiter: »Was an dem Löwen erinnert dich an dich selbst?« – »Weiß ich nicht.« – »Hast du manchmal Lust, jemanden so anzugreifen, wie der Löwe es getan hat?« Billy antwortete: »Jaaah!« – »Wen würdest du angreifen?« – »In der Schule gibt es Kinder, die ärgern mich.« – »Und was machst du, wenn du auf deinen Vater wütend wirst?« Billy schreckte sichtlich verängstigt zurück. »Ich *werde* auf ihn nicht wütend. Sonst haut er mich!« Ich fragte weiter: »Und wie ist es mit deiner Mutter?« Er antwortete: »Manchmal brüllt sie mich an, und ich brülle zurück. Aber das sagt sie dann meinem Vater.« Billys Dilemma war offensichtlich. In unserer nächsten Sitzung erklärte ich ihm, dass man Wut ausdrücken muss, und wir experimentierten mit einigen Möglichkeiten, dies zu tun. Es gefiel ihm, alte Zeitungen zu zerreißen, und ich muss zugeben, dass auch ich viel Freude daran hatte. Nachdem Billy etwa vier Monate lang zu unseren Sitzungen gekommen war, rief ich in seiner Schule an, um herauszufinden, wie es ihm dort inzwischen ergangen war. Seine Lehrerin berichtete, in den letzten beiden Monaten habe sie keinerlei Probleme mit ihm gehabt, und sie glaube nun, er habe vorher nur eine schwierige Phase durchlebt.

Manchmal kann ich mit den Lehrern eines Kindes eng zusammenarbeiten, aber leider nicht oft. Viele Lehrer haben nicht genug Zeit für eine solche Zusammenarbeit oder sind nicht bereit dazu. Wenn es mir gelingt, alle Personen, die für ein Kind wichtig sind, in die therapeutische Arbeit einzubeziehen, ist diese weniger mühsam.

Phase III

In der dritten Phase der Arbeit an der Wut geht es darum, den Kindern zu helfen, ihre verborgene und blockierte Wut, die durch früher oder auch noch aktuell erlebte Traumata entstanden ist, in der Sicherheit der therapeutischen Situation zu enthüllen und auszudrücken. Solche Wut kann so tief verborgen sein, dass das Kind von ihrer Existenz nichts ahnt. Trotzdem zeigt das Symptomverhalten des Kindes zuverlässig, dass sich solche Gefühle negativ auf seine Funktionsfähigkeit auswirken. Wutempfindungen dieser Art treten gewöhnlich nach und nach in kleinen »Portionen« zutage; eine Katharsis, wie sie bei Erwachsenen auftreten kann, ist bei Kindern eher selten. Die Vehemenz der auftauchenden Gefühle wirkt auf Kinder beängstigend.

Manchmal weiß ich aufgrund der Informationen, die ich von den Eltern erhalten habe, dass ein Trauma vorliegen muss. In anderen Fällen zeigen mir die Zeichnungen des Kindes und andere Resultate seiner projektiven Arbeit, das zur Zeit etwas im Gange ist oder dass in der Vergangenheit etwas geschehen ist, das dieses Kind in Angst und Schrecken versetzt oder versetzt hat. Mir ist durchaus klar, dass ich die Projektionen falsch deuten kann; dennoch zeigt das präsentierte Material, dass das Kind Hilfe benötigt, um *etwas* – was es auch sein mag – zutage zu fördern. Wenn ein Kind von Alpträumen oder Nachtangst geplagt wird, stark phobisch ist, Tiere quält oder in meinem Behandlungsraum Tonfiguren heimtückisch mit einem Messer angreift – so wie einer meiner Klienten im Kindesalter es immer wieder getan hat – oder wenn in seinen Zeichnungen, Sandkistenszenen und Geschichten zahllose entsetzliche Symbole vorkommen, muss ich mich mit diesen Erscheinungen auseinandersetzen. Höchstwahrscheinlich hat dieses Kind ein Trauma erlebt, das so tief verschüttet ist, dass es sich nicht mehr daran erinnern kann. Kinder spalten traumatische Erlebnisse oft ab, um mit ihnen fertig zu werden. Sie erinnern sich dann nicht mehr daran, dass sie die betreffende Situation tatsächlich erlebt haben. Doch der Organismus, der stets bemüht ist, eine Integration zu erreichen, versucht sich der verschütteten Gefühle zu entledigen. Darauf arbeitet er unablässig hin. Erhält das Kind dann im Rahmen einer Therapiesitzung Gelegenheit zu szenischem und zeichnerischem Ausdruck, tauchen die Projektionen wieder auf.

Wenn ich mit solchen Kindern arbeite, versuche ich ihnen zu helfen, die Wut, die sie auf Monster und beängstigende Symbole projizieren, auszudrücken. Mir geht es darum, dass sie diese Gefühle als ihnen eigen erkennen, damit sie ihre Energie und Macht wieder spüren. Manchmal ist es für Kinder zu schwierig, sich an traumatische Erlebnisse zu erinnern, insbesondere wenn diese in einer Lebensphase vor dem Spracherwerb stattgefunden haben. Aber die Wut brodelt trotzdem im Inneren der Betreffenden, und ich muss ihnen helfen, diese als ihr eigenes Gefühl zu erkennen und sie auszudrücken, selbst wenn sich nicht eindeutig identifizieren lässt, wie sie entstanden ist.

Ein Beispiel für dieses Phänomen gibt ein Kind, das vor ein paar Jahren bei mir in Behandlung war. Einige seiner Verhaltensweisen ließen mich ein schweres traumatisches Erlebnis vermuten. Doch eine gründlichere Untersuchung seiner Lebensgeschichte ergab keine Hinweise darauf, dass es jemals ein Trauma erlebt hatte. Das Mädchen war nie in einem Krankenhaus gewesen, war nie umgezogen, kein Mitglied seiner engeren Familie war gestorben, und seine Eltern verhielten sich liebevoll und kümmerten sich um seine Sorgen. Allem Anschein nach war das Familiensystem ausgesprochen intakt. Trotzdem war das Kind stark phobisch und litt unter schrecklichen Alpträumen. Erst fünf Jahre später erfuhr ich, dass dieses Mädchen eine Vorschule besucht hatte, in der die Kinder angeblich in einer bestimmten Zeitspanne sexuell belästigt worden waren. Noch fünf Jahre später, im Alter von zwölf Jahren, stritt das Kind ab, jemals etwas derartiges erlebt zu haben. Unsere Therapiesitzungen hatten stattgefunden, als die Klientin sieben Jahre alt gewesen war. Sie hatte damals Bilder von Teufeln und Monstern gezeichnet, mehrmals mit einem Buttermesser auf Ton eingestochen und hatte vom Matschen, Mengen und generell vom Genießen der Konsistenz von sehr nassem Sand und Wasser gar nicht genug bekommen können, wobei sie das Wasser mit ungeheurer Kraft gegossen hatte. Die Klientin hatte sich in unseren Sitzungen drei Monate lang einmal wöchentlich solchen Aktivitäten gewidmet. Danach waren alle ihre Symptome verschwunden, und sie ist seither eine sehr glückliche, ausgeglichene junge Dame. Sie hat nie über eine sexuelle Belästigung gesprochen und hat auch nie tief verborgene Wut zum Ausdruck gebracht. Aufgrund des Geschehens in unseren Sitzungen konnte ich nur annehmen, dass sie mit Hilfe der beschriebenen Aktivitäten eine Art Katharsis durchlebt hatte und dass die Ursache ihrer intensiven Aktivität so tief verschüttet war, dass es ihr nicht möglich war, sie sich bewusstzumachen. Vielleicht würde die tatsächliche Ursache der Probleme zu einem späteren Zeitpunkt ihrer Entwicklung ans Licht kommen.

Ein anderes Beispiel dieser Art ist das eines Jungen, der von seinem Vater schwer misshandelt worden war, sich aber an diese Misshandlungen nicht erinnern konnte. Bei ihm deuteten zahlreiche Symptome auf eine Unterbrechung der normalen organischen Entwicklung hin. Auch er benutzte in unseren Sitzungen sehr intensiv nassen Sand und schien nie genug davon bekommen zu können. Er goss Wasser in die

Sandkiste, bis ich ihn bitten musste, damit aufzuhören, damit das Wasser nicht auf den Boden liefe. Seine Geschichten, Zeichnungen und Sandkistenszenen wiesen zahlreiche Symbole für sehr starke Konflikte und Wutempfindungen auf. Seine Alpträume und auch die übrigen Symptome verschwanden nach etwa drei bis vier Monaten. Allerdings setzten wir unsere Arbeit auch danach fort, weil er in den Sitzungen weiterhin sehr viel zum Ausdruck brachte. Mittlerweile war er in der Lage, seine Wut direkt und auf angemessene Weise auszudrücken, und es ging ihm in der Schule, im Kontakt mit seinen Freunden und zu Hause gut. Er war entspannt, glücklich und voller Energie. Trotzdem produzierte er einen breiten Strom stark symbolischer Formen des Gefühlsausdrucks. Es war ihm völlig unmöglich, etwas zu seinem Trauma zu sagen. Glücklicherweise waren seine Eltern bereit, ihn weiter zu den Sitzungen zu bringen, denn ihnen war klar, dass die Fortsetzung unserer Arbeit wichtig für ihn war. Als die Sitzungen dann allmählich eher einem gemeinsamen Zeitvertreib zu ähneln begannen, wusste ich, dass es an der Zeit war, unsere Arbeit zum Abschluss zu bringen. Vielleicht wird dieser Junge später einmal an tieferen Schichten seiner Erlebnisse arbeiten können.

Manchmal gelingt es einem Kind, sich zuvor blockierte Wut wieder zu eigen zu machen und sie auszudrücken, so dass schnell eine gesunde Integration eintritt:

Susan, ein elfjähriges Mädchen, war von einem Einbrecher verprügelt worden, der durch eine nicht verschlossene Tür in das Haus ihrer Eltern eingedrungen war. Als der Mann in ihr Zimmer stolperte, war Susan aufgewacht und hatte geschrieen. Der Eindringling hatte sie durch Schläge zum Schweigen gebracht. In der Therapie vermochte Susan keinerlei Wut zu empfinden. Mit Hilfe verschiedener Ausdruckstechniken gelang es ihr, Angst und Entsetzen ausdrücken, doch an ihre Wut kam sie nicht heran. Mir war klar, dass sie so lange ein verängstigtes Opfer und somit im Bann ihres Erlebnisses bleiben würde, bis sie in der Lage wäre, ihre Wut auszudrücken. Vor dem Überfall hatte Susan nach Auskunft ihrer Mutter ihre Wut immer offen und direkt zum Ausdruck bringen können. Nachdem wir schon drei Monate lang einmal wöchentlich zusammengekommen waren, beschäftigten wir uns in einer Sitzung mit Ton. Ich sagte: »Stell dir vor, du bist wütend auf den Ton und schlägst ihn.« Sie schnitt eine Grimasse, erklärte sich aber bereit, es zu tun. Ich fuhr fort: »*Wenn* du auf jemanden wütend wärest, wer wäre das dann?« Sie antwortete: »Ich denke, auf diesen Kerl *[den Einbrecher]*.« – »Dann stelle dir jetzt vor, du würdest den Einbrecher schlagen.« Susan schlug etwas teilnahmslos auf den Ton ein. »Was würdest du zu ihm sagen, wenn du mit ihm reden könntest?« – »Ich würde wohl sagen: ›Du hast etwas Schreckliches getan. Du bist ein böser Mensch‹, oder so ähnlich.« Als ich Susan aufforderte, diese Worte zu wiederholen, wurden ihre Schläge auf den Ton wesentlich intensiver. Dann ließ sie den Tonklumpen plötzlich fallen und schaute mich völlig entsetzt an. »Was ist los, Susan?«, fragte ich sie leise. Sie flüsterte: »Ich bin gar nicht wütend auf ihn, sondern auf meine Muter, weil sie an dem Abend damals die Tür nicht abgeschlossen hat und weil sie mich nicht hat schreien hören.« Obwohl Susans Mutter ihre Tochter immer wieder gefragt hatte, ob sie wütend auf sie sei, hatte Susan dies stets abgestritten, wahrscheinlich weil sie ihre Mutter, die wegen der Sache ohnehin schon bekümmert war, nicht noch zusätzlich belasten wollte. Ich bestand darauf, dass sie ihrer Mutter ihre Wut auf sie mitteilen sollte, und erklärte ihr, wenn sie dies nicht tue, werde zwischen ihnen beiden in Zukunft immer eine Mauer bestehen. Erst nachdem Susan ihre Wut der Mutter gegenüber ausgedrückt hatte, war sie in der Lage, aus ganzem Herzen ihre Wut auf den Täter zu artikulieren und so ihr Selbstempfinden und ihre Macht wiederzuerlangen.

Durch Arbeit mit Ton kann man Kindern sehr gut helfen, zu verschütteter Wut in Kontakt zu treten, sie auszudrücken und sie durchzuarbeiten. Weil solche schlafenden Gefühle wie schwere Gesteinsbrocken im Inneren eines Kind lasten, ist zu deren Überwindung gewöhnlich Hilfe erforderlich. Ich kann gar nicht nachdrücklich genug darauf hinweisen, dass solche verborgenen Gefühle nur selten in Form eines einzigen kathartischen Erlebnisses zum Ausdruck kommen, sondern sich meist nach und nach in »kleinen Portionen« zeigen. Kinder sind nicht selbstsicher genug, um mit einem zu großen »Brocken« davon fertig zu werden. Gefühle wie Wut sind schon an und für sich furchteinflößend. Weil sie so beängstigend wirken, muss ich Kindern oft einen kleinen Schubs geben, so wie ich es bei Susan getan habe, und gleichzeitig muss ich mich auf eine nicht bedrohlich wirkende Weise auf das Problem konzentrieren.

Ein weiteres Beispiel für diese Problematik gibt ein elfjähriges Mädchen, das von seinem Stiefvater misshandelt und missbraucht worden war. Auch diesem Kind fiel es schwer, seine Wut auszudrücken – und zwar nicht nur seine Wut auf den Täter, sondern auch ganz generell. Eines Tages forderte ich diese Klientin auf, ihren Stiefvater als Tonfigur darzustellen. Sie arbeitete lange nur an seinem Kopf. Schließlich bat ich sie, ihre Arbeit zum Abschluss zu bringen und mit dem Kopf aus Ton zu reden. Sie wirkte sehr erregt und aufgebracht, obwohl ich betonte, dass der Kopf doch nur aus Ton sei und ihr Stiefvater nie erfahren würde, was sie tat. Ich fragte sie, ob sie mit dem Kopf reden könne. Ich selbst sagte an den Kopf gewandt: »Mir gefällt nicht, was du mit meiner Freundin getan hast. Darüber bin ich sehr wütend.« Als sie das hörte, lachte sie, fühlte sich aber immer noch nicht in der Lage, etwas zu dem Kopf zu sagen. Dann nahm ich einen Gummischlegel und forderte sie auf, auf den Ton zu schlagen, wobei ich sie nochmals darauf hinwies, dass es doch nur Ton sei und dass ihr Stiefvater von der ganzen Aktion nie etwas erfahren werde. Sie bat mich, es für sie zu tun, doch ich weigerte mich mit der Begründung, dies müsse sie selbst erledigen. Sie reagierte entsetzt, nahm den Schlegel aber trotzdem und schlug damit ein paarmal auf den Ton. »Später bekommst du noch mehr ab«, sagte sie zu ihm. In den darauffolgenden Sitzungen gelang es ihr allmählich, ihre Wut auf den Täter direkter, offener und mit mehr Energie zum Ausdruck zu bringen. Dabei verwandelten sich ihr Auftreten und ihre Haltung. Sie war plötzlich kein furchtsames, gehemmtes Kind mehr, sondern eine starke, glückliche, offenherzige und selbstsichere junge Dame.

Ein achtjähriger Junge, der bei mir in Behandlung war, versuchte mit seiner Wut durch Deflektion fertig zu werden. Er hackte im Garten Blumen ab, quälte die Katze und entwickelte andere destruktive Verhaltensweisen. In einer Sitzung, in der wir mit Ton arbeiteten, modellierte er viele winzige Tonfiguren, die er alle »Mr. Perfect« nannte und in ein Raumschiff aus Ton setzte. Auf dieses Raumschiff samt Passagieren schlug er so kräftig wie möglich ein. Dies wiederholte er in zahlreichen Sitzungen, und auf diese Weise gelang es ihm, seine Wut zu reintegrieren. Sein Vater, der nach Angaben der Mutter von seinem Sohn erwartete, dass dieser stets in jeder Hinsicht »perfekt« sei, war nicht bereit, an einer Sitzung teilzunehmen. Ich fragte Tommy, ob jemand, den er kenne, von ihm fordere, dass er perfekt sei. Ihm fiel niemand ein. Dann fragte ich ihn, ob vielleicht sein Vater manchmal Perfektion von ihm erwarte. Daraufhin zuckte er die Achseln. Ich sagte: »Wenn *mein* Vater wollte, dass ich perfekt bin, würde mich das wütend machen.« Er antwortete: »Das kann man wohl sagen! Ich weiß genau, wovon Sie reden!« Danach erkannte er in allen seinen Mr. Perfect-Figuren seinen Vater, wenn er sie in ihrem Raumschiff vernichtete. Da sein Vater sich weiterhin weigerte, an einer Therapiesitzung teilzunehmen, bestand ich darauf, mit ihm ein Telefongespräch zu führen, und ich forderte ihn auf, eine Woche lang jede Kritik an seinem Sohn zu unterlassen. Zunächst leugnete er, seinen Sohn jemals zu kritisieren, doch nachdem ich ihm geduldig erklärt hatte, was ein Kind als Kritik verstehen könne, weinte er. Er selbst war als Kind stark kritisiert worden. Natürlich erzielte ich nach dem Telefongespräch große Fortschritte.

Wenn bei einem Kind die Wut entfesselt worden ist, äußern seine Eltern manchmal Besorgnis, weil sie fürchten, ich würde den Kindern beibringen, wütend oder sogar gewalttätig zu sein, indem ich sie ermutigte, auf Kissen zu schlagen, auf Ton einzudreschen und dergleichen mehr. Es ist grundsätzlich wichtig, die Eltern von jungen Klienten über die Bedeutung der Wut zu informieren, über den Schaden, den sie anrichten kann, wenn sie nicht ausgedrückt wird, und über die Notwendigkeit, Kindern zu helfen, über ihre Wut hinwegzukommen.

Kurz nach der Veröffentlichung meines ersten Buches wurde ich in Los Angeles für eine Nachrichtensendung über meine Arbeit interviewt. Das

Aufnahmeteam kam in meine Praxis und dokumentierte eine normale Therapiesitzung mit einem Kind (natürlich waren die Eltern des Kindes mit dieser Aufzeichnung einverstanden). John, ein elfjähriger Junge, sagte, er sei sehr unglücklich, weil er weder in der Schule noch zu Hause jemanden habe, mit dem er spielen könne. Seine Grundhaltung dem Leben gegenüber war die der Retroflektion. Er ging mit gekrümmten Schultern und starrem Körper umher und war meist traurig und weinerlich. Ich forderte John auf, ein Bild zu zeichnen, das ausdrückte, wie er sich fühlte, weil er keine Spielkameraden hatte. Er zeichnete daraufhin zwei Bilder, die ausschließlich aus grauen und blauen Linien bestanden. Er sagte: »So fühle ich mich in der Schule – schlecht. Und so fühle ich mich zu Hause – schlecht.« Ich fragte ihn: »Wie ist es für dich, wenn du dich in der Schule und zu Hause schlecht fühlst, dich also im Grunde ständig schlecht fühlst?« John antwortete mit gesenktem Kopf und gebeugten Schultern: »Schlecht.« Auf meine Bitte hin zeichnete er noch ein Bild aus breiten Linien und mit trüben Farben. Wir breiteten die Bilder aus und schauten sie uns an. Dann sagte ich: »John, wenn du dir diese Bilder anschaust und siehst, wie du dich ständig fühlst, was denkst du dann darüber? Wie ist es, wenn du dich in der Schule und zu Hause schlecht fühlst, einfach überall schlecht? Gefällt dir das?« John antwortete: »Nein, überhaupt nicht.« Ich fuhr fort: »Dann zeichne jetzt ein Bild, das ausdrückt, dass dir das überhaupt nicht gefällt.« John zeichnete zunächst etwas lethargisch, doch allmählich fesselte ihn die Aktivität immer stärker. Er zeichnete dunkle schwarze und rote Wirbel, einen Revolver, aus dem Kugeln hervorschossen, ein Messer, von dem Blut rann, und ein paar Boxhandschuhe. Das Aufnahmeteam filmte den gesamten Vorgang. Als er seine Zeichnung fertig hatte, forderte ich ihn auf, etwas darüber zu sagen. John stand auf und schrie: »Ich bin so wütend, dass ich jeden hier erdolchen könnte! Ich bin so wütend, dass ich am liebsten alle über den Haufen schießen würde! Ich bin so wütend, dass ich jemanden verprügeln möchte!« Während er schrie, übersäte er sein Zeichenblatt mit dicken schwarzen Kritzeleien. Ich verfolgte seinen offenen und panischen Ausdruck gewalttätiger Wut und fragte mich, was ich als Nächstes tun sollte. Dann schaute ich John an und merkte, dass er sich hinsetzte und tief durchatmete; sein Gesicht war stark gerötet, er lächelte, hielt Kopf und Schultern aufrecht und wirkte glücklich und entspannt. Ich fragte: »Wie fühlst du dich, John?« Er antwortete: »Gut! So etwas zu tun gefällt mir!« Ich bat ihn, auf einem Bild darzustellen, wie er sich in diesem Moment fühlte; er zeichnete ein wunderschönes Bild in Rosa und Gelb, einen Regenbogen und eine gleißend helle Sonne. Dann sagte er: »Ich fühle mich jetzt wirklich sehr gut, nicht mehr so wie vorher. Wieso fühle ich mich nach dem Zeichnen dieser Bilder gut?« Kinder stellen häufiger solche Fragen, wenn ich ihr Gewahrsein auf ihre Gefühle lenke. John war über seine miese Situation wütend gewesen, doch er hatte diese Wut retroflektiert – so ging er mit den meisten Problemen um. Deshalb hatte er sich schlecht und verletzt gefühlt. Er war lethargisch und energielos gewesen. Nachdem er die Möglichkeit erhalten hatte, einen Teil seiner Wut auszudrücken, fühlte er sich nicht mehr schlecht, sondern gut. Er hatte wieder Energie und war ruhig und friedlich. Nun konnten wir uns der Frage zuwenden, wie er Freunde finden könnte. Übrigens sagte der Journalist nach Abschluss der Aufnahmen: »Wenn ich das nicht mit eigenen Augen gesehen hätte, würde ich es nicht für möglich halten!«

Ich habe im Laufe dieses Kapitels die Arbeit an Wut mit Kindern und Jugendlichen aller Altersstufen sowie mit Familien beschrieben. Im Grunde verläuft die Arbeit mit Kindern verschiedener Altersstufen an ihrer Wut stets ähnlich. Sehr kleine Kinder arbeiten stärker auf einer symbolischen Ebene als ältere, deren kognitive Entwicklung weiter fortgeschritten und deren Sprachfähigkeit ausgereifter ist. Andererseits sind kleine Kinder sehr pragmatisch, und sie verstehen wesentlich mehr (und können auch darüber kommunizieren), als den meisten Menschen klar ist. Auch wenn sie ihre Wut mit Hilfe von Monstern und zornig aussehenden Tieren zum Ausdruck bringen, ist ihr Gefühlsausdruck konkret und unkompliziert. Eltern kleinerer Kinder sollte man unbedingt erklären, was die aufeinander folgenden Entwicklungsphasen ihrer Kinder beinhalten, und man sollte ihnen die Kunst, mit kleinen Kindern zu kommunizieren, beibringen.

Weil sich die meisten Kinder – und insbesondere die jüngeren – klein und machtlos fühlen, verlegen sie sich oft aus Frustration darauf, Machtkämpfe auszutragen. Ein Wutanfall ist nicht immer ein Ausdruck von echter Wut, sondern kann auch auf ein Gefühl der Machtlosigkeit hinweisen. Wenn Kinder das Gefühl haben, in ihrem Leben ein gewisses Maß an Einfluss und Macht ausüben und damit Grenzen setzen und so ihre eigene Sicherheit verbessern zu können, werden sie ruhiger und umgänglicher. Manchmal bringen kleine Kinder ganze Therapiesitzungen damit zu, mir zu sagen, was ich tun soll, was sie sichtlich genießen. Ich empfehle Eltern oft, ihren Kindern dies auch zu Hause zu ermöglichen und eine bestimmte Zeit dafür festzulegen.

Jugendliche ähneln in ihrem Streben nach Eigenständigkeit und Macht kleinen Kindern. Sie kämpfen ebenso intensiv wie kleine Kinder um ihre Eigenständigkeit. Wenn es ihnen gelingt, ihre Vorlieben und Abneigungen sowie ihre Wünsche und Bedürfnisse selbstsicher und direkt zum Ausdruck zu bringen, und wenn ihre Wut akzeptiert wird, erleichtert ihnen dies, an ihrer Individuation zu arbeiten. Ihren Eltern muss man den Kampf um die Eigenständigkeit erklären. Meine Erfahrung ist, dass die meisten Jugendlichen sehr weise sind. Sie schätzen, dass ich ihnen den therapeutischen Prozess erkläre, und sie sind bereit, sich an unserer gemeinsamen Arbeit zu beteiligen und sich auf sie einzulassen. Es macht ihnen Freude, die vielen projektiven Techniken zu benutzen, um verschüttete Gefühle zutage zu fördern. Über die Arbeit mit Jugendlichen werden Sie im nächsten Kapitel mehr erfahren.

In Familiensitzungen benutze ich projektive Techniken oft, um mir ein Bild von der Dynamik der Familie zu machen und um den Familienmitgliedern zu helfen, einander ihre Gefühle mitzuteilen. Ich erkläre in solchen Sitzungen alle Phasen der Arbeit an der Wut: das Reden über die Wut, das Ermöglichen des direkten und des symbolischen Ausdrucks von Wut und das Bemühen darum, dass die Familienmitglieder sich ihrer verschütteten Wut bewusst werden und diese ausdrücken. Ein weiterer Aspekt der Arbeit mit Familien ist die Auseinandersetzung mit der Wirkung des Erlebens jedes Familienmitglieds auf die ganze Familie. Dies schließt die Kindheitserlebnisse der Eltern mit Wut ein. Manchmal fordere ich die Mitglieder einer

Familie auf, etwas zu zeichnen, das sie einmal wütend gemacht hat – wobei ich die Erwachsenen in der Familie bitte, etwas aus ihrer eigenen Kindheit zu zeichnen. Kinder jeden Alters sind fasziniert, wenn sie ihre Eltern über Erlebnisse von Wut in ihrer eigenen Kindheit berichten hören.

Die Arbeit an der Wut verläuft manchmal »spiralförmig«. Wenn das Kind durch Aktivitäten, die seine Sinneswahrnehmung, seinen Körper und sein Selbst stärken, eine gewisse Selbstsicherheit und innere Stärke entwickelt hat, kann es seine Wut ausdrücken. Widerstand kann dann auftreten, wenn es nicht mehr ertragen kann, sich einem stärkeren Ausdruck von Wut zu öffnen. Wir setzen unsere Arbeit dann fort und geben ihm die Möglichkeit, noch mehr innere Stärke zu entwickeln, um so einen stärkeren Gefühlsausdruck zu ermöglichen. Dieser Prozess setzt sich so lange fort, bis die Integration und Stärke, die das Kind erreicht hat, ihm dauerhaft einen intensiveren Gefühlsausdruck ermöglicht. Diese Spirale bewegt sich weiter aufwärts, bis der Organismus des Kindes seinem natürlichen Fluss zu folgen beginnt und somit zu einer gesunden Selbstregulierung fähig ist.

6. Über die Arbeit mit Jugendlichen

Jugendliche sind kein mysteriöser Menschenschlag, wie viele zu denken scheinen. Sie durchlaufen vielmehr einen normalen und notwendigen Entwicklungsprozess. Wir alle sind einmal so gewesen. Ich habe mit Hunderten von Jugendlichen gearbeitet und kann aufgrund dessen sagen, dass diese Altersgruppe für die Erlebnisse, die ich ihnen ermögliche, sehr offen ist. Ich halte Jugendliche für klug, einfühlsam und sehr darum bemüht, sich selbst kennenzulernen. Natürlich ist jeder von ihnen ein Individuum mit einzigartigen Bedürfnissen.

Ich habe Workshops, in denen es um die Arbeit mit Jugendlichen ging, häufig unter dem Titel »Arbeit mit dem Jugendlichen und seinem Widerstand« veranstaltet. Dieser Titel weckt die Aufmerksamkeit von Therapeuten, weil das Wort »Widerstand« ihrem Bild von dieser Altersgruppe entspricht. Tatsächlich sind die meisten Jugendlichen von Natur aus »widerständig«, wobei einige mit ihrem Widerstand ehrlicher umgehen als andere. Wenn sie sich gleich zu Beginn fügsam geben und in jeder Hinsicht kooperativ zu sein scheinen, stellen sie sich wahrscheinlich anders dar, als sie tatsächlich sind. »Warum sollte ich dieser Dame vertrauen, obwohl ich nichts über sie weiß?« – »Warum sollte ich mich ihr öffnen und ihr meine tiefsten Gefühle zeigen?« – »Wer ist sie denn überhaupt?«

In diesem Kapitel werde ich einige Techniken, einschließlich entsprechender Fallbeispiele, beschreiben, die sich bei meiner Arbeit mit jugendlichen Klienten als nützlich erwiesen haben. Doch zunächst möchte ich einiges über die Jugend sagen, was Ihnen wahrscheinlich bekannt ist, es aber verdient, dass wir es uns noch einmal vergegenwärtigen.

Die wichtigste Entwicklungsaufgabe der Jugend ist die Individuation und die Identitätsfindung. Im Grunde ist dies keine neue Aufgabe, weil die Arbeit daran schon in der frühen Kindheit beginnt –

mit dem früh einsetzenden Kampf um die Unabhängigkeit. Doch in der Adoleszenz wird die Erfüllung dieser Aufgabe zum primären Ziel. Ein Kind strebt in jeder Entwicklungsphase nach Eigenständigkeit und erkundet seine Grenzen. Doch in der Jugend wird dies besonders wichtig. In dieser Zeit muss sich das »Kind« von seiner Familie lösen und sich einer bedrohlichen Zukunft stellen.

Mark McConville, ein bekannter Gestalttherapeut, äußert sich in seinem wichtigen Buch über die Adoleszenz (1995) sehr ausführlich über dieses neu entstehende Selbst. Er vertritt die Auffassung, dass Jugendliche insbesondere in der Anfangszeit dieser Phase nicht hinterfragen, wer sie sind. Bei der Entstehung der Identität handelt es sich nicht um einen kognitiven Prozess, sondern das Selbst des Jugendlichen manifestiert sich kraft der Emotionen und der Sinneswahrnehmungen – es handelt sich also um ein viszerales Erleben.

Der Jugendliche trägt während seiner Arbeit an dieser wichtigen Aufgabe eine Menge Ballast mit sich herum, was ihm die Erledigung der Aufgabe sehr erschwert. Schon früh hat das Kind eine Art zu sein entwickelt, eine Art zu leben, mit Problemen fertig zu werden und zu überleben, die ihm während seines weiteren Entwicklungsprozesses erhalten bleibt und die sich in der Jugend noch stärker verfestigt. Das kleine Kind lernt, mit allen ihm verfügbaren Mitteln seine Bedürfnisse zu erfüllen, und es entwickelt auf diese Weise Verhaltensmuster, die sich später als hinderlich erweisen werden. Beispielsweise lernt das Kind schon sehr früh, ungefähr im Alter von vier Jahren, dass es nicht in Ordnung ist, Wut und Ärger auszudrücken. Tut es dies dennoch, muss es mit dem Zorn, der Missbilligung und manchmal auch der Traurigkeit seiner Eltern rechnen, und ihm wird weder beigebracht, solche Gefühle auf akzeptable und diplomatische Weise auszudrücken, noch verfügt es über die dazu erforderliche Erfahrung und Reife. Aus Angst davor, dass sein Verhalten nicht gebilligt werden wird und dass es deswegen möglicherweise sogar verlassen wird, behält es seine Wut für sich. Doch sein Organismus – in seinem unablässigen Streben nach Gesundheit und Selbstregulierung – muss die Wutenergie irgendwie neutralisieren. Deshalb deflektiert oder retroflektiert das Kind seine Gefühle. Es wird dann entweder still und verschlossen oder entwickelt Kopf- oder Bauchschmerzen oder projiziert seine Wut auf andere Menschen. Es wird rebellisch und bekommt Wutanfälle. Es ist hyperaktiv oder geistesabwesend oder beides zugleich. Es wird zum Bettnässer, kotet ein oder bekommt Alpträume. Dies sind nur einige der Verhaltensweisen oder Symptome, die in solchen Fällen auftreten können, und sie werden zur Eigenart des In-der-Welt-Seins solcher Kinder – zu ihrer generellen Art, mit Stress umzugehen. In Verbindung damit wird das Selbstempfinden geschwächt, weil die Wut in Wahrheit ein Ausdruck des Selbst ist und weil die Verhinderung dieses Ausdrucks das Selbst schwächt.

In der Adoleszenz können sich solche Verhaltensweisen zu komplexeren Arten der Selbstbetäubung zwecks Vermeidung von Gefühlen verwandeln, weil das Kind mittlerweile gelernt hat, Gefühle als mit vielen Gefahren verbunden zu sehen. Der Konsum von Drogen, verstärkte sexuelle Aktivität, Essstörungen, antisoziale Aktivität und Suizidtendenzen sind Verhaltensweisen, die unter Jugendlichen verhängnisvoll wirken.

Schon das Kind hat viele unzuträgliche Botschaften verinnerlicht, die sich auf sein Verhältnis zu sich selbst auswirken, und diese Botschaften wirken in der Jugend und im Erwachsenenalter weiter. Gefühle, Erinnerungen und Phantasien aus der Vergangenheit stören das natürlichen Fließen der Energien des Organismus. Der Jugendliche hat tiefe Gefühle, die er seiner Familie nicht mehr mitteilen kann. Er vermag sie einfach nicht in Worte zu fassen. Er kann nicht riskieren, sich als verletzlich zu zeigen, sonst liefe er Gefahr, sein ohnehin noch fragiles Selbst wieder zu verlieren. Er benötigt Hilfe, um seine Gefühle der Angst, Einsamkeit und Frustration sowie der eigenen Wertlosigkeit, der sexuellen Konfusion und der Angst ausdrücken zu können. Er muss erkennen, wie er selbst sein gesundes Wachstum stört. Dies müssen wir bei der Behandlung von Jugendlichen zu erreichen versuchen.

Ein Artikel, den ich 1985 gelesen habe, erfasst die schwierige Lage der Jugendlichen so gut, dass ich ihn an dieser Stelle zitieren möchte. Nach der langen Zeit, die seit seinem Erscheinen vergangen ist, empfinde ich ihn immer noch als sehr treffend:

»Die Wandlung vom Kind zum Erwachsenen ist vielleicht der traumatischste unter den vielen Prozessen in unserem Leben, doch das Chaos der Adoleszenz ist der normale Vorgang der Identitätsbildung. Einen Teil dieses Geschehens bezeichnen wir als Ausagieren. Dieses Verhalten ist eine Manifestation der Experimente des Kindes mit seiner Identität. Es hört nicht zu, rebelliert, wird starrsinnig oder flucht und schimpft oft. Auch wenn Sie das Gefühl haben mögen, dass das Kind ausagiert, experimentiert es in Wahrheit mit Problemen, die seine Autonomie und seine Abhängigkeit betreffen. Das Wichtigste und Schwierigste, was Eltern in dieser Situation erkennen müssen, ist, dass diese Rebellion, zumindest in maßvoller Form, in der Phase der Identitätsbildung wichtig ist. Entscheidend ist letztendlich nicht, was das Kind tut, sondern in welchem Maße es dies tut – was an seinem Verhalten wirklich destruktiv ist und was nicht.« (Aus einer Zeitschrift, die vom *Vistal del Mar Hospital* in Torrance, CA, herausgegeben wird. Der Titel des Aufsatzes lautet: »Gibt es eine ›normale‹ Adoleszenz?«, und der Autor ist Kevin Cox, MD.)

Wir erkennen also, was da vor sich geht, und wir haben auch eine gewisse Vorstellung von dem, was wir erkennen müssen. Doch wie sollen wir mit dieser Situation umgehen? Wie können wir dem Kind helfen, seinen Widerstand zu überwinden, damit es sich selbst und seine Grenzen findet und es ihm dadurch möglich wird, in dieser sehr aufreibenden und dysfunktionalen Gesellschaft gesund, produktiv und ganz allgemein gut zu leben?

Meine Jahre als Teenager

Ich habe noch nicht erwähnt, in welcher Situation Jugendliche heute leben und womit sie in der Welt konfrontiert werden. Ich selbst war im Zweiten Weltkrieg Teenager. Allen ging es hauptsächlich darum, den Krieg zu gewinnen – alle konzentrierten sich auf dieses Ziel. Wir verstanden den damaligen Krieg als »gerechten Krieg«, und das Ziel, ihn zu gewinnen, vereinte das ganze Land. Siebzehnjährige meldeten sich freiwillig zum Militärdienst, unter ihnen auch mein zukünftiger Ehemann. Achtzehnjährige befanden sich bereits in der militärischen

Ausbildung oder schon im Kampf. Jungen, die das wehrdienstfähige Alter noch nicht erreicht hatten, warteten ungeduldig darauf, sich endlich melden zu können. Unterdessen schlossen sich Mädchen – und dazu zählte auch ich – Organisationen wie derjenigen der *Civil Air Patrol Cadets* an, um ihren Beitrag zu leisten. Als Sechzehnjährige habe ich viele Stunden damit verbracht, mit jungen Soldaten und Seeleuten in USO-Kantinen* zu tanzen. Wir bekamen in jener Zeit Jobs wie zu keiner anderen, weil die reiferen jungen Männer und Frauen kriegswichtige Funktionen erfüllten. Ich übernahm damals Aufgaben, die Teenager unserer Zeit in Staunen versetzen würden. Unsere Identität entwickelten wir auf völlig andere Art, als es jemals vorher der Fall gewesen war. Wir wurden sehr schnell erwachsen. Wir lernten unglaublich schnell, wer wir waren oder zu sein glaubten. (Im Grunde dachten wir über solche Dinge gar nicht nach.) Wir planten für die Zukunft – alles war möglich.

Wir Teenager hier in den USA waren an der »Heimatfront«. Unsere jungen Männer reisten zum Kämpfen über das Meer, doch wir selbst waren nie in Gefahr, was bei unseren Altersgenossen in Europa und Asien definitiv anders war. Obwohl wir auf einige Dinge verzichten mussten, war das für uns nie ein Problem. Meine beiden älteren Brüder waren im Kriegseinsatz, einer in Europa und einer im Südpazifik, und ich war stolz darauf, dass meine Familie im Fenster zwei Sterne** aufhängen konnte. Doch dann kam der Krieg zu mir nach Hause, als einer meiner Brüder wenige Monate vor Kriegsende in Deutschland im Kampf fiel. Außerdem wurde allmählich bekannt, wie entsetzlich viele Juden ihr Leben verloren hatten. Ich habe damals darüber nachgedacht, dass meine Eltern, wären sie nicht in die Vereinigten Staaten ausgewandert, ebenfalls umgekommen wären. Dieser Gedanke stimmte mich sehr nachdenklich, und er beschleunigte meine Reife zum Erwachsenen. Manchmal frage ich mich, wie bei mir die Rebel-

* USO = United Service Organization – amerikanische Truppenbetreuung (Anm. d. Übers.).

** Als Zeichen für die Zahl der Kriegsteilnehmer in der Familie (Anm. d. Übers.).

lion zum Ausdruck gelangt ist. Vielleicht hielt der Krieg mich und andere Jugendliche in der gleichen Situation davon ab, auf die übliche Weise ihre Identität zu finden. Wir hatten andere Möglichkeiten, uns zu definieren. Ich trauerte sehr um meinen wunderbaren Bruder, und ich gab mir große Mühe, meine Trauer nicht zu zeigen, weil meine Eltern mit der Situation ohnehin nicht fertig wurden. Statt meine Gefühle auszudrücken, wurde ich noch verantwortungsbewusster. Ich verließ mein Elternhaus schon sehr früh, um mich in der Welt zu bewähren – vielleicht war das meine Art zu rebellieren.

Die heutige Jugend sieht sich mit einer völlig anderen Art von Leben konfrontiert, und während ich dies schreibe, führt unser Land Krieg gegen den Irak. Es ist heute nicht leicht, Zukunftspläne zu schmieden. Berufe werden in unserer Zeit schnell überflüssig. Unternehmen verkleinern sich und lagern Arbeiten aus. Die wirtschaftliche Lage ist sehr schlecht. Geldmangel schränkt die Ausbildungsmöglichkeiten ein. Nichts ist für heutige Jugendliche einfach.

Unterdessen müssen wir als Therapeuten unsere Arbeit tun. Wir werden uns nun damit auseinandersetzen, wie wir mit Jugendlichen, die Schwierigkeiten haben, therapeutisch arbeiten können.

Psychotherapie

Eine wichtige Realität, auf die unsere therapeutische Arbeit mit Jugendlichen eingehen muss, sind die Polaritäten, in denen sich Jugendliche bewegen. Es ist fast so, als hätten sie zwei separate Persönlichkeiten. Die eine steht stark unter dem Eindruck früherer Erlebnisse. Dieses alte Selbst der Kindheit verschwindet nicht plötzlich wie von Zauberhand. Es ist das *introjizierte* Selbst, das an den Zielen und Wertvorstellungen der Eltern festhält. Es bezieht sein Gefühl des eigenen Wertes von der Anerkennung der Eltern, und es akzeptiert die Erwachsenenwelt so, wie sie ist, ohne einen Konflikt zu provozieren. Der andere Persönlichkeitsanteil ist das entstehende Selbst des Jugendlichen, das sehr stark mit dem sensorischen Erleben verbunden ist und durch die im Körper des Heranwachsenden stattfindenden Veränderungen intensiviert wird. Das Selbstempfinden des Jugendlichen ist sehr stark. Er fängt an, sich mit seinem persönlichen Erleben zu identifizieren und es vom interpersonalen und familiären Umfeld zu unterscheiden. Er wird sich der Unterschiede zwischen seinem persönlichen Erleben und dem vertrauten Rahmen, den sein älteres Selbst ihm vorgibt, sehr deutlich bewusst (McConville 1995).

Dem Jugendlichen wird es zunehmend unangenehm, dass seine Gedanken, Gefühle, Antriebe, Wahrnehmungen und Entscheidungen immer weniger so sind, wie sie eigentlich sein »sollten«. Wenn er lediglich verschwommen wahrnimmt, dass da ein Kampf stattfindet, ist er in der Regel reifer und gesünder, als wenn er die Vorgänge völlig klar sieht. Er muss sich von seinem alten Selbst lösen, und das ist nicht leicht. Der Zustand ähnelt dem, was Fritz Perls als »fruchtbare Leere« bezeichnet hat – das Niemandsland zwischen den alten und den neuen Möglichkeiten, wo das bisher vertraute Unterstützungssystem nicht verfügbar ist (Rubenfeld 1992). Viele Kinder verlieren in dieser Situation jegliches Gewahrsein und leugnen diesen Kampf. Sie projizieren alles, was geschieht, auf die Welt der Erwachsenen. Sie selbst haben keine Probleme; die Erwachsenen verursachen die Probleme, die auftreten. Sie sind die Opfer. (Und in einem gewissen Sinne trifft das tatsächlich zu.) Doch wenn sie nicht eine gewisse Verantwortung übernehmen und sich dazu durchringen, die Dinge klarer zu sehen, nämlich so, wie sie sind, versinken sie immer tiefer in der Opferrolle.

Die Abwehrmechanismen, die ich bei Jugendlichen am häufigsten vorfinde, sind Projektion, Leugnen und Flucht in die Phantasie. Diese häufig als Widerstand gedeuteten Abwehrmechanismen sind die Manifestationen des Bemühens der Jugendlichen, für sich selbst zu sorgen, Probleme zu bewältigen und ihr Überleben zu sichern. Je stärker sie in ihre Familie verstrickt sind, umso mehr Konfluenz besteht und umso stärker manifestieren sich die Abwehrmechanismen.

Bei der Arbeit mit der Familie sind andere Aspekte wichtig – die Möglichkeit, die Kommunikationsfertigkeiten einzuschätzen, das Ausmaß der Konfluenz, die Rollen der einzelnen Familienmitglieder (die sie aus eigenem Antrieb übernehmen und die ihnen zugeschrieben werden), das Artikulieren von Wünschen und Bedürfnissen,

Hindernisse, der Ausdruck von Gefühlen (und die Möglichkeiten, diesen zu unterstützen), das Erkennen der Botschaften hinter dem, was tatsächlich gesagt wird, usw. Natürlich ist auch die Arbeit mit der Familie sehr wichtig, und sie kann die Einzelarbeit sinnvoll ergänzen. Jugendliche, die in Schwierigkeiten sind, profitieren sehr von der Einzeltherapie, bei der wir die Polaritäten herausarbeiten, in deren Bannkreis sie sich bewegen. Sie stehen mit einem Fuß noch in ihrer Ursprungsfamilie und mit dem anderen in der Welt. Und in beiden Umfeldern gibt es reichlich Anlässe für die Entstehung von Ängsten. Aufgrund von Erlebnissen in der Familie und durch die bereits erwähnte Entstehung negativer Introjekte hat die Selbstachtung des Jugendlichen stark gelitten. Er muss sich selbst um seine Loslösung bemühen, seine persönlichen Grenzen finden, sich selbst definieren, ein Gewahrsein seiner Gefühle entwickeln und lernen, diese auszudrücken.

Wenn ich mit einem Jugendlichen arbeite, lasse ich, wenn irgend möglich, die Eltern an der ersten Sitzung teilnehmen. Allerdings gibt es zu dieser Regel einige Ausnahmen: wenn der Jugendliche aus eigenem Antrieb zu mir gekommen ist und die Anwesenheit seiner Eltern nicht duldet, wenn er bei Pflegeeltern lebt und zu diesen keine Bindung entwickelt hat oder wenn er beispielsweise in einem Heim oder in einer Wohngruppe lebt. Ich möchte möglichst die Erwachsenen kennenlernen, mit denen ein Kind zusammenlebt, weil ich mir dann ein besseres Bild davon machen kann, wie das Kind lebt, welche Standpunkte und Sichtweisen auf sein Leben einwirken, weshalb es zu mir geschickt wurde und welche Dynamik innerhalb der Familie besteht. Ich muss eventuell divergierende Sichtweisen des Lebens innerhalb der Familie kennenlernen – was die Eltern sagen und was die Kinder sagen, und vielleicht gelingt es mir sogar herauszufinden, was alle Beteiligten »eigentlich« ausdrücken wollen. In der ersten Sitzung frage ich das Kind, ob es bereit ist, ein paarmal allein zu mir zu kommen, damit ich es als eigenständiges Wesen, unabhängig von seiner Familie, kennenlernen kann. Danach können wir uns darauf einigen, welchen Weg wir einschlagen wollen. Vielleicht entscheidet es nicht selbständig über diese Frage, aber durch diese Vorgehensweise tritt die Vorstellung in den Hintergrund, dass das Kind der »Patient« in der Familie ist. Dann beginne ich, an dem zu arbeiten, was mir angeboten wird.

Manchmal weigert sich ein Teenager allerdings standhaft, allein zur Therapie zu kommen. Eine alleinerziehende Mutter, der es, wie sie selbst sagte, sehr schwerfiel, ihren sechzehnjährigen Sohn zu zügeln, schaffte es, diesen zu einer Sitzung bei mir mitzubringen. Nach meinem Empfinden war diese erste Sitzung recht gut verlaufen, aber der Junge wollte nicht noch einmal zu mir kommen, und seine Mutter fühlte sich angesichts seiner Stärke hilflos. Deshalb schlug ich der Mutter vor, allein zu kommen. Im Laufe unserer Arbeit wurde ihr klar, wie sehr sie an diesem Jungen hing und wie sehr sie ihn brauchte, um ihre Selbstachtung zu stärken. Während sie daran arbeitete, ihn loszulassen und ein eigenes Selbstempfinden aufzubauen, berichtete sie, er habe angefangen, ihre Nähe zu suchen, so wie sie es sich vorher immer erhofft hatte. Zwar war er immer noch nicht bereit, an einer Therapiesitzung teilzunehmen, aber er fragte sie oft, worüber sie in ihrer Therapie spreche.

Beziehung

Eine Beziehung zum Kind aufzubauen ist natürlich eine Voraussetzung für jede weitere Arbeit. Aufgrund meiner nicht-urteilenden, nicht-manipulativen, authentischen Haltung entsteht diese wichtige Ich-Du-Beziehung meist schnell. Ich muss das Kind ohne jedes Urteil akzeptieren:

Ein vierzehnjähriges Mädchen wurde von einem Gericht zu mir geschickt. Die Klientin nahm an einem Programm teil, das Jugendlichen, die auf irgendeine Weise gegen das Gesetz verstoßen hatten, statt einer Strafe eine psychotherapeutische Beratung auferlegte. Ich traf dreimal mit der Klientin zusammen, bevor ich zu der Überzeugung kam, dass ich sie wohl an jemand anderen würde abgeben müssen, weil ich nicht mit ihr zurechtkam. Sie reagierte nie auf mich, schaute mich nie an und saß die meiste Zeit reglos und schweigend da. Dann beschloss ich, noch einen letzten Versuch zu unternehmen. Ich ging ins Wartezimmer und sah, dass sie in einem Magazin las. Vielleicht hatte sie das auch vor den anderen Sitzungen getan, doch weil ich sie möglichst schnell in meinen Behandlungsraum hatte bringen wollen, hatte ich nie darauf geachtet. Ich setzte mich neben sie und fragte sie: »Was liest du denn da?« Sie hielt mir das Magazin ganz kurz hin und las dann weiter. Ich sagte: »Ich habe es nicht gesehen.« Nun hielt sie es mir etwas länger hin. Es war ein Magazin für Heavy-Metal-Musik. Ich fragte sie, ob wir uns das Magazin gemeinsam anschauen könnten; ich wüsste über diese Art von Musik leider ziemlich wenig, obwohl ich Klienten wie sie hätte, die sie bevorzugten. Dann gingen wir in den Behandlungsraum und brachten die ganze Sitzung damit zu, uns das Magazin anzuschauen. Sie redete über die verschiedenen Gruppen und über ihre Favoriten. Wir versuchten auch, Heavy-Metal-Musik in meinem Radio zu finden, aber ohne Erfolg. Daraufhin bat ich sie, mir Bandaufnahmen davon mitzubringen, wozu sie sich gerne bereiterklärte. Natürlich entstand zwischen uns danach eine wunderbare Beziehung, und die Texte einiger Songs lieferten uns sehr brauchbares Material für unsere gemeinsame Arbeit!

Mir wurde durch dieses Erlebnis klar, wie wichtig es ist, aufmerksam zu sein, zu beobachten, völlig in Kontakt mit mir selbst zu sein.

In einer etwas anders gearteten Situation lernte ich einen dreizehnjährigen Jungen kennen, der starken Widerstand zeigte. Als wir uns begegneten, hatte er schon in sieben Heimen gelebt, und nun drohte ihm die Einweisung in ein staatliches Krankenhaus mit einer Station speziell für »unbehandelbare Jugendliche«. Zu jener Zeit behandelte ich in meiner Praxis verschiedene Kinder, die stark emotional gestört waren und die in Heimen lebten. Man wollte jenem Jungen die Möglichkeit zu einer Therapie bei mir geben, bevor man die beschriebene drastische Maßnahme tatsächlich umsetzen würde. Der zuständige Sozialarbeiter informierte mich am Telefon über Situation und Vorgeschichte des Jungen und brachte ihn dann zu mir. Er kam sehr »taff« herein und stellte sich mitten in den Raum. Ich stand vor ihm und sagte: »Ich weiß, dass du hier nicht sein willst, aber weil du nun schon einmal hier bist, will ich dir sagen, was ich über dich weiß. Dann kannst du mir sagen, ob das stimmt.« Daraufhin berichtete ich ihm, was der Sozialarbeiter mir über ihn gesagt hatte. Seine angespannte Haltung ließ ein wenig nach, und er korrigierte die Informationen in einigen Punkten. Dann sagte ich ziemlich entschieden: »Jason, setz dich jetzt.« Tatsächlich setzte er sich auf die Couch. Ich erklärte ihm, ich würde ihn auf eine Phantasiereise geleiten, und anschließend solle er ein Bild über seine Erlebnisse auf dieser Reise zeichnen. Meist stelle ich den Klienten Papier in zwei oder drei Größen sowie Malkreide, Pastellfarben, Markerstifte und Farbstifte zur Verfügung, wobei ich ihnen die verschiedenen Materialien kurz erkläre. (Die Kinder entscheiden sich nur selten für Malkreide.) Ich forderte Jason auf, es sich während der Reise bequem zu machen und die Augen zu schließen. (Meist schließe ich in solchen Fällen selbst die Augen, während die meisten Kinder ihre Augen offen halten – das weiß ich, weil ich hin und wieder durch meine geschlossenen Augenlider blinzele, um festzustellen, was sie tun.) Jason hielt seine Augen zuerst geöffnet, lehnte sich dann aber zurück und schloss sie, während ich sprach. Ich geleitete ihn durch eine kurze Entspannungsübung, die mit dem Erklingen eines chinesischen Gongs endete, und dann begann ich mit der geführten Phantasie. Ich geleitete ihn über eine Wiese, einen Berg hinauf, durch Höhlen zu einer Tür, die sich zu einem Ort öffnete, der ihm allein gehörte (siehe hierzu mein Buch *Gestalttherapie mit Kindern und Jugendlichen*, S. 13 f.).

Als die Übung zu Ende war, öffnete Jason zu meiner Überraschung die Augen (ich hatte geglaubt, er sei eingeschlafen) und fing an, mit den Markerstiften zu zeichnen. Die Sitzung entwickelte sich danach erstaunlich produktiv, und ich werde ihren weiteren Verlauf später beschreiben. Ich arbeitete vier Monate lang jede Woche mit ihm, und er wurde danach nicht in das Krankenhaus eingewiesen; allerdings zog er auf seinen eigenen Wunsch hin in einen anderes Heim.

Durch dieses Erlebnis wurde mir klar, wie wichtig es ist, einem Kind dort zu begegnen, wo es steht – Jason war »taff«, und ich war strikt. Ihm mitzuteilen, was ich über ihn wusste, war in diesem Fall genau das Richtige gewesen. In unserer Abschlusssitzung fragte ich Jason, was ihm an unserer Arbeit am besten gefallen hätte. Er antwortete: »Ich erinnere mich noch gut an unsere erste Sitzung. Sie haben mir keinen Vortrag darüber gehalten, dass ich mich zusammenreißen müsse, so wie alle anderen vor Ihnen es getan haben. Wir haben gleich mit dieser Phantasieübung und dem anschließenden Zeichnen begonnen, und Sie haben zu mir nie etwas darüber gesagt, wodurch ich mich in Schwierigkeiten bringe.« Tatsächlich konzentriere ich mich nicht auf das Verhalten eines Klienten. Ich verstehe das Verhalten als Symptom und weiß, dass junge Menschen ihr Verhalten nur selten bewusst verändern können.

In der ersten Sitzung bitte ich meine Klienten oft, ein Bild mit einem Haus, einem Baum und einer Person zu malen, wobei sie auf dem Bild zusätzlich zu diesen drei Objekten alles darstellen können, was sie wollen. Wenn ein Kind in den Behandlungsraum kommt, fühlt es sich mit ziemlicher Sicherheit sehr unwohl, ist ängstlich und fragt sich, was nun geschehen wird. Im Allgemeinen ist seine Beziehung zu mir in dieser Situation noch nicht so stark, dass es mir ohne weiteres sein Herz ausschüttet. Die Haus-Baum-Mensch-Zeichnung (Jolles 1986) ist nicht schwierig, denn die meisten Kinder zeichnen schon sehr früh Häuser und Bäume. Ich erkläre den Klienten: »Du brauchst nichts zu tun, nur weil ich es möchte. Es geht nur darum, dass du ein Bild mit einem Haus, einem Baum und einem Menschen zeichnest. Ansonsten kannst du alles zeichnen, was dir gefällt. Du brauchst dir auch keine besonders große Mühe zu geben, damit das Bild möglichst schön wird – mir ist sogar lieber, wenn du gar nicht erst versuchst, es besonders gut zu machen, weil wir dazu nicht genug Zeit haben. Wenn du mit dem Zeichnen fertig bist, sage ich dir, wie ich dein Bild verstehe, und du kannst mir dann sagen, ob ich etwas falsch sehe.«

Obwohl ich immer Malkreide, Pastellstifte und Markerstifte bereitlege, bitten zwölf- bis sechzehnjährige Jungen meist um einen normalen Bleistift, oder sie benutzen einen schwarzen Markerstift. Einige wollen sogar ein Lineal. Deshalb halte ich mittlerweile auch diese Dinge bereit. Ich verstehe die Zeichnung nicht als Test, den ich dann anhand bestimmter Kriterien deute. Wenn das Kind mit dem

Zeichnen fertig ist, sage ich ihm, was das Bild meiner Meinung nach bedeutet, und ich frage es, ob es meine Sicht für richtig oder falsch hält. Manchmal beschreibe ich meine eigenen Gedanken dazu, und manchmal lese ich etwas aus Jolles' *Handbuch* vor (Jolles 1986).

Die Fortschritte des Kindes zu beobachten kann sehr aufschlussreich sein:

Ein zwölfjähriger Junge wurde zu mir gebracht, weil er am Haus seiner Eltern ein Feuer gelegt hatte. Lee war Einzelkind und lebte bei seinem Vater. Seine Mutter war gestorben, als er sechs Jahre alt gewesen war. In unserer ersten Sitzung, an der auch sein Vater teilnahm, schwieg er. Seinem Vater war es ein völliges Rätsel, weshalb sein Sohn das Haus angezündet hatte. Er sagte: »Normalerweise benimmt er sich gut – er verbringt viel Zeit allein. Ich arbeite immer lange, aber im Allgemeinen brauche ich mir seinetwegen keine Sorgen zu machen. Das einzige Problem ist, dass er weder seine Hausaufgaben erledigt noch die häuslichen Pflichten, die ich ihm übertrage. Ich glaube, er ist ziemlich faul.« In der Zeit, in der ich mit Lee allein war, forderte ich ihn auf, ein Haus, einen Baum und einen Menschen zu zeichnen. Daraufhin zeichnete er ein großes Haus, an dessen Seitenwand er Ziegel einzuzeichnen begann. Mit einem braunen Markerstift färbte er eifrig jeden einzelnen Ziegel ein. Als mir klar wurde, dass seine Zeichnung auf diese Weise nie fertig werden würde, sagte ich zu ihm: »Lee, ich weiß doch, dass alle Ziegel braun sind; male besser zuerst den Rest des Bildes.« Als er schließlich fertig war, erklärte ich: »Das Bild sagt mir etwas über dich, aber ich verstehe nicht immer richtig, was solche Bilder ausdrücken. Deshalb muss ich mit dir darüber sprechen. Zunächst einmal ist mir aufgefallen, wie viel Mühe du dir beim Färben der Ziegel gegeben hast; ich habe dich dabei unterbrochen, weil du das Bild sonst nie zum Abschluss gebracht hättest. Ich frage mich, ob dir das auch in deinem Leben manchmal passiert. Kommt es vor, dass du etwas sehr gut machen willst – dass du dir einen sehr hohen Maßstab setzt –, dann aber nicht mit der Arbeit fertig wirst, einfach weil sie dir über den Kopf wächst und andere Menschen denken, du seist faul?«

Lee fing an zu weinen. »Alle glauben, dass ich faul bin! Mein Vater, meine Lehrer. Und ich gebe mir doch so große Mühe!« Lee weinte noch eine Zeitlang. Als er mich am Ende der Sitzung verließ, lächelte er ein wenig. Mir war klar, dass wir die Wurzel seines Problems finden mussten: den Tod seiner Mutter, seine Einsamkeit, die lange Abwesenheit seines Vaters, wenn er arbeitete. Dass Lee das Haus angezündet hatte, war offensichtlich ein Verzweiflungsschrei in seinem Bemühen um Aufmerksamkeit gewesen.

Die Haus-Baum-Mensch-Zeichnung ist eine der nützlichsten Techniken, die ich jemals benutzt habe, um eine Beziehung zu einem Klienten aufzubauen, um ein Kind näher kennenzulernen und um Kindern das Erlebnis zu ermöglichen, gehört zu werden. Kinder brauchen einen Menschen, der ihnen zuhört, der sie bestätigt und der sie an einem nicht-bedrohlichen sicheren Ort unterstützt. Wenn ich diese Technik zu Beginn einer Sitzung benutze, versuche ich damit nie mehr zum Vorschein zu bringen als das Material, das der Klient von sich aus freigibt. Ich habe sie schon bei Kindern benutzt, die erst sechs Jahre alt waren, und ich habe auch erlebt, dass Jugendliche sehr begeistert darauf reagieren. Ein sechzehnjähriges Mädchen mit starkem Widerstand veränderte nach der Arbeit mit der Haus-Baum-Mensch-Zeichnung seine Einstellung zu unseren gemeinsamen Sitzungen völlig und fragte mich, ob auch ihre Mutter und ihre Schwester diese Übung in der nächsten Sitzung ausführen könnten!

Kontakt

Mit dem Thema *Kontakt* habe ich mich schon in einem der vorangegangenen Kapitel beschäftigt. Das Kind (und der Therapeut) muss in Kontakt – d. h. völlig präsent – sein, damit eine Sitzung erfolgreich verlaufen kann. Kontakt ist etwas anderes als eine Beziehung. Ich kann eine Beziehung zu einem Kind unterhalten, das Schwierigkeiten mit jeder Form von Kontakt hat oder das während einer Sitzung immer wieder Kontakt aufnimmt und ihn abbricht. Zeigt ein Kind, dass es zum Kontakt nicht in der Lage ist, wird dieser Mangel zum zentralen Anliegen der therapeutischen Arbeit. Es folgen einige Beispiele:

Die Schlangen: Eine Mutter ruft mich an und erklärt, ihr vierzehnjähriger Sohn habe sie am Vorabend mit einem Messer verfolgt, und sie habe große Angst vor ihm. Ich erkläre mich zu einer Sitzung bereit und weiß nicht, was auf mich zukommt. Als ich sie im Wartezimmer abhole, stehen Mutter und Sohn auf. Der Junge trägt eine sehr große lebende Schlange um seinen Körper gewunden. Ich bin etwas erschrocken, und bevor ich etwas sagen kann, stellt die Mutter sich und ihren Sohn vor und gibt mir die Hand. Der Junge grinst breit, hält mir die Schlange entgegen und bietet mir an, sie zu halten. Ich lehne das ab mit der Begründung, dass ich nicht weiß, wie man eine Schlange am besten hält. (Ich nehme an, dass es sich nicht um eine Giftschlange handelt.) Der Junge sagt, das sei leicht, und wirft mir die Schlange auf die Arme. Er versichert, sie sei freundlich gesinnt und habe es gern, wenn man ihr über den Kopf streichele, was ich dann, wenn auch zögernd, tue. Darüber freut er sich sehr und macht mir Komplimente wegen meiner Art, die Schlange zu halten. (Ich zittere innerlich und versuche, mir dies nicht anmerken zu lassen.) Ich bin sehr beeindruckt von Johns Fähigkeit, zu mir in Kontakt zu treten. Im Laufe der Zeit, die wir zusammen verbringen, stelle ich fest, dass er nur dann Kontakt zu einem anderen Menschen halten kann, wenn seine Schlangen dabei im Spiel sind. (In den folgenden Sitzungen bringt er viele Schlangen mit.)

Er ist nicht bereit, Gespräche über ein anderes Thema als über Schlangen zu führen. Die Frage: »Wie geht es dir?«, quittiert er mit völligem Schweigen. Er ist nicht am Zeichnen, an der Arbeit mit Ton, an Spielen oder an irgendetwas anderem, das er in meinem Behandlungsraum sieht, interessiert. Deshalb beschäftigen wir uns immer wieder mit Schlangen. In einer Sitzung, in der wir auf dem Boden liegen und mit den Schlangen Rennen veranstalten, fange ich ein Gespräch mit Johns Schlange an. Ich sage ungefähr: »Heh, Schlange, möchtest du gern ein Rennen mit meiner Schlange veranstalten?« Mit Hilfe dieser Projektion gelingt es John, viele Gedanken, Ideen und insbesondere Gefühle auszudrücken. Nach einigen Monaten ist er schließlich in der Lage, seine

Schlangen (die er immer bei sich hat) in einen mit Sand gefüllten Kübel zu legen und sich mit anderen Ausdruckstechniken zu beschäftigen. In den anderthalb Jahren unserer gemeinsamen Arbeit jagte er seine Mutter nie mehr mit einem Messer durchs Haus.

Es folgen weitere Beispiele für das Herstellen von Kontakt.

Eine Familie kam mit einem sechzehnjährigen Mädchen zu mir, das sehr starken Widerstand zeigte. Die Klientin machte während der ganzen Sitzung feindselige Bemerkungen und weigerte sich, zu mir oder jemand anderem in Kontakt zu treten. Meist starrte sie auf den Boden. Ihr Vater berichtete mir, sie habe vorher angekündigt, dass sie kein Wort sagen werde – was sie allerdings nicht an ihren feindseligen Bemerkungen hinderte. Diese waren recht scharfsinnig, und ich sagte ihr, dass ihre Familie mich eigentlich nicht brauche; ihre Eltern brauchten sich nur anzuhören, was sie zu sagen habe, denn sie schätze die Dynamik ihrer Familie sehr treffend ein und beschreibe sie gut. Die Eltern waren über meine Äußerung so schockiert, dass sie verstummten. Zwischen mir und dem Mädchen bestand daraufhin von Anfang an Kontakt. Übrigens war es mir mit dem, was ich in Bezug auf die Familiendynamik gesagt hatte, völlig ernst gewesen.

Eine Mutter, die ihre Tochter zu mir brachte, war völlig verzweifelt. Die Tochter hatte sich den Zeugen Jehovas angeschlossen und versuchte nun mit allen Mitteln, auch ihre Mutter für diese Gruppe zu gewinnen. Sie war wütend und erklärte, man habe sie völlig gegen ihren Willen zu mir gebracht. Ich forderte die Mutter auf, uns allein zu lassen, und ich bat die Tochter, mir von ihren Überzeugungen zu berichten. Ich erklärte ihr, ich sei Jüdin und hätte nicht die Absicht, mich den Zeugen Jehovas anzuschließen, doch ich wüßte nichts über die Organisation und wolle mehr darüber erfahren. Sie war einverstanden, mich darüber zu informieren, und erzählte mir ausführlich, wie ihr Interesse an dieser Gruppe entstanden war, weshalb sie sich ihr angeschlossen und was sie als ihr Mitglied gelernt hatte. Ich stellte ihr viele Fragen über die Gruppe und darüber, was diese ihr gebe. Am meisten sorgte sie sich, wie es ihrer

Mutter nach dem Tode ergehen werde. Leider könne sie mit ihr über solche Themen nicht sprechen. Der Kontakt zwischen uns war ausgezeichnet. Dies bestärkte mich in meiner Überzeugung, dass ein Therapeut, um Kontakt herstellen zu können, ehrlich und kongruent sein und die Auffassung des Klienten respektieren muss und dass er vor allem dort ansetzen muss, wo die Interessen des Klienten zutage treten. Was geschah danach? Die Mutter lernte, in einer akzeptierenden Haltung zuzuhören, und nach mehreren Monaten verließ ihre Tochter die Zeugen Jehovas aus eigenem Antrieb wieder.

Die Tochter lernte in unseren Sitzungen etwas über sich selbst und wurde in stärkerem Maße sie selbst. – Noch ein letztes Beispiel für die Herstellung von Kontakt:

Ein fünfzehnjähriger Junge war von einem Gericht zu mir geschickt worden. Im Rahmen eines Programms für jugendliche Ersttäter hatte er die Auflage erhalten, sich einer psychotherapeutischen Behandlung zu unterziehen, um sich eine Haftstrafe zu ersparen. Jack hatte in seiner Schule einen Bombenalarm ausgelöst und zugeschaut, wie alle Schüler evakuiert worden waren. Er hatte sein Geheimnis nicht für sich behalten können und ausgeplaudert, dass er die Evakuierung verursacht habe. Dies war dem Direktor zu Ohren gekommen, der daraufhin die Polizei informiert hatte. Jack hatte große Angst, als er zu mir kam, und er war sichtlich bemüht, alles richtig zu machen. Ich merkte zwar, dass ich mich in unseren Sitzungen sehr unwohl fühlte, ignorierte dieses Unbehagen aber zunächst. Doch als es sich als hartnäckig erwies, versuchte ich schließlich herauszufinden, was ihm zugrunde lag. Plötzlich kam es mir so vor, als sei Jack in unseren Sitzungen nicht in Kontakt mit mir, obwohl er auf den ersten Blick diesen Anschein erweckte. In der nächsten Sitzung setzten wir uns einander gegenüber und spielten unser kleines Ritual durch: »Hi, Jack, wie geht es dir?« – »Gut.« – »Gibt es etwas, worüber du heute mit mir reden möchtest?« – »Nein, wir können machen, was Sie für richtig halten.« Statt dann wie üblich mit »Dann werden wir …« fortzufahren, blieb ich schweigend sitzen und dachte darüber nach, was ich als Nächstes tun könnte. Da sagte Jack: »Nun, woran wollen Sie heute mit mir arbeiten?« Ich antwortete: »Ich weiß es nicht, Jack. Irgendetwas scheint mir noch zu fehlen, aber ich weiß nicht, was.« Da wurde Jack sehr nervös und ängstlich. Er schrie fast: »Ich tue doch alles, was Sie von mir wollen!« Ich antwortete: »Das weiß ich, Jack. Du warst immer sehr kooperativ. Aber irgendwas fehlt mir einfach.« Plötzlich wusste ich, was es war. »Du bist nicht mit deinem Herzen bei der Sache.« Jack war verblüfft und fing an zu weinen. »Ich weiß nicht, wie man das macht.« Ich erwiderte: »Wir werden jetzt einfach an etwas arbeiten, und vielleicht passiert das dann von selbst. Du kannst aber auch mit mir darüber reden, wie es für dich ist, hier zu sein, und welche Gefühle du dabei hast. Mir ist klar, dass du Angst hast und dir Sorgen machst, obwohl du ständig so tust, als wäre alles in bester Ordnung. Was würdest du jetzt gern tun?« – »Ich will nicht reden. Können wir mit Ton arbeiten?« Das taten wir dann. Wir hatten einen starken Kontakt, und Jack gelang es, mit Hilfe des Tons viele seiner Gefühle zum Ausdruck zu bringen. Dieses Erlebnis lehrte mich, meinen eigenen Gefühlen und Körperempfindungen zu vertrauen. Das Unbehagen, das ich in meinem Körper gespürt hatte, war ein wichtiger Anhaltspunkt gewesen, über den ich hinwegzugehen versucht hatte. Doch das Unbehagen blieb so lange bestehen, bis ich ihm meine Aufmerksamkeit zuwendete.

Stärkung des Selbst und emotionaler Ausdruck

Die wichtigste Entwicklungsaufgabe des Jugendlichen ist, eigenständig zu werden. Dies ist sehr schwierig und führt zu vielen Streitigkeiten innerhalb einer Familie. Wenn Jugendliche zu mir kommen, besteht meine Arbeit großenteils darin, sie zu unterstützen. Vielen Teenagern fällt es leicht, über die Probleme in ihrer Familie, über ihre Geschwister, ihre Freunde oder die Schule zu reden. Doch nur selten sind sie zur Introspektion bereit oder ihrer selbst gewahr. Sie brauchen Zeit, um über die Dinge zu reden, die sie interessieren, und sie brauchen Hilfe dabei, sich mit diesen Dingen intensiver auseinanderzusetzen. Ein tieferes Gewahrsein ist unverzichtbar für die Entwicklung von Eigenständigkeit und eine unabhängige Sicht der eigenen

Existenz. Wenn Jugendliche über mehr innere Stärke verfügen, wird die Trennung von ihrer Ursprungsfamilie für sie leichter. Und die Arbeit an der Entwicklung von Eigenständigkeit fördert oft auch den emotionalen Ausdruck. Viele projektive Techniken kommen dieser Arbeit zugute. Es folgen einige Beispiele:

Einen Rosenstrauch zeichnen

Ich bitte den jungen Klienten, seine Augen zu schließen und sich vorzustellen, dass er ein Rosenstrauch sei (oder irgendeine andere blühende Staude, die wir jedoch hier als Rosenstrauch bezeichnen werden). Dabei helfe ich ihm auf die Sprünge, indem ich ihn beispielsweise frage: »Bist du groß oder klein? Bist du gefüllt oder dürr? Hast du Dornen? Blüten? Und wenn ja, welche Farbe haben sie? Hast du Wurzeln? Wo befindest du dich? Du kannst überall sein: mitten im Meer, auf dem Mond, in einem Garten – wirklich überall. Gibt es in der Nähe noch andere Büsche, Bäume, Tiere, Vögel, einen Zaun? Wer kümmert sich um dich?« Dann fordere ich den Klienten auf, seinen Rosenstrauch und alles, was er sonst noch in der Umgebung wahrgenommen hat, zu zeichnen. Wenn die Zeichnung fertig ist, bitte ich ihn, mir von seinem Rosenstrauch zu erzählen, und ich schreibe auf, was er zu sagen hat. Manchmal stelle ich Fragen, um ihn zu Antworten zu animieren. Später lese ich ihm die Antworten vor und frage ihn: »Kommt dir das irgendwie bekannt vor? Oder erinnert es dich an etwas aus deinem Leben?«

Ich habe Hunderte von jungen Klienten zum Visualisieren und Zeichnen von Rosensträuchern angeleitet und dabei festgestellt, dass Jugendliche auf diese Übung besonders gut ansprechen. Ein siebzehnjähriger Junge erklärte, er wolle sterben wie die Rose, die auf den Boden gefallen sei. (Er sagte, er habe absolut nicht geahnt, dass diese Rose, als er sie zeichnete, seinen Todeswunsch repräsentiert habe.)

Projektive Tests gefallen Jugendlichen meist sehr gut. Ich benutze sie nie zur Diagnose oder zur Deutung, sondern frage die Klienten immer, ob sie mit der im Testhandbuch angegebenen Deutung einverstanden sind. Ich lese ihnen jeweils einen Satz vor und frage sie dann: »Findest du, dass das stimmt?« Auf diese Weise habe ich beispielsweise den *Thematischen Apperzeptionstest* (TAT – Murray 1943) benutzt, der mit Hilfe sehr altmodischer Schwarzweißbilder zur Produktion von Geschichten anregen soll. Während wir uns die Testkarten anschauen, notiere ich die Kurzgeschichte, die die Klienten erzählen. Ein Bild von einem Kind, das eine Geige anschaut, kann die verschiedensten Reaktionen auslösen, beispielsweise: »Er soll eigentlich üben, aber das gefällt ihm gar nicht, und er wünscht sich, dass er das nicht braucht.« – »Erinnert dich das an irgendetwas aus deinem eigenen Leben?« – »Ich muss vieles tun, was ich nicht gerne tue.« Entweder bleibe ich dann eine Weile bei der Antwort, um sie tiefer auszuloten, oder ich wende mich der nächsten Karte zu.

Weitere Tests, die ich benutzt habe, sind der *Handtest* (Wagner 1969), die *Problem Experiences Checklist, Adolescent Version* (Silverton 1991) und der *Lüscher-Farbtest* (Lüscher 1971).

Auch die Benutzung eines Buches über Astrologie ist bei meinen Klienten sehr beliebt, beispielsweise Linda Goodmans Buch *Astrologie sonnenklar* (Goodman 1969). Ich lese dann jeweils einen Satz vor, der sich auf das Geburtsdatum des Betreffenden bezieht, und berate mit dem Kind darüber, ob dieser Satz für sein Leben von Bedeutung ist.

Arbeit mit Ton

Auch Ton ist sehr beliebt. Ich habe festgestellt, dass Jugendliche gern eine vorgegebene spezifische Übung ausführen:

- Forme etwas mit geschlossenen Augen (in meinem Buch *Gestalttherapie mit Kindern und Jugendlichen* sind Beispiele hierfür angegeben).
- »Zeige dich schwach und zeige dich stark« ist sehr beliebt.
- Forme ein Bild von dir selbst.

Eine junge Frau, die vergewaltigt worden war und die über dieses Erlebnis nicht sprach, formte eine Figur von sich selbst, die mit der

Taille begann, ohne dass sie dies merkte. Als ich sie darauf hinwies, war sie so überrascht, dass sie anfing, über die erlebte Vergewaltigung zu reden.

Die Spielzeugübung

Manchmal fordere ich ein Kind auf, ein Spielzeug oder ein anderes Objekt im Behandlungsraum auszuwählen und als dieses Objekt zu sprechen. Ein dreizehnjähriges Mädchen erfand Variationen zu dieser Technik: Auch ich sollte mir ein Objekt aussuchen, und wir sollten beide jeweils ein Objekt füreinander aussuchen. Es ist wirklich erstaunlich, wenn man erlebt, wie viel von uns solche projektiven Übungen zutage fördern.

Ich wurde einmal gebeten, mir eine Gruppe von Jungen anzuschauen, die auf einer Station für »unverbesserliche« Jugendliche in einem staatlichen Krankenhaus untergebracht waren. Ich brachte eine Tasche voller Spielzeug mit, wie ich es bei meiner Arbeit mit der Sandkiste benutze. Die zehn Jungen der Gruppe waren sehr unruhig, sie schrieen einander und ihren Therapeuten an, waren ständig in Bewegung und ignorierten die Aufforderungen des behandelnden Therapeuten, sich zu beruhigen. Als ich die Tasche mit dem Spielzeug mitten im Raum ausleerte, kamen sie sofort alle und schauten sich die Objekte an. Ich forderte sie auf, einen Kreis zu bilden, sich die Spielzeuge anzuschauen und sich jeweils eines auszusuchen, das sie dann bei einer gemeinsamen Übung benutzen sollten. Das taten sie bereitwillig, allerdings mit ziemlich viel Lärm. Dann demonstrierte ich mit dem Spielzeug, das ich selbst gewählt hatte, was ich wollte. Ich sagte: »Ich bin ein blöder Lastwagen, der den Müll der Leute einsammelt und ihn wegschafft. Komisch! Irgendwie passt das ganz gut auf mich. Alle berichten mir über ihre Probleme, und irgendwie werden sie diese dann los.« Während ich sprach, verhielten sich die Jungen respektvoll und waren still. Ich fragte sie, ob einer von ihnen bereit sei, den Anfang zu machen. Der Junge, der sich meldete, hatte sich eine große Schlange ausgesucht, und er sagte: »Ich bin eine Schlange. Die Menschen haben Angst vor mir. Ich tue ihnen zwar nichts, aber sie glauben das, und deshalb schreien sie und laufen vor mir davon.« Als ich ihn fragte, ob etwas von dem, was er gesagt habe, auf ihn selbst passe, verneinte er das. Da riefen die anderen Jungen durcheinander: »Doch, das stimmt. Du machst den Leuten Angst, weil du so groß und schwarz bist!« Er erwiderte: »Aber ich würde niemals jemandem etwas antun!« Das bestätigten die anderen. Alle kamen bei dieser Übung an die Reihe, und es herrschte eine freundliche, glückliche Atmosphäre. Der behandelnde Therapeut berichtete mir, er habe mit dieser Gruppe bisher keine Übungen ausprobiert, weil er dies für sinnlos gehalten habe. Er war erstaunt über meinen Erfolg und versprach den Jungen, in Zukunft selbst ähnliche Dinge mit ihnen zu unternehmen.

Dies erinnert mich an ein Erlebnis in einem anderen Krankenhaus für psychisch kranke Kinder, eine Situation, in der ich allerdings kein Spielzeug benutzte. Ich wurde gebeten, mit einer Gruppe älterer Jungen und Mädchen zusammenzukommen und deren Therapeuten auf ein paar neue Ideen zu bringen. Die Gruppe war ziemlich groß – es waren etwa zwanzig Kinder. Ich verteilte Papier und Stifte und forderte die Kinder auf, jeweils ein Bild von sich selbst als schwach und anschließend eines als stark zu zeichnen. Dazu sollten sie Farben, Linien und Formen verwenden. Etwa die Hälfte der Gruppe weigerte sich, an der Übung teilzunehmen, und entfernte sich. Der Rest der Gruppe arbeitete sehr gut mit, und nachdem alle mit dem Zeichnen fertig waren, fragte ich, ob jemand bereit sei, mit mir über sein Bild zu sprechen. Jill, eine Sechzehnjährige, saß neben mir und beschrieb die Teile ihrer Zeichnung, die darstellten, wie sie sich sah, wenn sie sich schwach und wenn sie sich stark fühlte. Nachdem wir uns damit eine Weile beschäftigt hatten, bat ich die Anwesenden, sich einen Partner zu suchen und mit diesem über ihre Zeichnung zu sprechen. Unterdessen kamen diejenigen, die nicht an der Arbeit teilgenommen hatten, allmählich zurück in den Raum und hörten sich die Gespräche an. Als ich mich am Ende der Sitzung zum Aufbruch bereit machte, fragten mich mehrere »Verweigerer«, ob ich noch einmal kommen würde; sie hätten an der Zeichenübung nicht teilgenommen und bedauerten dies jetzt.

Puppen

Jugendliche lieben Puppen. Diese eignen sich keineswegs nur für kleinere Kinder. Nur schämen sich Jugendliche oft, ihr Interesse an Puppen zuzugeben. Deshalb muss man sehr behutsam sein, wenn man sie für die Arbeit mit Puppen gewinnen will. Allerdings hat auch diese Regel ihre Ausnahmen.

Ein fünfzehnjähriger Junge bemerkte auf dem Tisch in meinem Behandlungsraum eine Schildkrötenpuppe. Er nahm sie und hielt sie in der Hand, während wir über sein Leben sprachen. Plötzlich nahm ich selbst eine andere Puppe aus einem großen Korb mit Puppen und fing an, mit der Schildkröte zu reden: »Heh, Schildkröte, was ist das da auf deinem Rücken?« – »Das ist mein Haus.« – »Warum trägst du es auf dem Rücken?« – »Wenn ich müde bin, gehe ich in mein Haus. Und das mache ich auch, wenn ich Angst habe – damit mich dann niemand sehen kann. *(Pause)* Außerdem kann ich es benutzen, um jemanden damit zu schlagen, falls das nötig ist *(wobei der Junge mich mit seiner Hand in der Schildkrötenpuppe sanft schubst).*«

So machten wir noch eine ganze Weile weiter. Jedes Mal, wenn der Junge in meinen Behandlungsraum kam, suchte er sich die Puppe. »Wo ist meine Schildkröte?«, fragte er und hielt sie dann während der ganzen Sitzung fest. Er war ganz bestimmt mitteilsamer als seine Schildkröte.

Jugendliche spielen auch gern Puppentheater, vor allem wenn eine ganze Gruppe daran beteiligt ist. Die Gruppe wird dazu in Paare aufgeteilt, die von einem Kartenstapel eine Karte auswählen, auf die ich jeweils ein bestimmtes Thema geschrieben habe. Diese Themen beziehen sich auf die typischen Probleme von Jugendlichen, beispielsweise auf ihr Körperbild; auf Druck von Seiten ihrer Altersgenossen, dem sie ausgesetzt sind; auf Einsamkeit; auf das Gefühl, zurückgewiesen oder übergangen zu werden; auf das Gefühl, anders zu sein, usw. Ich fordere die Jugendlichen auf, die Rollen, die sie darstellen, zu übertreiben, was immer viel Gelächter hervorruft.

Video

Eines Tages brachte ich einmal eine Videokamera mit in meine Praxis, weil mir der Gedanke gekommen war, ein paar Sitzungen aufzunehmen. Doch die Kinder beschlossen, die Kamera selbst zu benutzen, und so wurde sie zu einem nützlichen therapeutischen Werkzeug. Insbesondere Jugendliche erfinden gern Szenarien, um sie dann aufzunehmen.

Charlie wurde von seinem Adoptivvater zur Behandlung gebracht, weil man ihn in einem Nachbarhaus beim Stehlen erwischt hatte. Die Kindheit des Fünfzehnjährigen war traumatisch gewesen: Er hatte sechs Monate in einem Waisenhaus verbracht, während seine leibliche Mutter mit der Entscheidung gerungen hatte, ob sie ihr Kind bei sich behalten wollte oder nicht (der Vater war nicht bekannt); er war dann von einem Paar adoptiert worden, das gehofft hatte, ein Kind würde seine Ehe retten – was aber nicht der Fall gewesen war. Sein Adoptivvater zog in einen anderen Bundesstaat und hatte dort erneut geheiratet; während Charlie heranwuchs, war es seiner Mutter immer schwerer gefallen, mit ihm fertig zu werden; daraufhin war er wieder zu seinem Adoptivvater gezogen, dessen neue Frau keineswegs glücklich darüber gewesen war, dass das Kind nun bei ihr und ihrem Mann leben sollte. Charlie war während unserer Sitzung mit seinen Eltern (dem Adoptivvater und dessen Frau) sehr verschlossen und still. Als er danach allein zu einer Sitzung kam, wirkte er etwas lebendiger und erklärte sich bereit, ein Haus-Baum-Mensch-Bild zu zeichnen. Doch er sagte immer noch nicht viel. Dies alles änderte sich, als ich die Videokamera mitbrachte. Charlie erwachte zum Leben. Das erste Szenario, das er entwickelte und umsetzte, handelte von einer Therapiesitzung, in der ich die Patientin und Charlie der Therapeut war. Die Kamera war auf ein Stativ montiert. Als Patientin war ich mürrisch und wütend, und er als der Therapeut machte mir Vorhaltungen. Wir schauten uns unsere Szene auf einem Monitor an und mussten beide laut lachen. Ich fragte Charlie, ob er wolle, dass ich ihm in unseren Sitzungen Vorhaltungen mache. Er gab zu, dass er Mist gebaut habe, er wisse aber nicht, was er nun tun solle. Ich erklärte ihm, dass er so reagiere, wie es für ein kleines Kind normal sei – als das kleine Kind, das er einmal gewesen sei –, wenn es um Liebe und Aufmerksamkeit und um die Erfüllung seiner Bedürfnisse kämpfen müsse. Ich erklärte ihm, wie ich mit ihm arbeiten wollte, damit er sich wieder wohler in seiner Haut und glücklicher fühle. Er konnte es gar nicht abwarten, dass wir mit dieser Arbeit begannen. Mit ihm zu arbeiten war für mich eine der erfreulichsten Erfahrungen, die ich im meiner gesamten Laufbahn gemacht habe. (Unter den projektiven Techniken, die ich bei der Arbeit mit ihm benutzte, war und blieb die Arbeit mit der Videokamera seine Lieblingsmethode.)

Ein anderes Kind, ein dreizehnjähriges Mädchen, sprach auf die Arbeit mit der Kamera besser an als auf jedes andere therapeutische Verfahren. Ich schrieb eine Anzahl von Fragen auf Karten und erklärte der Klientin, wir würden eine Art »Talkshow« veranstalten, wobei ich der »Talkmaster« und sie der Gast sei. Ich stellte sie dem »Publikum« vor, wobei sie kicherte, und dann stellte ich ihr die auf den Karten vermerkten Fragen. In ihren Antworten zeigte sie sich extrem aufgeschlossen und klug. Ich begann mit sehr einfachen Fragen, etwa: »Wie alt bist du? In welcher Schulklasse bist du?« Allmählich arbeitete ich mich dann zu tiefer reichenden Fragen vor wie: »Könntest du ein wenig beschreiben, welche Auswirkungen die Scheidung deiner Eltern für dich hatte?« Anschließend sahen wir uns die »Talkshow« auf dem Monitor an und lachten so herzlich darüber, dass wir uns selbst kaum reden hören konnten.

Die Sandkiste

Einmal rief mich ein junger Mann an, der im Alter von fünfzehn Jahren mein Klient gewesen war. Er hatte Schwierigkeiten mit seiner Freundin und dachte, ich könnte ihnen vielleicht helfen. Als er in meinen Behandlungsraum kam, ging er sofort zu den Sandkisten und erklärte seiner Freundin die Arbeit damit. Er erinnerte sich auch noch an einige der Szenen, die er in seiner früheren Behandlung produziert hatte. Ich war baff! So wie ich mich an den mittlerweile Einundzwanzigjährigen erinnerte, hatte er extrem starken Widerstand gehabt, in seiner Therapie nicht viel erreicht und auch nie besonders viel gesagt. Er wendete sich an mich und erklärte: »Unsere Arbeit damals hat mir viel Freude gemacht. Sie haben mir sehr geholfen!«

Nach meiner Erfahrung gefällt jüngeren wie auch älteren Jugendliche die Arbeit mit der Sandkiste sehr. Die Miniaturfiguren und -gegenstände faszinieren sie. Wenn man sie auffordert, eine beliebige Szene aufzubauen, entsteht bei den Mädchen häufig ein idyllischer, friedlicher Ort, und in den Szenen der Jungen spielen Autos oder Monster eine wichtige Rolle. Nach einiger Zeit gebe ich den Jugendlichen konkretere Anweisungen: in einer Sandkiste einen sicheren Ort und in einer anderen einen unsicheren Ort aufzubauen; die Scheidung ihrer Eltern in einer Szene darzustellen; zum Ausdruck zu bringen, wie sie sich in verschiedenen Situationen fühlen, usw.

Als ich den fünfzehnjährigen Eric aufforderte, die Scheidung seiner Eltern darzustellen, machte er sich rasch an die Arbeit. Er stellte zwei Figuren, einen Mann und eine Frau, an die beiden Enden der Kiste und legte dann zuerst einige sehr große Murmeln und anschließend einige kleinere zu einer Art Pfad in den Sand. Seitlich von diesem positionierte er Miniaturen, die ein Krankenhaus, einen Patienten in einem Bett und einen Patienten, der auf Krücken ging, darstellten. Auch einen Krankenwagen brachte er unter. Er sagte: »Diese Figuren sind meine Mutter und mein Vater. Die großen Murmeln sind die großen Probleme, die wir hatten, die aber jetzt etwas nachgelassen haben; deshalb die kleineren Murmeln. Ich selbst bin der Patient im Bett, weil diese ganze Sache mich krankgemacht hat. Aber jetzt gehe ich auf Krücken, weil es mir allmählich etwas besser geht, obwohl ich noch nicht wieder völlig gesund bin. Der Krankenwagen hat mich in das Krankenhaus gebracht, und er kann alle, die das brauchen, dorthin bringen.«

Das Schöne an der Arbeit mit der Sandkiste ist, dass sie so viel Freude machen kann und dass sie die Klienten in ihrem Bemühen, schmerzhafte Dinge auszudrücken, sehr unterstützt. Eric war mit Hilfe dieser Technik in der Lage, Gefühle auszudrücken, die er mit Worten so niemals hätte formulieren können.

Polaritäten erforschen

Jugendliche werden von Polaritäten gequält. Wie sie sich innerlich fühlen, ist oft ihrer Darstellung in der Außenwelt genau entgegengesetzt. Sie möchten unabhängig sein und fürchten sich davor, die Unterstützung ihrer Eltern zu verlieren, die sie brauchen. Sie haben in vielerlei Hinsicht zwiespältige Gefühle und können sich nicht zu einer bestimmten Position durchringen.

Oft wird die Technik des leeren Stuhls als »*die* Gestalttherapie« schlechthin angesehen. Natürlich ist sie nichts weiter als eine Technik, und es wäre unsinnig, sie als Inbegriff der gesamten Theorie, Philosophie und Praxis der Gestalttherapie anzusehen! Die Arbeit mit dem leeren Stuhl ist eine sehr nützliche Technik, die Klienten helfen kann, Dinge aus unterschiedlichen Perspektiven zu sehen.

Eine Klientin, die sechzehn Jahre alt war, berichtete mir, man habe ihr eine Rolle in einem Film angeboten. Sie hatte in einigen kurzen Werbespots mitgewirkt, doch um diese Filmrolle übernehmen zu können, hätte sie die Schule verlassen und sich privat unterrichten lassen müssen. Sie träumte davon, als Schauspielerin in einem Film mitzuwirken, und nun erhielt sie die Möglichkeit, sich diesen Traum zu erfüllen. Andererseits gefiel ihr die Schule, sie hatte dort viele Freunde, und sie wollte ihr Seniorjahr ungern verpassen. Ihr Dilemma lähmte sie. Ich forderte sie auf, sich auf einen Stuhl zu setzen und mit mir über die Möglichkeit, das Filmangebot anzunehmen, zu reden. »Das hier ist der Teil von dir, dem es wichtiger als alles andere ist, das Angebot anzunehmen.« Nachdem sie ihren Wunsch, an der Filmproduktion teilzunehmen, vollständig zum Ausdruck gebracht hatte, forderte ich sie auf, sich auf einen Stuhl zu setzen, der dem ersten gegenüber stand, und nun ausschließlich über ihren Wunsch, in der Schule zu bleiben, zu sprechen. Schon bald hatte sich zwischen den beiden Teilen ein Gespräch entsponnen, in dessen Verlauf die Klientin immer wieder vom einen Stuhl auf den anderen wechselte. Schließlich schwieg sie. Ich wartete. »Wissen Sie, ich würde wirklich gern in dem Film mitspielen, aber ich werde später auch Möglichkeiten dazu haben. Dagegen habe ich nur ein einziges Mal die Chance, mein Seniorjahr zu absolvieren und dann die Prüfung abzulegen. Deshalb werde ich das tun.« Sie war sehr erleichtert und verließ mich deutlich beschwingter, als sie gekommen war.

Ich hatte ihr erklärt, dass es nie leicht ist, Entscheidungen zu treffen, wenn beide Entscheidungsmöglichkeiten mit bestimmten Vorteilen verbunden sind. Ich sagte: »Wenn du die Schule hassen würdest, wäre die Entscheidung einfacher.«

Die *Topdog-Underdog-Übung* ähnelt der Arbeit mit dem leeren Stuhl, und auch dabei kann man zwei Stühle benutzen. Ich hatte einmal einen Klienten, der ein wichtiges Referat fertigstellen und am nächsten Tag abgeben musste. Doch seine Großmutter war zu Besuch gekommen, und seine ganze Familie wollte zur Feier des Tages gemeinsam essen gehen. »Ich möchte mitgehen und mit allen zusammen sein, aber ich weiß, dass ich eigentlich zu Hause bleiben und mein Referat schreiben sollte. Ich wünschte mir, ich hätte diese Arbeit nicht bis zum letzten Augenblick verschoben«, stöhnte er. Das Wort »sollte« ist für mich ein Warnsignal, weil es darauf hinweist, dass bei dem Klienten eine introjizierte Botschaft existiert, die wahrscheinlich Groll in ihm verursacht und vielleicht sogar lähmend auf ihn wirkt und die ihn natürlich auch daran hindert, ein gutes Referat zu schreiben. Ich erklärte dem Klienten, dass der Topdog der Teil von uns ist, der uns ständig sagt, was wir tun *sollen*. Er ist im Allgemeinen barsch, kritisiert viel und ist nie zufrieden. Die gegenteilige Rolle übernimmt der Underdog. Dieser Teil reagiert auf den Topdog, indem er sich rebellisch, müde oder weinerlich gibt. Ganz gleich, wie stark der Topdog ist, der Underdog gewinnt in der Regel, weil er uns davon abhält, überhaupt etwas zu tun.

Ich forderte meinen Klienten auf, sich als Topdog auf einen Stuhl zu setzen und mit sich selbst auf dem anderen Stuhl zu reden.

»Es ist völlig unakzeptabel, wenn du dein Referat nicht vor diesem Essen fertigstellst! Du solltest es möglichst gut machen, damit du in diesem Kurs keine schlechte Zensur bekommst. Bevor du es fertig hast, solltest du nicht einmal daran denken, etwas anderes zu tun.« Dann setzte er sich als Underdog auf den anderen Stuhl und sagte:

»Ich kann es einfach nicht! Ich hasse es! Mir ist egal, wenn ich es nicht schaffe. Ich mache es nicht. Ich will mit meiner Großmutter und meiner Familie zusammen sein. Sie werden ihren Spaß haben und etwas Leckeres essen, und ich bin allein und habe nichts. Außerdem bin ich zu durcheinander und müde, um auch nur über das Referat nachzudenken.« Wir setzten diesen Dialog über mehrere Runden fort, und schließlich forderte ich den Klienten auf, sich auf einen dritten Stuhl zu setzen und mir zu sagen, was er selbst denn am liebsten tun würde. Nach längerem Schweigen sagte er (mit ruhiger Stimme): »Wissen Sie, meine Großmutter kommt nur sehr selten zu uns, und ich mag sie wirklich sehr. Ein Familienessen wie dieses ist etwas ganz Besonderes für mich. Ich werde an dem Essen teilnehmen und das Referat anschließend schreiben, auch wenn ich deswegen die halbe Nacht aufbleiben muss.« Und das tat er dann.

Kinderbücher

Manchen Klienten im Teenageralter habe ich Bücher für kleine Kinder im Vorschulalter vorgelesen. Ich sage dann etwas wie: »Ich habe da ein wunderbares Buch, das ich dir gern vorlesen würde, weil ich wissen möchte, was du darüber denkst.« Zu den Büchern, die ich in solchen Fällen vorlese, zählen *There's a Nightmare in My Closet* (Mayer 1968), *Wo die wilden Kerle wohnen* (Sendak 1992) sowie *Alexander und der abscheuliche, grässliche, mistige eklige Tag* (Viorst 1975). Solche Bücher verhelfen Kindern und Jugendlichen zu wunderbaren Erkenntnissen über ihre eigenen Träume, über ihren Ärger und über schlechte Tage. Es gibt viele wunderschöne Bücher dieser Art. Wenn ich sie aussuche, bin ich selbst die Testperson: Gefallen sie mir, bin ich mir ziemlich sicher, dass sie auch meinen Klienten gefallen werden. Ich sage einfach: »Ich möchte gern wissen, was du über dieses Buch denkst.«

Sherry war vierzehn Jahre alt, hatte viele Jahre in Kinderheimen verbracht und war nun von einer Familie adoptiert worden. Über ihre Zeit in den Heimen sprach sie nie. Eines Tages schickte mir ein Teilnehmer eines meiner Ausbildungsprogramme ein Buch, das er über

Kinderheime geschrieben hatte: *I Can't Live with Mum and Dad Anymore* (Smith et al. 1996). Das Buch war aus der Sicht eines kleinen Kindes geschrieben und mit Strichmännchen illustriert. Es beschäftigte sich auf sehr lebendige und Interesse weckende Weise mit Problemen wie Verlassenheits- und Einsamkeitsgefühlen und Verwirrtheit. Ich fragte Sherry beiläufig, ob ich ihr dieses Buch einmal zeigen sollte und ob sie mir dann sagen könnte, wie sie es fände. Dann fing ich an, es vorzulesen, und sie schlug vor, dass wir uns mit dem Vorlesen abwechseln sollten. Am Ende des ziemlich kurzen Buches sagte sie mit Tränen in den Augen: »Dieser Mann (der Autor) muss selbst in einem Kinderheim gelebt haben. Er weiß, wie es dort zugeht!« Im Laufe der nächsten Sitzungen erzählte Sherry mir von ihren eigenen Erlebnissen, wobei sie oft darum bat, dass wir uns eine Stelle aus dem Buch noch einmal anschauten.

Karten der Kraft und OH-Cards

Es gibt viele interessante Kartenspiele, die sich für die projektive Arbeit eignen. Die *Karten der Kraft* (Sams & Carson 2001) zeigen Bilder von in Nordamerika heimischen Tieren, die für die Indianer von Bedeutung sind. Ich habe Kinder aufgefordert, sich unter diesen Karten einige auszusuchen, die Sie daran erinnerten, wie sie einmal waren, wie sie sich selbst heute sähen und wie sie gern in Zukunft sein würden. Einmal benutzte ich diese Karten bei der Arbeit mit der Familie eines Fünfzehnjährigen. Danach sagte der Vater zu seinem Sohn: »Ich hätte nie geahnt, dass du dich so fühlst.«

Es gibt zahlreiche Bilderkarten wie die *OH*-Cards (www.oh-cards.com), die alle wunderschöne Bilder von Orten, Menschen und dergleichen zeigen und die alle mit einer Anleitung und Vorschlägen zu ihrem Gebrauch angeboten werden. Sie wirken so fesselnd, dass Jugendliche schnell Gefallen an ihnen finden. Manchmal entwickeln wir mit Hilfe solcher Karten eine Fortsetzungsgeschichte, oder wir wählen nach dem Zufallsprinzip eine Karte aus, erzählen eine Geschichte über das wiedergegebene Bild und sprechen dann darüber, welche Verbindung zwischen der Geschichte und uns selbst bestehen könnte. Natürlich kann man auch Bilder aus Zeitschriften ausschneiden und daraus selbst ein Kartenspiel zusammenstellen; allerdings sind viele der kommerziell angebotenen Kartenspiele so attraktiv, dass sich der Kauf eines solchen Spiels lohnen kann.

Die Arbeit mit Checklisten

Wenn Jugendliche verschlossen sind und sich nicht auf einen Dialog einlassen, kann man sie nach meinen Erfahrungen manchmal mit Hilfe von Checklisten aus der Reserve locken. Ich schreibe solch eine Liste – z.B. die *Problem Experiences Checklist, Adolescent Version* (Silverton 1991) – dann an ein Clipboard und erklärte dem Klienten, dass ich einige Aussagen machen werde und er nichts weiter zu tun braucht, als darauf mit »richtig« oder »falsch« oder mit »ja« oder »nein« zu antworten. Das Clipboard scheint eine Distanz zwischen mir und dem Klienten zu schaffen, was ihm gewöhnlich so viel Sicherheit gibt, dass er in der Lage ist, die Fragen gewissenhaft zu beantworten. Einige der Aussagen lauten: »Mein Lehrer mag mich nicht«, »Meine Eltern sagen Dinge, die mich verletzen«, »Meine Freunde tun Dinge, die ich nicht tun will« usw. Die Aussagen sind in Gruppen unterteilt, die sich jeweils auf ein Thema wie Schule, Probleme mit dem anderen Geschlecht, Umgang mit Gleichaltrigen, familiäre Ziele, Krisen, Ausbildung, Freizeitgestaltung und Ähnliches beziehen. Der Therapeut kann die Zahl der Aussagen nach eigenem Ermessen einschränken. Die einzige Thematik, die in dieser Checkliste nicht vorkommt, sind physische Probleme, mit denen sich die alte *Mooney Problem Checklist* (Mooney 1951) befasst. Eine Antwort wie »manchmal« ist durchaus akzeptabel. Im Allgemeinen vertiefe ich mich erst in einer der folgenden Sitzungen in die Stellungnahmen zu den einzelnen Äußerungen. Dann sage ich beispielsweise: »Du hast die Aussage ›Ich werde oft wütend‹ bestätigt – könntest du mir darüber noch etwas mehr erzählen, zum Beispiel was dich wütend macht?«

Ich habe im Vorangegangenen über einige Techniken und Materialien berichtet, die ich bei meiner Arbeit mit Jugendlichen benutze. Da diese Aufzählung aber keineswegs vollständig ist, möchte ich nun noch einige andere Techniken erwähnen, die sich bei meiner Arbeit mit Jugendlichen aller Altersstufen als sehr nützlich erwiesen haben:

- Fordern Sie in einer Familiensitzung alle Teilnehmer auf, die Familie mit Hilfe einer von 1 bis 100 Prozent reichenden Skala einzuschätzen, und fragen Sie sie dann, was ihnen an einem Resultat von 100 Prozent fehlt. Fragen Sie: »Wenn du eine Sache in deinem Leben verändern könntest, wofür würdest du dich dann entscheiden?«
- Das Buch *List Your Self: Listmaking as the Way to Self-Discovery* (Segalove & Velick 1996) enthält einige ausgezeichnete Ideen für das Zusammenstellen von Listen. Manchmal lasse ich mir von Klienten eine Liste diktieren, in anderen Fällen fordere ich sie auf, zu Hause selbst eine Liste zusammenzustellen.
- Mark McConville beschreibt in seinem Buch *Adolescence: Psychotherapy and the Emerging Self*, wie man ein Dartboard therapeutisch benutzen kann. Nützliche therapeutische Spiele für Jugendliche sind: *Your Lifestory*, *Likes and Gripes* und *The Ungame*. Halten Sie stets nach attraktiven neuen Spielen Ausschau.
- Ich habe zahlreichen Teenagern die Kunst der Selbsthypnose sowie die ideomotorische Fingerreaktion beigebracht.
- Collagen herzustellen ist auch sehr beliebt.
- Auch die Kritzeltechnik, die in meinem ersten Buch, *Gestalttherapie mit Kindern und Jugendlichen*, ausführlich beschrieben wird, ist sehr nützlich. Jugendliche mögen diese Technik besonders gern, weil die Zeichnungen, die mit ihrer Hilfe entstehen, Cartoons ähneln. Ein Sechzehnjähriger entdeckte in seiner Zeichnung eine Person auf einem Motorrad. Er erzählte daraufhin eine kurze Geschichte über den Motorradfahrer und über seine Freiheit. Er gestand ein, dass er einen entsprechenden Wunsch hatte, und war von seiner Zeichnung hellauf begeistert.
- Ich benutze bei meiner Arbeit mit Jugendlichen oft Phantasiereisen und lasse die Betreffenden anschließend Bilder zeichnen. Zwei besonders faszinierende Phantasiereisen sind *Pfandhaus* und *Boot im Sturm*.

Das **Pfandhaus** leite ich (nach einer kurzen Entspannungsübung, die mit dem Ertönen eines Gongs abgeschlossen wird) wie folgt ein: »Stell dir vor, du befindest dich in einer Zeitmaschine, die dich in das Mittelalter zurückversetzt. Du kommst dort sicher an und siehst eine Kopfsteinpflasterstraße mit Läden aller Art, auf der viele Menschen gehen. Du bemerkst einen interessanten Laden, in dessen Schaufenster ungewöhnliche Dinge liegen. Du betrittst den Laden und stellst fest, dass es sich um ein Pfandhaus handelt. Der Besitzer begrüßt dich herzlich und fordert dich auf, dich umzuschauen. Er merkt, dass du aus einer anderen Zeit kommst, und bietet dir an, dir etwas zu schenken, das dir gefällt. In dem Laden gibt es herrliche Steine, ungewöhnliche Schachteln und Kisten, Musikinstrumente, Schmuck und Figurinen – viele wunderschöne Dinge. Schließlich wählst du etwas aus. Du musst schon bald wieder in die Zeitmaschine zurück, und hier bist du. Ich möchte, dass du jetzt den Gegenstand zeichnest, den du ausgewählt hast. Außerdem kannst du in deine Zeichnung einbeziehen, was du willst.«

Das **Boot im Sturm** stelle ich (nach der Entspannungsübung) mit folgenden Worten vor: »Du bist ein Boot oder vielleicht auch ein Schiff. Du kannst jede Art von Wasserfahrzeug sein – ein Kanu, ein Segelboot, ein Passagierschiff, ein Unterseeboot –, ganz wie du willst. Du befindest dich auf einem Gewässer – einem Meer, See oder Fluss. Du fährst glücklich und zufrieden deines Wegs, bis plötzlich ein Sturm aufkommt. Ein heftiger Regen geht nieder, der Wind heult, und es blitzt und donnert – ein sehr starker, »wütender« Sturm. Wie ergeht es dir? Ich möchte, dass du dich vor dem Sturm, während des Sturms und nach dem Sturm zeichnest. Es reicht aber auch, wenn du nur ein Bild deiner Situation vor dem Sturm und eines von der Situation danach zeichnest.«

Dies ist eine wunderbare prozessorientierte Imagination: Sie stellt dar, wie jemand mit Konflikten und mit Chaos umgeht. Ein vierzehnjähriger Junge zeichnete ein Kanu, in dem er mit mehreren Freunden saß. Nach dem Sturm befanden sich die Jungen im Wasser und hielten sich an ihrem Kanu fest. Der Klient sagte: »Wir halten uns am Kanu fest, um zu überleben. Wenn wir es loslassen, ertrinken wir.« Bevor ich irgendetwas dazu sagen konnte, fügte er noch hinzu: »Und genauso fühle ich mich in meinem Leben. Ich weiß nicht, wie ich mit der Scheidung meiner Eltern fertig werden soll.«

- Ich möchte noch eine letzte Technik beschreiben, die ich *Sich selbst nähren* nenne. Ich habe diese Technik bereits in einem früheren Kapitel ausführlich beschrieben und möchte nun etwas zu ihrer Nutzung sagen. Den meisten Menschen gefällt vieles an sich selbst nicht, und sie wünschen sich, diese Aspekte verändern oder sich von ihnen lösen zu können. Insbesondere Jugendliche fühlen sich so, auch wenn sie leugnen, solche Empfindungen zu haben. Es folgt ein Beispiel für diese Art zu arbeiten.

Ich forderte Jill auf, die Augen zu schließen und an einen Teil von sich zu denken, der ihr nicht gefiel. Ich sagte: »Davon kann es mehrere geben, aber du sollst einen von diesen auswählen. Nun versuche, diesen Teil zu zeichnen – du kannst ihn so ulkig oder merkwürdig darstellen, wie du willst.« Als das Bild fertig war, bat ich sie, den Namen dieses Teils auf dem Blatt zu vermerken. Sie schrieb: »Der täuschende Teil«.

SCHRITT 1: *Erzähle mir von diesem Teil.* »Das ist der Teil von mir, der lügt und aus dem Portemonnaie meiner Mutter Geld stiehlt.«

SCHRITT 2: *Sei dieser Teil.* »Ich bin dieser Teil, und ich stehle und lüge. Ich weiß, dass das falsch ist, aber ich kann einfach nicht anders. Ich werde manchmal sehr wütend, und ich fühle mich einfach besser, wenn ich solche Dinge tue.«

SCHRITT 3: *Sprich mit dem Teil. Jill, was denkst du über diesen Teil?* »Ich hasse ihn! Er macht alles nur noch schlimmer und bringt mich in große Schwierigkeiten. Ich würde ihn am liebsten umbringen!« *Sage das dem Teil, Jill.* Sie schaut sich das Bild an und sagt: »Ich hasse dich! Du bringst mich in Schwierigkeiten!«

Anmerkung: Dies ist die häufigste und auch die gesündeste Reaktionsweise. Das Kind bringt seine Energie nun in der Außenwelt zum Ausdruck, statt sie weiter in sich zu behalten.

SCHRITT 4: In diesem Fall forderte ich Jill auf, mir zu sagen, wie lange dieser Teil sie schon begleite. »Ungefähr seit ich fünf Jahre alt war.« (Jill wurde von ihrer jetzigen Familie im Alter von fünf Jahren adoptiert.) Ich bitte sie, mir zu erzählen, wie sie sich im Alter von fünf Jahren fühlte. Jill antwortet: »Damals bin ich zu dieser Familie gekommen.«

Wir sprechen eine Zeitlang darüber, wie das für sie war. Sie hatte große Angst und vermisste die Pflegemutter, bei der sie gelebt hatte, nachdem sie ihrer leiblichen Mutter weggenommen worden war, an die sie sich kaum erinnern konnte.

Ich erkläre Jill, zur Zeit ihrer Adoption, als sie sich verängstigt und bedürftig fühlte, habe sie Dinge gestohlen, um sich besser zu fühlen. Es ist, als ob das fünfjährige Kind noch immer in ihr lebendig sei. Sie muss dem kleinen Mädchen zeigen, dass es dieses Kind in ihr auch dann liebt, wenn es Dinge stiehlt, und dass sie versteht, weshalb das fünfjährige Kind dies tut.

Ich fordere Jill auf, schnell sich selbst als Fünfjährige zu zeichnen und diesem Bild dann all dies zu sagen. Ich erkläre ihr: »Wenn du im Laufe der nächsten Woche etwas stiehlst, dann versichere dem kleinen Mädchen in dir, dass du es auch dann lieb hast, wenn es stiehlt, und dass du Möglichkeiten finden wirst, ihm zu helfen, seine Stimmung zu verbessern, ohne dass es sich dadurch in Schwierigkeiten bringt.« Jill sagt, das komme ihr ein wenig merkwürdig vor, aber sie werde es versuchen. In der gesamten folgenden Woche stiehlt und lügt sie nicht. Als sie zur nächsten Sitzung kommt, stellen wir eine Liste von Dingen zusammen, die sie tun kann, um sich in eine bessere Stimmung zu versetzen, wenn sie sich zurückgewiesen fühlt. Einige ihrer Ideen dazu sind: Nimm ein Schaumbad, rufe einen Freund an, höre dir deine Lieblingsmusik an, schreibe dir selbst einen Brief, zeichne ein Bild mit Regenbögen. Es macht uns beiden große Freude, Ideen zu sammeln, die ihr gefallen. Ich empfehle Jill, jeden Tag eine dieser Möglichkeiten auszuprobieren, auch wenn sie sich gut fühlt, und mir in der folgenden Woche darüber zu berichten. Für Kinder ist es wichtig zu wissen, dass sie für sich selbst etwas tun können, das ihnen gefällt, dass sie also nicht darauf warten müssen, bis jemand anderes etwas für sie tut. Entscheidend ist, sich solchen Aktivitäten möglichst bewusst zu widmen.

Regression

Ich habe beobachtet, dass Kinder in meinen Therapiesitzungen häufig regredieren. Ich halte das für ein gutes Zeichen. Kinder von unter zehn Jahren verhalten sich wie Babys oder entwickeln spielerische Aktivitäten, die man bei wesentlich jüngeren Kindern erwartet hätte. Die Betreffenden haben zu einem früheren Zeitpunkt nicht die Möglichkeit gehabt, sich solchen Aktivitäten zu widmen, und sie fühlen sich in unseren Sitzungen irgendwann so sicher, dass sie sich ihre Bedürfnisse erfüllen. Bei Jill war das nicht anders. Eines Tages verkündete sie, sie wolle Kaufladen spielen. Sie legte eifrig verschiedene Gegenstände und Spielzeuge, die im Raum verteilt waren, auf den runden Tisch, den wir für Ton- und Zeichenarbeiten benutzen. Dann versah sie alle diese Dinge mit Preisschildern. Ich hatte eine Ladenkasse für Kinder im Vorschulalter, die sie mit Spielgeld füllte. Sie gab mir etwas von dem Geld und erklärte, ich sei ihre erste Kundin. Daraufhin spielte ich übertreibend die Kundin, nahm einige Gegenstände in die Hand, um sie zu prüfen, brachte mein Gefallen an bestimmten Waren durch bewundernde Laute zum Ausdruck und kaufte schließlich etwas. Bei alldem kicherte Jill vor Vergnügen. Als sich das Sitzungsende näherte, räumten wir auf, und beim Abschied flüsterte sie: »Das hat mir großen Spaß gemacht. Aber erzählen Sie bitte niemandem davon, okay?«

7. Verlust und Trauer

Die Gestalttherapie ist ideal für die Arbeit mit trauernden Kindern, weil sie direktiv ist und fokussierend wirkt. Wenn ein Kind, das einen Verlust erlitten hat, ansonsten gut mit seiner Lebenssituation zurechtkommt, dauert eine solche Therapie nicht lange. In längerfristigen Behandlungssituationen werden die Sitzungen zu einer Art »Tanz«: Manchmal führt das Kind und manchmal der Therapeut. Bei einer kürzeren Behandlung übernimmt meist der Therapeut die Führung. Er muss einschätzen, was den therapeutischen Bedürfnissen des Kindes am besten gerecht wird, damit die Sitzungen ihm auf die bestmögliche Weise dienen. Dabei berücksichtigt er den Entwicklungsstand des Kindes, seine vorhandenen Fähigkeiten, seine Reaktionsfähigkeit und die Stärke seines Widerstandes. Er darf nichts zu erzwingen versuchen und muss die Grenzen des Kindes respektieren – er muss vorsichtig vorgehen und darf seine Erwartungen nicht zum Maßstab des Erfolgs machen.

Bevor ein Therapeut mit trauernden Kindern arbeitet, muss er die mit Verlusterlebnissen und Trauer verbundenen Probleme verstehen.

Phasen der Trauer

Elisabeth Kübler-Ross (1973) ging von fünf Phasen der Reaktion auf den Tod eines geliebten Menschen aus: Leugnen (Nicht-wahrhaben-Wollen) und Isolation, Zorn, Verhandeln, Depression und schließlich Akzeptieren. Die meisten Therapeuten formulieren diese Phasen so allgemein, dass sie sich auf viele Arten von Verlustsituationen anwenden lassen. Lenore Terr beschreibt in ihrem ausgezeichneten Buch *Too Scared to Cry* (1990) den Prozess des Trauerns, so wie John Bowlby ihn in seinem dreibändigen Werk über *Bindung*, *Trennung* und *Verlust* (1973–1983) darstellt, nämlich in vier Phasen, die sich speziell auf die Situation bei Kindern beziehen: Leugnen, Protest, Verzweiflung und Auflösung. Nach Terrs Auffassung können Kinder in jeder dieser Phasen lange verharren. Sobald jedoch an den jeweiligen spezifischen Problemen gearbeitet wird, kommt die Situation in Bewegung.

Probleme

Wenn ein Kind unter einem Verlust leidet, können damit viele verschiedene Probleme verbunden sein, und der Therapeut muss sich dieser Möglichkeiten bewusst sein. Einige dieser Probleme sind: Verwirrung, Verlassenheitsgefühle, Selbst- bzw. Identitätsverlust, Selbstvorwürfe, Schuldgefühle, Angst, Kontrollverlust, das Gefühl, verraten worden zu sein; das Gefühl, sich um die Eltern kümmern zu müssen; Nichtausdrücken von Gefühlen der Trauer; Wut, Scham und falsche Vorstellungen. Der Therapeut muss die Probleme, die das Kind plagen, einzuschätzen versuchen, um die Therapie darauf abstimmen zu können. Bestimmte Probleme treten jeweils in bestimmten Entwicklungsphasen besonders häufig auf. Beispielsweise fühlt sich ein Vierjähriger, der einen Elternteil verliert, für diesen Verlust verantwortlich, weil er noch sehr ichzentriert ist. Grundsätzlich kann man davon ausgehen, dass jedes Kind mit den meisten der obengenannten Probleme zu kämpfen hat.

Arten von Verlust

Kinder erleiden im Laufe ihrer Entwicklung viele Arten von Verlusten, die eine tiefreichende Wirkung auf sie haben: den Verlust eines Lieblingsspielzeugs, eines Freundes, einer Nachbarschaft, eines geliebten Lehrers, eines Haustiers, eines Elternteils infolge von Scheidung und den Verlust infolge irgendeiner Art von körperlicher Beeinträchtigung. Der Tod eines Elternteils, eines Bruders oder einer Schwester, eines Freundes oder eines Großelternteils ist sicher ein traumatischer Verlust. Häufen sich solche Verluste im Laufe der Entwicklungszeit, ohne dass die Trauer darüber auf angemessene Weise zum Ausdruck gelangt, leidet die gesunde Entwicklung. Es ist nicht ungewöhnlich, dass ein Kind beunruhigende Symptome erst Monate oder sogar Jahre nach einem bestimmten Verlust entwickelt. Das Kind kann den Prozess der Trauer auf ganz natürliche Weise durchlaufen, doch normalerweise hat es viele Botschaften verinnerlicht, die sich auf den für diese natürliche Trauerarbeit notwendigen Ausdruck auswirken: Es ist nicht okay zu weinen. Und ganz sicher ist es nicht okay, wegen eines Verlustes wütend zu sein. Oder das Kind fühlt sich für das Wohl der Erwachsenen in seinem Leben verantwortlich. Kurz gesagt, benötigt es viel Unterstützung und Anleitung, um den Trauerprozess auf eine nicht schädigende Weise durchleben zu können. Wird der Prozess gefördert, und alle Probleme, die die Trauer behindern, werden aufgearbeitet, reagiert das Kind oft sehr schnell.

Kurzfristige Trauerarbeit

Mit der Aufgabe, Kinder durch den Trauerprozess zu geleiten, ist oft der Auftrag verbunden, dies in möglichst kurzer Zeit zu schaffen. Doch das ist bei der Arbeit mit Kindern oft praktisch unmöglich. Der Therapeut kann sich unter Druck gesetzt fühlen, möglichst schnell Resultate zu erzielen. Aber da sich ein solcher Druck leicht nachteilig auf die Arbeit auswirkt, muss er eine Möglichkeit finden, sich von dieser Last zu befreien, und dem Prozess vertrauen, auch wenn dies letztendlich nicht zum Erfolg führt. Wenn das Kind, das den Verlust erlitten hat, vorher keine Probleme hatte und wenn sein Selbstempfinden stark ist und es von den Menschen in seiner Umgebung gut unterstützt wird, können schon wenige Therapiesitzungen ausreichen, um ihm die Bewältigung seiner Trauer zu ermöglichen. Und wenn der Therapeut spürt, dass zwischen ihm und dem Kind eine Beziehung entstanden ist, und das Kind in der Lage ist, während seiner Arbeit mit dem Therapeuten den Kontakt aufrechtzuerhalten, ist ein gutes Resultat möglich. Allerdings muss der Kontakt von Zeit zu Zeit überprüft werden, weil das Kind ihn manchmal unterbricht, wenn ihm die Arbeit zu intensiv wird – wenn es ihm an der Durchhaltekraft fehlt, die es braucht, um die anstehende Aufgabe bewältigen zu können. Der Therapeut muss dieses Phänomen, wenn es auftritt, sensibel registrieren, er muss den Widerstand des Klienten akzeptieren, und möglicherweise muss er dafür sorgen, dass die restliche Sitzungszeit auf eine Aktivität verwandt wird, die dem Kind nicht als bedrohlich erscheint, beispielsweise auf ein Spiel nach Wahl des Kindes.

Wenn eine gute therapeutische Beziehung besteht und Kontakt hergestellt ist, muss der Therapeut entscheiden, welche Vorgehensweise dem Vorhaben, kurzfristig zu arbeiten, im konkreten Fall am ehesten entspricht. Trotz seiner Ziele sollte er sich hüten, Erwartungen zu entwickeln. Er gibt zwar den Rahmen für jede Sitzung und bestimmte Aktivitäten vor, doch wenn er konkrete Resultate erwartet, läuft er Gefahr, einen Misserfolg zu provozieren. Kinder reagieren generell sehr empfindlich auf Erwartungen, weshalb eine Erwartungshaltung des Therapeuten den Erfolg einer Sitzung gefährden kann. Erwartungen entfalten eine Dynamik, die sich auf eine Begegnung äußerst negativ auswirken kann. Der Therapeut muss sich in dieser Hinsicht die (existentialistische) Einstellung »Was geschehen wird, das wird geschehen« zu eigen machen.

Mehrere Punkte sollten hinsichtlich der kurzfristigen Arbeit beachtet werden und können sich als nützlich erweisen:

1. Verstehen Sie die Situation als eine »Krisenintervention«. Sagen Sie dem Kind gleich zu Beginn, dass Sie nur wenige Sitzungen darauf verwenden können, seine Situation zu verbessern.
2. Gehen Sie von der Zahl der verfügbaren Sitzungen aus und planen Sie, was Sie in dieser Zeit tun wollen (ohne jedoch die Erwartung aufzubauen, dass das, was Sie geplant haben, auch tatsächlich eintreten wird). Beispielsweise dient die erste Sitzung der Schaffung einer Grundlage für die therapeutische Beziehung: Sie lernen das Kind kennen, leiten es dazu an, nicht-bedrohliche Aktivitäten auszuführen, und schaffen eine Atmosphäre der Sicherheit. Wenn der Therapeut respektvoll, authentisch und kongruent ist, wenn er das Kind akzeptiert, wie auch immer es sich präsentiert, und wenn er

selbst kontaktbereit ist, entsteht eine Beziehung zwischen ihm und dem Kind und eine Atmosphäre der Sicherheit.

3. Verstricken Sie sich nicht in die Situation des Kindes. Wenn Therapeuten mit einem Kind an einem Verlusterlebnis arbeiten, haben sie manchmal das Gefühl, sie müssten für das Kind sorgen, seine Situation verbessern, sie fühlen sich von seiner Situation angerührt; weil das Kind ihnen leid tut, erlauben sie ihm zu tun, was es will, wobei sie auch die Überschreitung sonst gültiger Grenzen dulden. Kann der Therapeut seine eigenen Grenzen nicht wahren und gelingt es ihm nicht, das Kind zur Respektierung der für seine Arbeit definierten Regeln zu bewegen, reagiert das Kind verwirrt und ängstlich.
4. Stellen Sie eine Liste der Probleme zusammen, die bei einem bestimmten Kind eine Rolle spielen, und definieren Sie Prioritäten. Setzen Sie direkt im Zentrum der Probleme und Gefühle an. (Beispiele hierfür werden im nächsten Abschnitt beschrieben.) Je nach Alter des Kindes kann der Therapeut diesem einige der identifizierten Probleme mitteilen und ihm so die Möglichkeit geben, selbst zu entscheiden, woran es arbeiten will.
5. Beziehen Sie möglichst in einige Sitzungen die Eltern ein. Erklären Sie ihnen, wie Sie bei Ihrer Arbeit vorgehen. Beispielsweise hatte ein Kind, dessen Vater seine Arbeit verloren hatte, das Gefühl, es müsse seine Eltern aufheitern, mehr Selbstsicherheit entwickeln und stets die »Schokoladenseite« der Dinge in den Vordergrund stellen und dabei seine Ängste völlig außer Acht lassen. Andere Symptome wie schlechter werdende Schulzensuren und Konzentrationsschwierigkeiten traten auf. In Sitzungen mit der ganzen Familie gab der Junge zu, dass er Angst um die Zukunft seiner Familie hatte. Die Eltern gestanden, dass sie ihre eigenen Ängste nie zeigten und schon gar nicht mit ihrem Kind darüber sprachen, weil sie glaubten, dies könne sich nachteilig auswirken. Als sie anfingen, einander ihre Empfindungen mitzuteilen, wurden die Symptome des Kindes deutlich schwächer.
6. Therapie ist bei Kindern naturgemäß kein längerfristig kontinuierlicher Prozess. Die Arbeit muss im Allgemeinen häufiger

unterbrochen werden. Auf jeder Entwicklungsstufe tauchen neue Probleme auf. Das Kind kann nur an Material arbeiten, das seinem aktuellen Entwicklungsstand entspricht. Dies sollte man Eltern erklären.

7. Erläutern Sie dem Kind verständlich und ehrlich, warum es zu Therapiesitzungen kommen soll. Auch ein kleines Kind kann dies verstehen, wenn sein Therapeut sich um eine dem Entwicklungsstand des Kindes gemäße Ausdrucksweise bemüht.

Fallbeispiele

Es folgen gekürzte Darstellungen einer kurzfristigen Arbeit mit trauernden Kindern.

Fall I

Der zwölfjährige Jack hat im Alter von sieben Jahren seine Mutter verloren; sie ist an Krebs gestorben. Seine Eltern waren seit einiger Zeit geschieden gewesen, und sein Vater hatte erneut geheiratet. Jack hatte ein gutes Verhältnis zu beiden Eltern, die gemeinsam das Sorgerecht für ihn hatten; er entwickelte sich in der Schule gut, hatte Freunde und schien allgemein recht gut im Leben zurechtzukommen. Nach dem Tod seiner Mutter zog er zu seinem Vater und seiner Stiefmutter, die er sehr mochte. Sein Vater berichtete, seit dem Tod der Mutter habe es mit seinem Sohn keinerlei Probleme gegeben. Als ich ihn fragte, wie Jack mit seiner Trauer umgegangen sei, wurde dem Vater klar, dass Jack keinerlei Anzeichen für Trauer hatte erkennen lassen, abgesehen davon, dass er bei der Nachricht über den Tod der Mutter kurz geweint hatte.

In seinem aktuellen Alter von zwölf Jahren, ein wichtiger Zeitpunkt in der Entwicklung eines Kindes, tauchten verschiedene Symptome auf. Jacks Schulzensuren wurden schlechter, er blieb lieber zu Hause, als mit Freunden zu spielen, er war unruhig, wenn sein Vater nicht zu Hause war, und er litt unter Schlafstörungen. Seine Eltern hatten diese Symptome nicht mit dem Tod der Mutter, der schon fünf Jahre zurücklag, in Verbindung gebracht. Ich hingegen hielt dieses traumatische Ereignis für signifikant, insbesondere weil seine Eltern berichteten, er sei mit dem Tod der Mutter »so gut fertig geworden«.

Sitzung 1: Zur ersten Sitzung kam Jack mit seinen Eltern. In ihr lernte ich die »Geschichte« des Kindes kennen und wurde über die Sorgen der Eltern informiert. Es ist wichtig, dass das Kind an dieser Sitzung teilnimmt, damit es weiß, was die Eltern mir berichten. Jack erklärte sich einverstanden, an der Überwindung seiner Schlafstörung zu arbeiten, da er sich als eine Art Sportler verstand und zugab, dass er sich zu müde fühle, um etwas zu leisten, und dass dies wahrscheinlich auf den Schlafmangel zurückzuführen sei.

Sitzung 2: In der zweiten Sitzung untersuchte ich Jacks Fähigkeit, eine Beziehung aufzubauen, und beobachtete seine Kontaktfähigkeit. Jack war ein aufgewecktes, freundliches Kind, das schnell zu mir in Beziehung trat und ziemlich gut Kontakt herstellen konnte. Es bestand Grund zu der Hoffnung, dass er von einer Kurzzeitbehandlung profitieren würde.

Die erste Sitzung, in der ich mit Jack allein zusammenkam, diente hauptsächlich dazu, ihm zu helfen, in der ungewohnten Situation heimisch zu werden, und die Beziehung zwischen ihm und mir aufzubauen. Nachdem wir eine Weile miteinander geredet hatten, forderte ich ihn auf, einen Ort zu zeichnen, an dem er sich sicher fühle. Er zeichnete eine Campingszene und erklärte, dass ihm die Campingausflüge mit seinem Vater und seiner Stiefmutter sehr viel Freude machten. Er sagte, er sei gern mit ihnen zusammen und unternehme gern Dinge mit ihnen, und die Belastungen, denen er sonst in der Welt ausgesetzt sei, fielen dann von ihm ab. Daraufhin stellte ich nach Jacks Diktat eine Liste einiger Alltagsbelastungen zusammen. Zum Abschluss der Sitzung spielten wir zusammen *Uno*, das Jack unter verschiedenen leichten Spielen, die Spaß machen, ausgesucht hatte.

Sitzung 3: In der nächsten Sitzung forderte ich Jack auf, seine Augen zu schließen, an seine Mutter zu denken und eventuell auftauchende Erinnerungen zuzulassen. Ich ließ ihm die Wahl, die Erinnerung zu zeichnen oder mündlich über sie zu berichten. Er erklärte, er könne sich kaum an seine Mutter erinnern, doch dann zeichnete er eine Szene am Strand. Als er damit fertig war, erzählte er, dass er sich daran erinnere, als kleines Kind mit seiner Mutter am Strand gewesen zu sein. Daraufhin forderte ich ihn auf, dem kleinen Jungen in der gemalten Szene eine Stimme zu geben, und ich sagte, an den kleinen Jungen gerichtet: »Was machst du?« Trotz anfänglichen Widerstandes gegen eine so lächerliche Aufforderung antwortete Jack schließlich: »Ich baue eine Sandburg.« Ich ermutigte Jack, auf dem Bild einen Dialog zwischen seiner Mutter und dem kleinen Jungen zu initiieren. Zum Abschluss dieser kleinen Übung sagte Jack grinsend: »Das hat Spaß gemacht.« Auch diese Sitzung beendeten wir mit einer Runde *Uno*.

Sitzung 4: Ton stand auf zwei Arbeitsbrettern auf dem Tisch bereit, außerdem Werkzeug für die Tonbearbeitung sowie einige andere Gegenstände. Während Jack und ich mit dem Ton spielten, bat ich ihn beiläufig, mir mehr über seine Mutter zu erzählen und einige seiner Erinnerungen an sie zu schildern. Die Arbeit mit Ton ermöglicht ein sehr eindrucksvolles nährendes sensorisches Erlebnis und fördert außerdem den Ausdruck. Als Jack klar wurde, dass er sich doch an viele Einzelheiten aus seinem Leben mit seiner Mutter erinnerte, war er überrascht. Ich teilte ihm mit, ich glaubte, seine Schlafstörungen und seine Schwierigkeiten mit der Abwesenheit seines Vaters hingen mit dem Verlust seiner Mutter im Alter von sieben Jahren zusammen. Jack reagierte auf diese Information erstaunt und etwas erschrocken. Ich forderte ihn auf, aus Ton die Figur eines siebenjährigen Jungen zu formen und sich dann vorzustellen, wie es für diesen kleinen Jungen gewesen sein müsse, seine Mutter zu verlieren. Ich begann mit dem »Siebenjährigen« einen Dialog, wobei ich Jack erneut aufforderte, die Rolle des kleinen Jungen zu übernehmen. Ich ermutigte ihn, sich »auszudenken«, was ein kleiner Junge nach seiner Vorstellung in solch einer Situation sagen würde.

THERAPEUTIN: »Hattest du Angst, als deine Mutter krank wurde?«

JACK: »Als sie ins Krankenhaus kam, hatte ich große Angst.«

THERAPEUTIN: »Ja! So etwas ist für ein kleines Kind sehr beängstigend.«

Zu seiner eigenen Überraschung gab mir Jack auf meine beiläufigen Fragen hin viele Informationen. Ich erklärte ihm, dass es Kinder in diesem Alter schwerfällt zu trauern und dass man ihnen erklären muss, wie sie am besten mit den einzelnen Trauerphasen umgehen. Jack war von den verschiedenen Phasen fasziniert, und bei ihm tauchten immer mehr Erinnerungen an diese Zeit auf. »Ich erinnere mich daran, dass ich sehr wütend geworden bin, als mein Vater mir sagte, meine Mutter sei tot! Ich war mir sicher, dass er log; ich bin dann aus dem Zimmer gelaufen und habe mich geweigert, mit ihm zu reden. Das war wohl Leugnen. Mein Vater wurde daraufhin sehr wütend auf mich. Offenbar wusste er nichts von diesen Phasen.« Jack sprach auch über seine Wut. Weil diese ihn oft in Schwierigkeiten brachte, unterdrückte er sie in dem Glauben, es sei sehr schlecht, dieses Gefühl zu haben. Ich legte einen großen Klumpen Ton vor ihn hin und forderte ihn auf, mit dem Werkzeug darauf zu schlagen. Das tat er mit viel Kraft. Als ich ihn fragte, ob er in Worte fassen könne, was sein Schlagen ausdrücke, stand er auf und schlug mit ungeheurer Kraft auf den Tonklumpen. Dann fing er an zu weinen, und er schrie: »Warum hast du mich verlassen?!« Offensichtlich sprach er mit seiner Mutter. Ich versuchte, ihn zu unterstützen, indem ich Dinge sagte wie: »Ja, genau. Sag es ihr!« Hätte ich nichts gesagt, wäre Jack irgendwann bewusst geworden, was er tat, und er hätte seinen lautstarken Gefühlsausdruck beendet. Nach einer Weile setzte er sich. Ich lobte ihn, weil es ihm gelungen war, seine Wut zuzulassen. Dann formte ich aus dem Ton eine kleine Figur, die ich den »siebenjährigen Jack« nannte.

THERAPEUTIN: »Jack, das bist du als Siebenjähriger. Stelle dir vor, du könntest dich mit Hilfe einer Zeitmaschine in die Vergangenheit zurückversetzen und mit ihm reden. Was würdest du zu ihm sagen?«

JACK: »Keine Ahnung.«

THERAPEUTIN: »Versuche ihm zu sagen: Es tut mir leid, dass du deine Mutter verloren hast.«

JACK: »Ja. Es tut mir leid, dass du deine Mutter verloren hast. Du bist noch ein kleines Kind, und du brauchst sie. Es ist nicht richtig, dass du sie verloren hast.«

Unterstützt durch mich und meine Anregungen fuhr er noch eine Weile so fort.

THERAPEUTIN: »Jack, dieser kleine Junge lebt in dir. Er ist eine Weile still gewesen, aber jetzt, wo du zwölf bist, kannst du vieles tun, was du früher nicht konntest, und ich glaube, er hat versucht, deine Aufmerksamkeit auf sich zu lenken. Er ist in diesem Alter stecken geblieben, weil er seine Gefühle nie ausgedrückt und sie nicht einmal gekannt hat. Er braucht es, dass du weißt, wie es um ihn steht. Wenn du Angst hast, weil dein Vater aus dem Haus geht, dann ist eigentlich er es, der meint, deinem Vater könnte unterwegs etwas passieren. Und er ist es auch, der dich daran hindert zu schlafen. Aber jetzt hat er dich, und natürlich wirst du ihn nie im Stich lassen, weil er ein Teil von dir ist. Er braucht dich. Deshalb möchte ich, dass du diese Woche an jedem Abend, wenn du zu Bett gehst, mit ihm sprichst und ihm sagst, dass du ihn nie verlassen wirst und dass er ein sehr gutes Kind ist. Vielleicht kannst du ihm auch eine Geschichte erzählen, wenn du im Bett liegst.«

JACK: »Meine Mutter hat mir immer Geschichten erzählt.«

THERAPEUTIN: »Jetzt kannst du das selbst tun. Du kannst so etwas gut; also versuche es. Das ist deine Hausaufgabe für die kommende Woche!«

Jack weigerte sich, die Übung in meinem Beisein auszuprobieren, erklärte sich aber bereit, es zu Hause zu tun.

Sitzung 5: In der fünften Sitzung berichtete Jack, er schlafe besser, aber immer noch nicht richtig gut. Ich forderte ihn auf, die Augen zu schließen und sich vorzustellen, dass er nachts im Bett liege, und dann darüber zu berichten, was er in dieser Situation erlebe. Jack sagte, es sei immer noch eine Angst da, aber er sei sich nicht sicher, womit sie zusammenhinge. Ich forderte ihn auf, die Angst mit Hilfe von Farben, Linien, Kurven und Formen zeichnerisch darzustellen.

JACK: »So fühle ich mich. Viele merkwürdige Linien und Kreise, größtenteils schwarz. Ich glaube, es stimmt, was Sie letzte Woche gesagt haben: Ich habe Angst davor, dass mein Vater auch sterben könnte.«

THERAPEUTIN: »Wir wissen nicht, wie es uns allen in Zukunft ergehen wird, aber wenn ein Junge einen Menschen verliert, der ihm sehr nahesteht, und besonders wenn dieser Mensch seine Mutter ist, dann ist es verständlich, dass er auf den Gedanken kommt, das Gleiche könnte auch mit einem anderen Menschen passieren, der ihm sehr wichtig ist, und zwar ganz besonders mit seinem Vater. Du musst dem kleinen Jungen in dir klarmachen, dass es okay ist, Angst zu haben – dass du das verstehst. Hier ist er *(zeichnet schnell ein Strichmännchen)* – sag es ihm.«

JACK: »Ja, es ist okay, Angst zu haben.«

THERAPEUTIN: »Glaubst du das wirklich?«

JACK: »Na ja, ich denke, für ihn ist es okay, Angst zu haben. Aber ich glaube nicht, dass ich Angst haben sollte.«

THERAPEUTIN: »Deshalb habe ich dich ja gebeten, mit ihm zu reden. Ich glaube nämlich, wenn du ihm erlaubst, Angst zu haben, hast du nicht mehr so große Angst.«

JACK: »Okay. Du kannst Angst haben. Das ist normal.«

THERAPEUTIN: »Erinnere ihn daran, dass du bei ihm bist, dass du ihn nie verlassen wirst und dass du weißt, wie man viele Dinge tun kann, die er nicht tun konnte.«

Dies übte Jack eine Zeitlang.

Sitzung 6: In der sechsten Sitzung berichtete Jack, er sei eingeschlafen, bevor er seine Gespräch mit dem siebenjährigen Jack zum Abschluss gebracht hätte. Und er habe vergessen, sich wegen seines Vaters Sorgen zu machen. Er sei einfach zu sehr mit anderen Dingen beschäftigt gewesen.

Ich machte ihn darauf aufmerksam, dass er sich auch in Zukunft hin und wieder wegen seiner Mutter einsam fühlen werde und dass er dann mit dem siebenjährigen Jack so umgehen und vielleicht auch sonst manchmal nett zu ihm sein solle.

Sitzung 7: Zu dieser letzten Sitzung kam Jack zusammen mit seinen Eltern. Wir sprachen ein wenig darüber, was er inzwischen gelernt hatte. Jack bemühte sich selbst sehr, ihnen alles zu erklären, besonders die Sache mit den verschiedenen Phasen.

Eine Nachsorgesitzung, die einen Monat später stattfand, verlief sehr zufriedenstellend.

Die Arbeit mit Jack umfasste insgesamt sieben Sitzungen einschließlich der Abschlusssitzung.

In die erste Sitzung wurde die ganze Familie einbezogen. Die nächsten beiden dienten dem Aufbau der therapeutischen Beziehung, und es wurde eine Grundlage für die Arbeit an Jacks Trauer über den Tod seiner Mutter geschaffen. Dabei ging ich von der Annahme aus, dass dieses Ereignis die Ursache seiner aktuellen Symptome sei, insbesondere aufgrund seiner Bindungsstörung. Im Laufe der Arbeit tauchten spontan die Themen *Angst vor dem Verlassenwerden*, *Zorn* und *Traurigkeit* auf. Das Selbst zu nähren und zu lernen, für sich selbst zu sorgen, sind wichtige und hochwirksame Fertigkeiten.

Fall II

Die zehnjährige Susan hatte ihren Vater verloren. Er hatte sich umgebracht. Ihre Eltern hatten sich schon scheiden lassen, als Susan, das jüngste von drei Kindern, noch ein Baby gewesen war. Susans Vater hatte starken Anteil am Leben seiner Tochter genommen, und sie hatte sich ihm sehr nahe gefühlt. Die Eltern hatten vereinbart, dass sie ein Jahr lang bei ihm leben sollte, doch unmittelbar vor dem geplanten Umzug hatte er Selbstmord begangen. Susan wurde von ihrer Mutter sechs Monate nach dem Tod des Vaters zur Therapie gebracht, weil sie immer häufiger Wutanfälle und Aggressionsausbrüche bekam. Ihr Lehrer hatte sich darüber beklagt, dass sie ihre Hausaufgaben nicht mehr erledige und ziemlich aufsässig werde. Es kommt häufig vor, dass Eltern ein Kind nach einem traumatischen Verlust wie diesem zur Therapie bringen, und meist tun sie dies einige Monate nach dem Ereignis, wenn Symptome auftreten oder stärker zu werden beginnen.

Sitzung 1: An der ersten Sitzung nahmen Mutter und Tochter teil. Die Mutter berichtete, seit der Vater gestorben sei, habe Susan Probleme in der Schule, und sie kümmere sich nicht mehr um ihre Freundschaften.

Sie erklärte: »Die Situation verschlechtert sich immer mehr, statt sich nach einer Weile wieder zu bessern, wie ich zunächst geglaubt habe.« In dieser ersten Sitzung wirkte Susan sehr verschlossen und beteiligte sich nicht am Geschehen. Ich bat die Mutter, sich in das Wartezimmer zu setzen, und forderte Susan dann auf, ein Haus, einen Baum und einen Menschen auf ein Blatt Papier zu zeichnen. Susan wirkte erleichtert darüber, dass sie nicht zu reden brauchte, und sie gab sich beim Zeichnen große Mühe.

THERAPEUTIN: »Susan, eigentlich ist das, was wir hier machen, ein Test. Aber ich benutze die Übung nicht so, sondern mir geht es darum, dich besser kennenzulernen. Die Art, wie du gezeichnet hast, sagt mir einiges über dich, und ich möchte mit dir zusammen feststellen, ob das, was ich darin sehe, stimmt.«

SUSAN: »Was sehen Sie denn darin?«

THERAPEUTIN: »Zum einen sehe ich, dass du vieles für dich behältst.«

SUSAN: »Das stimmt. Woher wissen Sie das?«

THERAPEUTIN: »Dein Haus hat sehr kleine Fenster und dunkle Fensterblenden, und wenn jemand solche Fenster zeichnet, hat das manchmal diese Bedeutung.«

SUSAN *(wirkt interessiert)*: »Was sehen Sie sonst noch in der Zeichnung?«

THERAPEUTIN: »Möglicherweise zeigt sie auch, dass du viel Wut in dir behältst, vielleicht weil du nicht weißt, wie du sie herausbringen kannst. Passt das auf dich? Der Mensch, den du gezeichnet hast, sieht aus, als ob er wütend wäre.«

SUSAN: »Ja!«

THERAPEUTIN: »Siehst du, dass das Haus schräg steht? Vielleicht fühlst du dich im Moment generell ein wenig unsicher. Und das Mädchen, das du gezeichnet hast, befindet sich in dieser Ecke, weit weg von dem Haus; das könnte bedeuten, dass du nicht weißt, wo du hingehörst.«

SUSAN *(mit sehr leiser Stimme)*: »Das stimmt.«

Ich bemerkte Tränen in Susans Augen und erklärte ihr sanft, dass wir versuchen würden, in den Sitzungen gemeinsam an diesen Dingen zu arbeiten. Ich schrieb alle meine Erkenntnisse auf die Rückseite ihres Malblatts und las sie ihr dann vor. Susan hörte aufmerksam zu. Dann schlug ich ihr vor, in den letzten Minuten der Sitzung mit ihr ein Spiel zu spielen. Susan wählte *Vier gewinnt*; unsere Beziehung festigte sich.

Sitzung 2: In der zweiten Sitzung forderte ich Susan auf, ihre Familie aus Ton zu formen. Daraufhin modellierte sie ihre beiden Schwestern und ihre Mutter. Als ich sie bat, auch ihren Vater darzustellen, weigerte sie sich. »Er ist nicht mehr hier.« Daraufhin formte ich selbst schnell eine sehr einfache Figur und sagte dann: »Das ist dein Vater. Er wird dort drüben stehen.« Ich stellte die Figur in den hinteren Bereich des Arbeitsbretts für den Ton.

THERAPEUTIN: »Ich möchte, dass du nun zu jeder dieser Personen etwas sagst.«

SUSAN *(zu ihrer ältesten Schwester)*: »Ich bin dir wohl völlig egal! Du bist immer nur mit deinen Freunden unterwegs!«

(Zu ihrer mittleren Schwester): »Ich wünschte mir, du würdest mich nicht so oft hänseln.«

(Zu ihrer Mutter): »Ich wünschte mir, du brauchtest nicht so viel zu arbeiten und könntest häufiger zu Hause sein.«

THERAPEUTIN: »Sage nun etwas zu deinem Vater.«

SUSAN: »Das will ich nicht.«

THERAPEUTIN: »In Ordnung. Du musst es auch nicht. Susan, wenn ein Vater oder eine Mutter sich umbringt, geben die Kinder sich oft die Schuld daran und schämen sich, anderen Menschen davon zu berichten. Ich frage mich, ob das auch bei dir so ist.«

SUSAN: »Andere Kinder fühlen sich auch so?«

THERAPEUTIN: »Ja, solche Gefühle sind sehr verbreitet!«

SUSAN: »Ich weiß nicht, was ich getan habe, aber ich sollte zu ihm ziehen, und dann hat er sich umgebracht. Ich hatte gedacht, er freue sich darauf, dass ich zu ihm komme. Und ich wollte nicht, dass irgendjemand von der Sache erfuhr – weil dann alle wüssten, dass er sich wegen mir umgebracht hätte.«

THERAPEUTIN: »Es muss schwer für dich sein, mit diesen Gefühlen fertig zu werden. Du tust mir leid.«

Susan nickte und verschloss sich wieder. Dies war an ihrem Mangel an Kontakt, an ihrer Körperhaltung und an ihrem Energieschwund zu erkennen. Ich schlug vor, dass wir mit dem Reden aufhören und noch einmal eine Runde *Vier gewinnt* spielen könnten. Susans Miene hellte sich deutlich auf, und bei dem Spiel war sie wieder voller Energie. Ich informierte sie, dass ihre Mutter an der nächsten Sitzung wieder teilnehmen werde.

Sitzung 3: In der dritten Sitzung, an der Susans Mutter teilnahm, forderte ich beide auf, etwas zu zeichnen, das sie wütend mache. Susan beobachtete, wie ihre Mutter zeichnete, und schließlich arbeitete auch sie an ihren Bildern. Die Mutter zeichnete eine Situation an ihrem Arbeitsplatz und sprach ein wenig darüber.

SUSAN: »Ich habe nicht getan, worum Sie mich gebeten hatten. Ich habe einfach nur meine Familie gezeichnet.«

THERAPEUTIN: »Okay, mir fällt auf, dass du deinen Vater nicht gezeichnet hast. Könntest du hier in der Ecke einen kleinen Kreis für ihn einfügen? Und nun sage bitte allen Mitgliedern deiner Familie etwas, worüber du wütend bist oder was dir an ihrem Verhalten nicht gefällt.«

Susan erklärte sich damit einverstanden, weigerte sich aber auch diesmal wieder, mit der Figur, die den Vater darstellte, zu reden.

THERAPEUTIN *(zur Mutter)*: »Wären Sie wohl bereit, hier drüben etwas über Ihren Ex-Mann zu sagen? Susan fällt das schwer. Sie können mit ihm über alles reden, worüber Sie mit ihm reden möchten.«

Susans Mutter fing sofort an, starke Wut auszudrücken, weil ihr Ex-Mann sich umgebracht und dadurch seine Kinder und besonders Susan so stark verletzt hatte und weil er sie mit der Verantwortung für die drei Kinder allein gelassen hatte.

Susan fing an zu weinen, und sie sagte, auch sie sei wütend und außerdem sicher, dass sie all dies verschuldet habe. Ich brachte sie dazu, dies der Figur, die ihren Vater verkörperte, zu sagen. Susans Mutter brachte ihr Erstaunen zum Ausdruck, und sie versicherte Susan mitfühlend, das sei nicht der Fall; ihr Vater habe finanzielle Probleme gehabt und sich wahrscheinlich deshalb umgebracht, und er habe Susan sehr geliebt. Doch seine Probleme seien ihm einfach über den Kopf gewachsen.

Susan weinte weiter, während ihre Mutter sie umarmte.

Sitzung 4: In der vierten Sitzung forderte ich Susan auf, ein Bild von etwas zu zeichnen, das sie gern mit ihrem Vater getan hatte. Sie zeichnete daraufhin ein Bild von einem Swimmingpool und erzählte, wie viel Freude es ihr gemacht habe, mit ihm zusammen zu schwimmen. Dann fragte sie, ob sie eine Sandkistenszene aufbauen könne, und sie baute eine Friedhofsszene, wobei sie erklärte, eines der Gräber sei das Grab ihres Vaters.

THERAPEUTIN: »Susan, ich möchte, dass du mit dem Grab deines Vaters sprichst.«

SUSAN: »Papi, ich hoffe, dass du da, wo du jetzt bist, glücklich bist. Ich vermisse dich sehr. Es tut mir leid, dass du so große Probleme hattest.«

THERAPEUTIN: »Könntest du ihm sagen, dass du ihn liebst?«

SUSAN: »Ja! Papi, ich liebe dich.« *(Lange Pause)* »Adieu.« *(Zur Therapeutin:)* »Haben wir noch Zeit für ein Spiel?«

Sitzung 5: Ich hatte noch eine weitere Sitzung mit Susan. Ihre Mutter konnte daran nicht teilnehmen, hatte mir aber geschrieben, dass Susans problematische Verhaltensweisen verschwunden seien. Ich fragte die Klientin, was sie gern tun würde, und sie entschied sich für die Arbeit mit Ton. Sie formte eine Geburtstagstorte, auf der Zahnstocher die Kerzen darstellten, und sie verkündete mit deutlicher Freude, der Geburtstag ihres Vaters stehe bevor, und sie wolle ihm eine Torte machen.

In diesem Fall erforderte die Arbeit fünf Sitzungen. Ebenso wie bei Jack gelang es mir auch bei Susan, schnell eine gute therapeutische Beziehung aufzubauen. Susan erwies sich trotz ihres anfänglichen Widerstandes als sehr kooperativ. Ihre Angst, sie könne für den Tod ihres Vaters verantwortlich sein, ließ sich sehr schnell auflösen. Sie brachte ihren Zorn und ihre Traurigkeit zum Ausdruck. Ich rief Susans Mutter an, um ihr zu erklären, dass Susan *in Relation zu ihrer aktuellen Entwicklungsstufe* am Verlust ihres Vaters gearbeitet habe; in späteren Entwicklungsphasen jedoch könnten tieferliegende Gefühle zutage treten, weil sie im Moment noch nicht über genug Standfestigkeit verfüge, um sich auch mit diesen schon auseinanderzusetzen.

Fall III

Der sechsjährige Jimmy wurde von seinem Vater zur Behandlung gebracht. Jimmys zwei Jahre jüngere Schwester war bei einem Autounfall ums Leben gekommen, bei dem die Eltern und Jimmy nur leichtere Verletzungen erlitten hatten. Jimmys Vater sagte, sein Sohn habe keine größeren Probleme, aber er brauche offenbar Hilfe, um über den Tod seiner Schwester hinwegzukommen, da er nie über sie spreche. Jimmys Mutter, die extrem stark trauerte und kaum noch zu einem normalen Leben in der Lage war, wurde von einem Psychiater betreut. Jimmy hingegen verhielt sich »stoisch«. Ich vermutete, dass Jimmy seine Trauer nicht zeigte, weil er fürchtete, dann im Stich gelassen zu werden – dass er glaubte, sich um seiner Mutter willen als stark erweisen zu müssen. Jimmys Vater berichtete mir, die beiden Kinder seien gut miteinander ausgekommen und hätten ständig zusammen gespielt, wobei Jimmy seine Schwester allerdings gern geärgert und manchmal auch geschlagen habe; offenbar habe es ihm auch Freude gemacht, sie zum Weinen zu bringen. Wahrscheinlich gab sich Jimmy, der sich noch auf der ichzentrierten Entwicklungsstufe befand, die Schuld am Tod seiner Schwester, weil er sich ihr gegenüber so negativ verhalten hatte. Ich gewann den Eindruck, dass dieses letztgenannte Thema in Verbindung mit der Angst des Jungen, die Liebe und Aufmerksamkeit seiner Mutter einzubüßen, bei unserer gemeinsamen Arbeit Priorität haben müsste.

Sitzung 1: Während in der ersten Sitzung der Vater mit mir redete, verweigerte Jimmy jeden Kommentar. Er saß an einer Sandkiste und ließ den Sand durch seine Hände rinnen. An seiner Körperhaltung konnte ich erkennen, dass er genau zuhörte.

Ich bat den Vater, sich in den Warteraum zu setzen, nachdem ich Jimmy gefragt hatte, ob das für ihn okay sei. Jimmy nickte daraufhin, wobei er mir immer noch den Rücken zuwandte. Ich lenkte seine Aufmerksamkeit auf die Regale mit den Miniaturgegenständen und schlug ihm vor, einige davon in die Sandkiste zu setzen und eine Szene aufzubauen. Jimmy setzte alle Bäume, die er fand, in die Sandkiste, und unter einen der Bäume setzte er ein kleines Kaninchen. Dann verkündete er: »Ich bin fertig.«

THERAPEUTIN: »Jimmy, könntest du mir deine Sandszene erklären?«

JIMMY: »Es ist ein Wald mit vielen Bäumen.«

THERAPEUTIN: »Was ist mit dem kleinen Kaninchen?«

JIMMY: »Es versteckt sich unter dem Baum. «

THERAPEUTIN: »Ich würde gern mit ihm sprechen. Könntest du ihm deine Stimme leihen – verstehst du: als ob es eine Puppe wäre?«

JIMMY: »Okay.«

THERAPEUTIN: »Kaninchen, was machst du?«

JIMMY: »Ich verstecke mich.«

THERAPEUTIN: »Wovor versteckst du dich?«

JIMMY: »Große Tiere fressen Kaninchen manchmal. Deshalb verstecke ich mich vor ihnen.«

THERAPEUTIN: »Du hast ein gutes Versteck; ich kann dich kaum sehen! Fühlst du dich sicher?«

JIMMY: »Nein, ich habe trotzdem Angst.«

THERAPEUTIN: »Ist hier irgendwo jemand, der dir helfen könnte?«

JIMMY (*mit sehr leiser Stimme und zusammengekrümmtem Körper*): »Nein.«

THERAPEUTIN: »Oh, das muss aber hart für dich sein.«

JIMMY: »Ja.«

Als wir diesen Punkt erreicht hatten, sagte ich zu Jimmy, wir könnten in den letzten fünf Minuten der Sitzung ein Spiel spielen. Ich fragte ihn, ob er damit einverstanden sei, wenn ich ein Foto von seiner Sandszene aufnehmen und die Objekte erst später wieder ins Regal stellen würde, damit er sich die Szene noch anschauen könne. Damit war er sofort einverstanden.

Sitzung 2: Als Jimmy den Raum betrat, fragte er sofort, ob er noch einmal eine Sandszene aufbauen könnte, woraufhin er genau die gleiche Szene wie in der Vorwoche aufbaute, mit der einzigen Ausnahme, dass er neben das erste Kaninchen noch ein zweites setzte. Dann sagte er: »Jetzt hat das Kaninchen jemanden, der ihm helfen kann.« Ich vermutete, dass Jimmy auf diese Weise die Hilfe darstellen wollte, die er von mir erhielt.

THERAPEUTIN: »Jimmy, es tut mir wirklich sehr leid, dass du deine Schwester verloren hast. Ich wünschte mir, dass du ein Bild von ihr zeichnest, damit ich mir ein wenig besser vorstellen kann, wie sie aussah.«

Jimmy zeichnete bereitwillig ein Bild und erklärte beim Zeichnen, von welcher Farbe das Haar seiner Schwester und ihre Augen gewesen waren, was sie angezogen hatte, und andere Details.

THERAPEUTIN: »Jimmy, ich werde eine Liste von einigen der Dinge zusammenstellen, die du mit deiner Schwester zusammen getan hast. Sag mir etwas, das ihr getan habt.«

JIMMY: »Wir haben zum Beispiel Bilder aus einem Buch, das sie hatte, farbig gemalt. Wir haben auch Captain Hook und Peter Pan gespielt – dabei war ich Captain Hook. Und wir haben mit Bausteinen gebaut. Sie war erst vier, und ich musste ihr zeigen, wie man etwas macht.«

THERAPEUTIN: »Ich weiß, dass du ein guter großer Bruder warst. Große Brüder ärgern ihre Schwestern manchmal auch. Hast du das auch getan? Ich weiß, dass mein Sohn seine kleine Schwester geärgert hat. Dann kam sie weinend zu mir gelaufen. Jetzt sind sie beide erwachsen und gute Freunde geworden. Ich nehme an, dass du und Julie später auch sehr gute Freunde geworden wärt.«

JIMMY: »Ihr Sohn hat seine Schwester geärgert? Aha! Ich habe Julie oft geärgert! Es war ganz leicht, sie zum Weinen zu bringen. Manchmal hat sie mich auch genervt; dann habe ich sie geschlagen. Sie hat deshalb geweint und ist zu meiner Mutter gelaufen, und die war dann auf mich wütend. Aber eigentlich habe ich sie sehr gemocht.«

THERAPEUTIN: »Wahrscheinlich vermisst du sie sehr.«

JIMMY: *(Nickt mit Tränen in den Augen.)*

Ich schlug Jimmy vor, ein Theaterstück mit Puppen aufzuführen. In der ersten Szene spielen zwei Tierpuppen – ein Hund und eine Katze – zusammen, und der Hund fängt an, die Katze zu hänseln. Die Katze weint daraufhin. In der zweiten Szene berichtet ein größeres Tier, ein Adler, dem Hund, dass die Katze durch einen Unfall ums Leben gekommen ist. Daraufhin fängt der Hund an zu weinen und sagt, er habe die Katze nicht so ärgern wollen. Der Adler versichert dem Hund, dass die Katze nicht gestorben sei, weil er sie geärgert habe. In der dritten Szene sagt der Hund dem Adler, dass er sehr traurig sei, weil er die Katze verloren habe. Der Adler umarmt ihn.

Jimmy schaute sich dieses einfache Theaterstück sehr aufmerksam an und fragte, ob er es selbst aufführen könne. Seine Aufführung war wesentlich emotionaler: Der Hund erzählte dem Adler, dass er die Katze geschlagen habe und dass er manchmal gemein zu ihr gewesen sei, und der Adler versicherte dem Hund immer wieder, dass die Katze nicht deswegen gestorben sei.

Kurz vor Ende der Sitzung sagte Jimmy: »Das Puppentheater gefällt mir sehr gut.«

Sitzung 3: Ich fragte Jimmy, ob er glaube, dass seine Mutter wütend auf ihn sei. Daraufhin fing er an zu weinen. Es war seiner Entwicklungsstufe angemessen, zu denken, dass er die starke Trauer seiner Mutter verschuldet habe.

THERAPEUTIN: »Jimmy, ich glaube, deine Mutter ist einfach so traurig darüber, dass sie Julie verloren hat, dass sie dadurch krank geworden ist. Ich glaube nicht, dass sie auf dich wütend ist. Bist du einverstanden, wenn wir deinen Vater bitten, zu einer Sitzung mitzukommen, damit wir darüber reden können?«

Jimmy nickt.

Ich bitte Jimmy, seinem Vater zu sagen, er glaube, seine Mutter sei wütend auf ihn. Jimmy schaut mich an, und ich frage ihn, ob ich es dem Vater sagen darf. Er nickt bestimmt. Als Jimmys Vater dies hört, ist er entsetzt und beteuert Jimmy gegenüber sehr bewegt, wie sehr er und die Mutter ihn lieben. Da setzt Jimmy sich seinem Vater auf den Schoß und fängt an zu schluchzen.

Sitzung 4: Jimmy berichtet, seiner Mutter scheine es ein wenig besser zu gehen. Sie habe gelächelt und ihn am Morgen in den Arm genommen. Ich vermute, dass Jimmys Vater mit der Mutter über unsere vorige Sitzung gesprochen hat. Ich leite Jimmy an, eine Tonfigur seiner Schwester zu modellieren und mit dieser zu sprechen. Jimmy sagt der Tonfigur, er vermisse sie sehr, es tue ihm leid, dass sie tot sei, und er werde oft an sie denken. Dann nimmt er die Figur spontan in die Hand, küsst sie und verabschiedet sich von ihr. »Ich möchte jetzt das Spiel spielen, bevor ich gehe.«

Dies war unsere letzte gemeinsame Sitzung. Später rief der Vater mich an und teilte mir mit, Jimmy sei der Meinung, er brauche keine Therapie mehr. Ich riet ihm, auf das Auftreten eventueller neuer Symptome zu achten, was durchaus möglich sei, weil wir im Laufe unserer Arbeit vieles, was für Jimmy wichtig werden könne, noch nicht berücksichtigt hätten. Vielleicht entspräche das, was Jimmy ausgedrückt hätte, seinen Möglichkeiten im derzeitigen Entwicklungsstadium, und vielleicht würde er sich, wenn er stärker geworden wäre, mit einigen der noch nicht bearbeiteten Themen auseinandersetzen können.

Fall IV

In einem weiteren Fall ging es um ein neunjähriges Mädchen, dessen Mutter vom Vater des Kindes körperlich misshandelt worden war; irgendwann war es ihr gelungen, in eine andere Stadt zu fliehen, und nun bestand keinerlei Kontakt mehr zu dem Mann. Das Mädchen war mürrisch und seiner jüngeren Schwester und der Mutter gegenüber aggressiv. Die Mutter erklärte, sie könne mit ihrer Tochter nur zu fünf oder sechs Sitzungen kommen. Aufgrund meiner Erfahrungen mit ähnlichen Situationen anderer Klienten hatte ich das Gefühl, dass das Kind wegen des Verlustes seines Vaters widersprüchliche Gefühle hatte und dass es auf die Mutter wütend war, weil es ihretwegen ihre Freunde, die vertraute Schule und ihr vorheriges Zuhause verloren hatte.

Sitzung 1: In der ersten Sitzung wirkte Sally sehr ängstlich, während ihre Mutter sprach, und sie saß mit gekrümmten Schultern und einem Schmollmund da. Dann stellte ich ihr meine »Aufnahme«-Fragen, etwa: »Schläfst du gut? Hast du manchmal schlimme Träume? Wie findest du die Schule hier?« Sally antwortete bereitwillig, sichtlich entspannt, und fragte dann, wozu all das Spielzeug und all die anderen Dinge im Raum dienten. Ich erklärte ihr, sie würden ebenso wie das Zeichenmaterial, der Ton und die Sandkisten benutzt, um Kindern dabei zu helfen auszudrücken, was in ihnen vor sich ginge, damit sie nicht darüber sprechen müssten. Die Mutter war in dieser Sitzung sehr nervös und wollte offenbar möglichst schnell wieder gehen. Ich bat sie, im Wartezimmer zu bleiben, während ich versuchen würde, Sally ein wenig besser kennenzulernen.

Ich schlug Sally vor, sich im Behandlungsraum umzuschauen und sich alles genau anzusehen. Sie interessierte sich für das Puppenhaus und fing an, darin Möbel aufzustellen und sie umzustellen. Nach einiger Zeit forderte ich sie auf, eine Familie auszusuchen, die im Puppenhaus leben sollte. Sally wählte eine Mutter, einen Vater, einen kleinen Jungen und ein Mädchen von mittlerer Größe aus und platzierte diese Figuren in verschiedenen Bereichen des Hauses. Ich sagte, die Familie scheine glücklich zu sein und gut zu harmonieren. Sally stimmte dem zu, doch dann verlor sie plötzlich ihre Energie und Begeisterung für das Puppenhaus. Daraufhin schlug ich ihr vor, ein Spiel zu spielen, und sie entschied sich für *Uno*.

Wenn ein Kind plötzlich das Interesse an einer Aufgabe verliert, wenn es also den Kontakt unterbricht, obwohl es sich der Arbeit an der Aufgabe vorher mit viel Energie gewidmet hat, zeigt das im Allgemeinen ziemlich zuverlässig an, dass etwas geschehen ist, weswegen das Kind sich in sich selbst zurückgezogen hat. Offenbar hatte die »glückliche Familie« in dem Puppenhaus bei Sally einen wunden Punkt getroffen. Dieses Sich-Verschließen ist tatsächlich ein positives Ereignis im Therapieprozess, weil es anzeigt, dass sich hinter dem Widerstand Gefühle zu rühren beginnen.

Da die Mutter bezüglich der Zahl der möglichen Sitzungen eine klare Vorgabe gemacht hatte, entwickelte ich auf dieser Grundlage ein Therapieprogramm, wobei ich immer im Blick hatte, möglichst keine Erwartungen zu wecken. Der Plan, den ich mir für Sally ausdachte, sah wie folgt aus.

In der nächsten Sitzung würde ich sie mit einer nicht-bedrohlichen Ausdrucksmöglichkeit bekanntmachen, beispielsweise mit der Kritzeltechnik, die vielen Kindern Freude macht und leicht zu erlernen ist und die zu wichtigen Projektionen führen kann. In der dritten Sitzung würde ich Sally auffordern, aus Ton Figuren von allen Mitgliedern ihrer Familie, einschließlich ihres Vaters, zu formen und dann mit ihnen allen einen Dialog zu beginnen. Weiterhin könnte ich ihr helfen, auf ihre Wut, ihre Tendenz zur Selbstbeschuldigung und ihre Trauer über den Verlust ihres Vaters und des gemeinsamen Heims der Familie zu fokussieren. In der vierten Sitzung würde ich alle diese Gefühle mittels Zeichnen oder Malen in die Arbeit einbeziehen, eventuell unter Einschluss der generellen Verwirrung des Kindes angesichts seiner Gefühle. So werden die unterschiedlichen Gefühle klarer, was es wiederum erleichtert, sie durchzuarbeiten. Falls darüber hinaus noch Zeit bliebe, könnte ich Schlaginstrumente benutzen, um mit Gefühlen zu »spielen« und diese so mit einer von Freude geprägten und nährenden Atmosphäre in Verbindung zu bringen. In der fünften Sitzung schließlich würde ich Sally auffordern, eine Sandszene über ihr Leben aufzubauen. An der letzten Sitzung sollte sie wieder zusammen mit ihrer Mutter teilnehmen. In ihr wollte ich der Mutter Empfehlungen geben und ihr erklären, wie sie Sally helfen könnte, Gefühle angemessen auszudrücken und ihre Kommunikationsfertigkeiten zu verbessern.

Es folgt eine Zusammenfassung der Ereignisse, wie sie tatsächlich stattfanden.

Sitzung 2: Ich erklärte Sally die Kritzeltechnik und forderte sie auf, in ihrem Gekritzel ein Bild zu suchen und dieses dann zu kolorieren. Sally schien diese Arbeit Freude zu machen. Sie fand in ihrem Gekritzel das Bild einer großen Katze, die von Bäumen umgeben war. Über diese Katze erzählte sie folgende Geschichte: »Die Katze verirrte sich einmal. Sie war von zu Hause aufgebrochen und wollte einen Freund besuchen, aber irgendwie verlief und verirrte sie sich. Sie hatte eine Abkürzung durch den Wald nutzen wollen und hatte sich dabei verlaufen. Sie wusste nicht, wo sie war oder wie sie wieder zurück nach Hause kommen könnte. Es wurde dunkel. Sie hörte alle möglichen Geräusche und bekam große Angst.«

THERAPEUTIN: »Was passierte dann?«

SALLY: »Sie wurde sehr müde, rollte sich unter einem Baum zusammen und schlief ein.«

THERAPEUTIN: »Und was passierte, als sie wieder aufwachte?«

SALLY: »Am nächsten Morgen erkannte die Katze, wo sie war, und lief dann nach Hause. Die Familie, bei der sie wohnte, war sehr froh, dass sie wiedergekommen war, und streichelte und fütterte sie. Das ist das Ende der Geschichte.«

THERAPEUTIN: »Das war eine sehr schöne Geschichte! Ähnelt irgendetwas an dieser Geschichte deiner Situation, Sally?«

SALLY: »Ich weiß nicht. *(Lange Pause.)* Na ja, vielleicht weiß ich nicht, wo das Haus ist, in dem ich vorher gelebt habe.«

THERAPEUTIN: »Erzähle mir ein wenig darüber.«

Daraufhin berichtete Sally von dem Haus, in dem sie gelebt hatte, von dem Wohnviertel, von ihrer Schule und ihren Freunden. Während dieses Berichts wirkte sie sehr lebhaft, und sie beobachtete mich genau (vielleicht weil sie wissen wollte, wie ich reagierte?). Mir wurde klar, dass Sally über diese Dinge zu Hause nicht sprechen konnte, weil sich ihre Mutter wahrscheinlich bei jeder Erwähnung ihres früheren Heims sehr aufgeregt hätte. Ich entschied mich, Sally in den letzten zehn Minuten der Sitzung mit Musikinstrumenten bekanntzumachen. Dann musizierte sie mit mir zusammen, und fröhliche, glückliche, traurige, verrückte, einsame und insbesondere wütende Gefühle gelangten zum Ausdruck.

Sitzung 3: Für die nächste Sitzung stellte ich Ton, Arbeitsunterlagen aus Holz und entsprechende Werkzeuge bereit. Wir saßen am Tisch und spielten mit dem Ton, und nach einer Weile forderte ich Sally auf, Tonfiguren zu modellieren, die ihre Familie darstellten. Doch sie ignorierte die Aufforderung und formte aus Ton verschiedene Nahrungsmittel. Daraufhin gab ich meinen ursprünglichen Plan auf und vergnügte mich mit Sally dabei, so zu tun, als würden wir die Nahrungsmittel essen. Sally kicherte über meine Freude an der Inszenierung des Essens. Zwischen den Bissen formte ich grob Figuren, die Sallys Familie darstellen sollten: ihre Mutter, ihre Schwester und den Vater, den ich in einem gewissen Abstand von der restlichen Familie positionierte.

THERAPEUTIN: »Sally, ich möchte, dass du zu jeder dieser Personen etwas sagst – vielleicht etwas, das du an ihnen magst, oder etwas, das dir nicht gefällt, oder einfach irgendetwas, das du sagen möchtest.«

SALLY *(zu ihrer Schwester)*: »Ich spiele manchmal gern mit dir. Aber ich mag es nicht, wenn du dir Dinge, die mir gehören, einfach nimmst.« *(Zur Mutter – lange Pause:)* »Ich mag es, wenn du mit mir spielst.« *(Zur Therapeutin:)* »Sie arbeitet andauernd und ist immer müde.«

THERAPEUTIN: »Vielleicht könntest du ihr sagen, dass dir das an ihr nicht gefällt.«

SALLY: »Ja. Mir gefällt nicht, dass du ständig arbeitest und immer müde bist und dass du nie mehr Zeit hast, um mit mir zu spielen.«

THERAPEUTIN: »Nun sage auch etwas zu deinem Vater da drüben in der Ecke.«

SALLY: »Ich möchte jetzt nicht mit ihm reden.«

Bei dieser Äußerung nahm Sally einen kleinen Gummihammer in die Hand und schlug damit auf einen in der Nähe liegenden Tonklumpen ein.

THERAPEUTIN: »Sally, zeige mir, wie kräftig du auf den Ton schlagen kannst. Wenn es nötig ist, kannst du dazu auch aufstehen.«

Sally schlug mit aller verfügbaren Kraft auf den Ton, wobei sie das Werkzeug aus Gummi mit beiden Händen festhielt.

THERAPEUTIN: »Woran denkst du, während du das tust, Sally?«

SALLY: »An nichts.«

THERAPEUTIN: »Ich nehme an, dass es in deinem Leben viele Dinge gibt, die dich wütend machen. Schlage einfach weiter auf den Ton; du brauchst mir nicht zu sagen, woran du dabei denkst.«

Sally schlug weiter auf den Tonklumpen, während ich sie anfeuerte. Dann war die Sitzungszeit zu Ende, und wir räumten auf.

Sitzung 4: In der vierten Sitzung berichtete Sallys Mutter mir, es könne nur noch eine weitere Sitzung stattfinden, weil sie ihre Arbeitsstelle gewechselt habe und ihre Tochter nicht mehr bringen könne. Ich drängte sie, Sally zur letzten Sitzung zu begleiten, und sie erklärte sich widerwillig dazu bereit.

Weil ich das Gefühl hatte, unter starkem Zeitdruck zu stehen, beschloss ich, Sally ein Theaterstück mit Puppen vorzuführen. Das Stück bestand aus drei Szenen, durch die ich einige der Probleme, die für Sallys Situation relevant waren, darzustellen hoffte. In der ersten Szene sang eine Mutterpuppe vor sich hin: »Ich koche das Essen, ich koche das Essen.« Dann kam die Vaterpuppe ins Haus und brüllte: »Was gibt es zu essen? Ich habe Hunger! Hoffentlich ist das Essen fertig!« Die Mutterpuppe antwortet: »Es dauert nicht mehr lange, Schatz. Nur noch ein paar Minuten.« Da brüllte der Vater: »Ich will es aber jetzt haben!«, und schlug die Mutter mit voller Wucht auf den Kopf. Sally murmelte auf ihrem Zuschauerplatz: »Das ist genauso wie in meinem Leben.« Ich reagierte darauf nicht und wechselte die Szene. Nun redeten zwei Tiere miteinander, ein Affe und ein Hund. Der Affe (die kleinere der beiden Puppen) sagte: »Hast du gesehen, dass Papi Mami wieder geschlagen hat? Mir wäre lieber, wenn er das nicht täte. Ich bekomme dann nämlich Angst.« Der Hund antwortete: »Ja genau. Ich bekomme auch Angst. Warum muss er Mami so verletzen!« Der Affe: »Du musst ihm helfen, damit aufzuhören. Schließlich bist du der Ältere von uns beiden. Du kannst es ihm sagen. Vielleicht hört er auf dich, wenn er merkt, wie du dich fühlst.« Der Hund erklärte sich bereit, es zu versuchen. In der nächsten Szene sprach der Hund den Vater an, und dieser antwortete: »Ja, mein Sohn, was ist los?« Sehr mühsam und sehr aufgewühlt sagte der Hund: »Papi, du musst aufhören, Mami zu schlagen. Ich bekomme dann große Angst, und mein kleiner Bruder auch. Er glaubt nämlich, du tust das, weil er manchmal böse ist. Und mich macht es wütend, wenn du es tust, Papi!!!« Die Vaterpuppe reagierte sehr aufgebracht, stritt zuerst alles ab, sagte aber dann: »Ich verliere manchmal die Beherrschung. Ich werde versuchen, das in den Griff zu bekommen. Ich möchte nicht, dass du und dein Bruder Angst vor mir habt. Ihr seid Kinder und überhaupt nicht böse.« – »Danke, Papi«, antwortete der Hund, und beide umarmten sich.

Dies war das Ende der Vorführung, und Sally fragte danach sofort, ob sie das Theaterstück selbst aufführen könne. Dann wiederholte sie das Ganze in ihren eigenen Worten. Anschließend bot ich ihr an, in der verbleibenden Zeit noch ein Theaterstück aufzuführen. In diesem rief der Hund seine Mutter und sagte: »Mami, ich muss dir etwas erzählen. Bitte werde nicht wütend.« Sie antwortete: »Schatz, du kannst mir alles erzählen.« Dann sagte der Hund: »Okay, ich vermisse Papi.« Die Mutterpuppe wurde sehr nervös und sagte: »Du weißt doch, dass wir ihn nicht besuchen können!« Darauf erwiderte der Hund: »Ja, ich weiß es. Ich wollte dir nur sagen, dass ich mir wünschte, ich könnte ihn besuchen, und dass ich ihn sehr vermisse.« Die Mutter schwieg einige Sekunden lang und sagte dann: »Ich weiß, dass du ihn vermisst. Schließlich war er für dich ein guter Vater. Vielleicht kannst du ihn ja später wieder besuchen.« – »Danke, Mami. Ich wollte dir das nur sagen.« Dann umarmten sich beide.

Sally war von dieser Vorführung ebenso begeistert wie von der ersten.

Mir war klar, dass Sally ihren Vater nie über ihre Wut hätte in Kenntnis setzen können. Doch sie wollte zumindest ihre bisher verborgenen Gefühle ausdrücken.

Sitzung 5: In der letzten Sitzung, an der Sallys Mutter teilnahm, wollte die Klientin beide Puppentheaterstücke für ihre Mutter aufführen. Ich warnte die Mutter, der Inhalt der Stücke werde ihr vielleicht nicht gefallen, es sei jedoch wichtig für sie, zu wissen, dass Sally verborgene Gefühle habe, die möglicherweise ihr Verhalten verursachten, und zumindest habe es eine sehr lindernde und heilende Wirkung auf sie, diese Gefühle mit Hilfe ihrer Phantasie zum Ausdruck zu bringen. Sally führte die Stücke sehr engagiert auf, und ihre Mutter applaudierte ihr herzlich, während sie sich die Tränen abwischte. Dann sprachen wir ein wenig darüber, dass es für Sally wichtig sei, ihre Gefühle auszudrücken, was sich die Mutter offensichtlich ohne Vorbehalte anhörte.

Als ich Sallys Mutter einen Monat später anrief, berichtete sie, Sally sei viel ruhiger und umgänglicher geworden, sie sei nicht mehr so aggressiv und generell mache sie sich sehr gut. Die Mutter, die selbst ruhiger wirkte, dankte mir herzlich. Ich riet ihr, auf das eventuelle Auftreten neuer Symptome in späteren Entwicklungsphasen zu achten.

Ich habe Puppentheater oft wie bei Sally und Jimmy eingesetzt, und zwar speziell bei Kindern, denen es sehr schwerfiel, Gefühle auszudrücken. Kinder sind von solchen Vorführungen immer begeistert, und sie sind sehr nachsichtig, wenn diese nicht »perfekt« ausfallen. Wichtige Probleme lassen sich in einfachen Szenen darstellen, und die metaphorischen Botschaften solcher Stücke sind sehr wirkungsvoll. Sie erreichen die Kinder offenbar auf einer sehr tiefen Ebene.

Ich habe in diesem Kapitel versucht, einige wirksame Methoden für die kurzfristige Arbeit mit Kindern an Themen wie Verlust und Trauer zu beschreiben. Diesen Methoden liegt die Theorie, Philosophie und Praxis der Gestalttherapie zugrunde. Die dabei benutzten projektiven Techniken (Zeichnen, Arbeit mit Ton, Phantasiearbeit, Erzählen von Geschichten, Aufbauen von Sandkistenszenen, Musizieren und Arbeit mit Puppen) ermöglichen es Kindern, ihre tieferen Gefühle auf nicht-bedrohliche Weise und oft so, dass es ihnen Freude macht, auszudrücken. Der Therapeut muss die zahlreichen Aspekte traumatischer Verluste verstehen und entscheiden, an welchen von diesen er am dringendsten arbeiten muss. Er muss auch dann, wenn nur wenig Zeit verfügbar ist, Schritt für Schritt vorgehen, damit das Kind sich sicher fühlt und aufgrund dessen bereit ist, allmählich tiefere Schichten seiner Persönlichkeit zugänglich zu machen. Der Therapeut sollte ein Kind niemals drängen, etwas auszudrücken, wenn es dem Widerstand entgegensetzt. Widerstand weist gewöhnlich darauf hin, dass das Kind nicht selbstsicher genug ist, um sich mit dem präsentierten Material auseinanderzusetzen; dies muss der Therapeut ungeachtet der Ziele seiner kurzfristigen Arbeit respektieren. Natürlich formuliert er Ziele und Pläne, doch kann das Aufbauen von Erwartungen sich nachteilig auswirken. Ein Therapeut muss einem Kind gegenüber ungeheuer sensibel sein.

Voraussetzung für jede Arbeit ist die zumindest ansatzweise Existenz einer therapeutischen Beziehung, die mit jeder Sitzung stärker wird. Kontakt, wie er in diesem Kapitel beschrieben wurde, muss in jeder Sitzung bestehen, und der Therapeut muss sorgfältig darauf achten, ob dieser Kontakt unterbrochen wird – was gewöhnlich daran zu erkennen ist, dass das Kind Energie verliert, dass sein Körper in sich zusammensinkt, sein Blick etwas glasig wird oder dass es auf die Fragen oder Bitten des Therapeuten nicht reagiert. Es ist sinnlos, wenn ein Therapeut solche Hinweise darauf, dass das Kind nicht völlig präsent ist, ignoriert. Man muss einem Kind aber auch die Möglichkeit geben, sich aus dem Kontakt zurückzuziehen, wenn es dies für notwendig hält. Es ist Aufgabe des Therapeuten, mit dem Kind in Kontakt zu bleiben, auch wenn es selbst dazu nicht in der Lage ist. Der Therapeut begegnet dem Kind stets respektvoll, ganz gleich, wie es sich präsentiert, und das bedeutet, dass er keine bestimmte Reaktionsweise von ihm erwartet. Er muss bei seiner Arbeit behutsam, authentisch und respektvoll vorgehen, ohne sich in die Situation des Kindes verstricken zu lassen oder in den Zustand der Konfluenz zu verfallen.

Im Laufe einer Kurzzeitbehandlung kann sich herausstellen, dass ein Klient viele Probleme hat, an denen aufgrund der kurzen verfügbaren Zeitspanne nicht gearbeitet werden kann. In einer Kurzzeittherapie ist es unumgänglich, Prioritäten zu setzen. Wenn durch diese Arbeit gute Resultate erzielt werden – wenn das Kind den erlittenen Verlust zumindest teilweise überwindet –, muss die Arbeit als erfolgreich eingeschätzt werden. Was das Kind in diesen wenigen Sitzungen erlebt, wirkt sich oft auch auf andere Lebensbereiche aus.

Kinder wissen noch nicht, was Trauer beinhaltet, und oft sind sie wegen der vielfältigen Gefühle, die sie in solchen Situationen erleben, verwirrt. Die Metaphern, die durch die Arbeit mit projektiven Techniken zutage treten, ermöglichen den Kindern, eine sichere Distanz zum traumatischen Erleben zu entwickeln, und dem Therapeuten, ihnen vorsichtig zu helfen, die der Situation angemessenen Gefühle zu integrieren. Dieser Prozess des Sich-Zueigenmachens ermöglicht es dem Kind, den Trauerprozess zum Abschluss zu bringen. Therapeuten, die mit Kindern arbeiten, können sich glücklich schätzen, dass sie ihren Klienten bei der Bewältigung schwieriger Lebensphasen helfen können.

8. Wie man Kindern und Jugendlichen beibringen kann, sich selbst zu nähren

Vor einiger Zeit entdeckte ich, dass bei meiner Arbeit mit meinen Klienten immer irgendetwas fehlte, so viel Mühe ich mir auch geben mochte. Schließlich fand ich heraus, was dieses Etwas war. Es bestand darin, den Klienten beizubringen, sich selbst zu nähren. Trotz der Stärkung des Selbst, des Vollendens unabgeschlossener Prozesse, des Ausdrucks blockierter Gefühle – insbesondere von Wut und Ärger – blieb bei meinen Klienten eine gewisse Leere. Die Kunst, sich selbst zu nähren, vermag diese Leere zu füllen.

In unserer allgemein von Stress gekennzeichneten Gesellschaft eignen sich Kinder im Laufe ihrer Entwicklung zu Erwachsenen viele sie selbst betreffende dysfunktionale Überzeugungen an. Diese negativen Botschaften greifen auf alle Lebensbereiche über. Dadurch wird das Selbstempfinden der Kinder beeinträchtigt und zersplittert, und tiefe Gefühle der Wertlosigkeit, Scham und Einsamkeit entstehen. Kinder, die sexuell missbraucht oder körperlich misshandelt worden sind, Kinder, die unter chronischen Krankheiten leiden oder irgendeine Art von Trauma erlitten haben, Kinder, deren Eltern Alkoholiker sind, Kinder, die von ihren Eltern im Stich gelassen wurden – und nicht nur diese Gruppen, sondern noch viele andere –, sind besonders anfällig für eine verzerrte Wahrnehmung ihrer selbst und ihres In-der-Welt-Seins. Um mit ihrer Situation fertig zu werden und zu überleben, versuchen diese Kinder, sich durch Eingrenzung, Hemmung, Blockierung und oft auch durch völlige Abschottung zu schützen.

Ungeachtet der Frage, wie solche negativen Introjekte entstehen, ist mir klar geworden, dass die Kinder selbst diese verändern müssen. Ganz gleich, was Eltern oder Gesellschaften tun, um die Umstände zu verbessern, unter denen solche destruktiv wirkenden Überzeugungsmuster entstehen, werden diese durch derartige Bemühungen nicht aufgelöst. Irgendwie scheinen sie weiterzuexistieren – wobei sie manchmal im »Untergrund« verschwinden, um zu einem späteren Zeitpunkt wieder aufzutauchen.

Wenn ein Klient lernt, sich selbst zu nähren, ist das der entscheidende, abschließende Schritt auf dem Weg zur Überwindung jener mächtigen negativen Botschaften, die uns so häufig unsere Energie und Lebenskraft rauben.

Introjekte sind die negativen Botschaften über uns selbst, die wir als Kinder verinnerlichen. Kleine Kinder sind aufgrund ihres Entwicklungsstandes noch nicht in der Lage, solche zunächst von ihren Eltern und später aus der Außenwelt kommenden Botschaften korrekt einzuschätzen. Sie glauben alles, was sie offen oder verdeckt über sich selbst hören oder zu hören glauben. Sie sind zur Beurteilung derartiger Botschaften kognitiv noch nicht in der Lage. Sie können noch nicht mit innerer Sicherheit urteilen: »Das trifft auf mich zu. Und das trifft eindeutig nicht auf mich zu.« Die Botschaften werden durch Worte, Geräusche bzw. Laute, Gesten, die Körpersprache, das Verhalten und durch dem Entwicklungsstand des Kindes zuzuschreibende Fehldeutungen verursacht. Wir beschäftigen uns schon sehr früh damit, wer wir sind und wie wir uns in der Welt verhalten sollten, um die Erfüllung unserer Bedürfnisse zu erreichen. Anders ausgedrückt: Wir entwickeln schon sehr früh ein System von Überzeugungen, die uns selbst und unsere Funktionsweise in der Welt betreffen, und diese Überzeugungen begleiten uns bis ins Erwachsenenalter!

Mir war klar, dass ich das gesunde Wachstum und die Entwicklung von Kindern sehr positiv beeinflussen könnte, wenn es mir gelänge, ihnen bei der Auseinandersetzung mit ihren negativen Selbstbotschaften, beim Umgang mit diesen und vielleicht sogar bei deren Veränderung zu helfen. Ich experimentierte bei vielen meiner erwachsenen Klienten sehr erfolgreich mit entsprechenden Möglichkeiten, und so motiviert, versuchte ich, dieses Ziel auch bei meinen Klienten im Kindes- und Jugendlichenalter zu verfolgen. Doch zu meiner Bestürzung entdeckte ich, dass ein Kind dieses Konzept nur dann integrieren konnte, wenn es durch den Therapieprozess auf diesen Schritt vorbereitet worden war. Es musste eine gewisse Standfestigkeit und innere Sicherheit entwickelt haben – also im Grunde innere Stärke –, um zur Selbstnährung in der Lage zu sein. Wenn ich also durch Versuch und Irrtum feststellte, dass ein Kind zu dieser Arbeit noch nicht fähig war, konzentrierte ich mich auf andere Aspekte der therapeutischen Reise: auf die Stärkung der Kontaktfunktionen, auf die Verbesserung des Körpergewahrseins, auf die Intensivierung des Selbstgewahrseins, auf die Unterstützung beim Ausdruck blockierter und zurückgehaltener Gefühle, auf die Ermöglichung von Erlebnissen der eigenen Kompetenz – und dies alles im Kontext des Kontakts in unserer therapeutischen Ich-Du-Beziehung. Wenn ich später das Gefühl hatte, dass das Kind standfester und eigenständiger geworden war, fing ich an, bei der Arbeit mit ihm auf den Aspekt der Selbstnährung zu fokussieren.

Eine Vorbereitung auf die Entwicklung der Fähigkeit, sich selbst zu nähren – sich selbst zu akzeptieren, für sich selbst zu sorgen und sich zu lieben –, ist die Arbeit an den negativen Introjekten, die ich bereits weiter oben erwähnt habe. Wenn Kinder anfangen, ihre Gefühle anzuerkennen, zu akzeptieren, zu respektieren und zum Ausdruck zu bringen, wird dadurch ihr Selbstempfinden und ihr Gefühl, ein Anrecht auf ihren Platz im Leben zu haben, gestärkt. Nachdem dies erreicht ist, können wir anfangen, uns mit einigen ihrer sie selbst betreffenden dysfunktionalen Überzeugungen auseinanderzusetzen.

Dass Kindern geholfen wird, ihre Gefühle auszudrücken, ist entscheidend für eine gesunde Entwicklung. Alle Kleinkinder drücken Gefühle mit Hilfe von Lauten, Mienenspiel, Gesten und später mit sprachlichen Mitteln aus, unabhängig davon, in welchem kulturellen Milieu sie aufwachsen. Die Hemmung von Gefühlen wird erlernt, und sie führt zur Entstehung von die eigene Person betreffenden negativen Gefühlen. Einige Kinder lernen schon so früh, Gefühle – meist Wut – zu hemmen, dass sie sich nicht erinnern können, diese Gefühle jemals gehabt zu haben; außerdem sind sie nicht in der Lage, diese Gefühle mit Worten zu beschreiben und sie in anderer Form auszudrücken. Solche Kinder sind schon sehr früh zu dem Schluss gelangt, dass sie sich schämen müssen, auch nur zu existieren. Jedes emotional gestörte Kind hat ein gestörtes Selbstempfinden, und dieses macht es ihm unmöglich, einen guten Kontakt zu anderen Menschen aufzubauen. Tief innerlich hat es das Gefühl, dass ihm etwas fehlt, dass es in irgendeiner Hinsicht anders ist, dass es einsam ist und dass irgendetwas an ihm nicht in Ordnung ist, so wie es ist. Die Schuld an alldem gibt es sich selbst – wobei es nach außen hin und in einer Verteidigungssituation durchaus auch andere beschuldigt –, und es glaubt, schlecht zu sein, etwas falsch gemacht zu haben, nicht gut oder intelligent genug zu sein. Das kleine Kind ist kognitiv noch nicht in der Lage, Botschaften als schädlich zu erkennen und sie von sich fernzuhalten. Durchlebt das Kind ein Trauma, gibt es sich selbst die Schuld daran, dass es dieses Trauma erlebt. Weil es die Aufgabe der Loslösung auf seiner Entwicklungsstufe noch nicht bewältigt hat, vermag es kognitiv und emotional nicht zu verstehen, dass es in keiner Hinsicht selbst die Ursache seiner Verletzungen, Schmerzen, Verluste oder erlittenen Übergriffe ist.

Sogar positive Botschaften können manchmal schädigend wirken, weil das Kind auch sie nicht als einen Teil seiner selbst integriert hat. Wenn ein Vater oder eine Mutter sagt: »Du bist wunderbar!«, entgegnet ein zum Nicht-glauben-Wollen neigender Aspekt des Kindes: »Das stimmt doch gar nicht. So gut bin ich wirklich nicht. Vorige Woche habe ich etwas ziemlich Böses getan.« Deshalb kommt es in solchen Fällen nicht zur Integration, sondern zur Abspaltung. Ein Teil des Kindes hört gern, dass es wunderbar ist, doch der nichtglaubende Anteil fordert seinen Tribut. Ein Jugendlicher oder Erwachsener, der niemals die Integration solcher positiver Botschaften erlebt hat, sagt oft: »Ich fühle mich wie ein Aufschneider«, oder: »Niemand weiß, wie ich wirklich bin.« Eltern müssen lernen, ihre Wertschätzung sehr spezifisch zum Ausdruck zu bringen, indem sie beispielsweise sagen: »Mir hat gefallen, wie du die Küche gereinigt hast«, oder: »Die Farben, die du beim Malen benutzt, versetzen mich in eine gute Stimmung«, oder: »Mir gefällt das T-Shirt, das du trägst«, usw. Solche klaren Äußerungen stärken das Selbstempfinden des Kindes.

Meine Aufgabe bei der Arbeit mit einem Kind besteht darin, ihm zu ermöglichen, sich an das zu erinnern, was es als winziges Baby besaß, und diese Eigenschaften wiederzuerlangen, zu erneuern und zu stärken. Ich muss einem Kind helfen, seine Sinne aufzuwecken, um ihm den von Freude und Enthusiasmus geprägten Umgang mit dem eigenen Körper wieder zu erschließen, um seine Verbindung zu seinen Gefühlen wiederherzustellen und ihm zu ermöglichen, seine Macht zu spüren und kennenzulernen. Ich muss ihm helfen, seinen Intellekt in Verbindung mit der Sprache zu benutzen, um klar zu äußern, wer es ist und wer nicht, was es braucht, was es will, was es mag und nicht mag, was es über Dinge denkt und welche Ideen es hat. Wenn das Kind anfängt, in unserer therapeutischen Beziehung ein stärkeres Selbstempfinden zu entwickeln, können wir beginnen, uns mit seinen negativen Introjekten auseinanderzusetzen. Für ein Kind ist es sehr schwer, offen einzugestehen: »Ich bin schlecht/böse«, »Ich bin ein schrecklicher Mensch«, »Ich mag mich nicht«. Gewöhnlich versucht es eifrig, den kleinen Rest an Selbstempfinden zu verteidigen, den es noch hat. Ich habe festgestellt, dass das Kritikvermögen von Kindern sehr gut entwickelt ist (und dass sie es meist vor ihren Eltern sorgsam verbergen). Oft kritisieren sie sich stärker, als ihre Eltern es jemals könnten. Doch diese urteilende Haltung ist einer gesunden Entwicklung sehr abträglich. Ein Kind kann sich einreden: »Ich sollte eigentlich …«, und dabei spüren und sogar wissen, dass es nicht in seiner Macht steht, diesen Wunsch zu realisieren, dass dies vielmehr aktuell seine Auffassungsgabe überfordert. Dies hat zur Folge, dass der Wille, »besser zu sein« oder »Besseres zu leisten«, die Verzweiflung nur verstärkt. Ich kann gar nicht nachdrücklich genug darauf hinweisen, dass jedes negative Erlebnis, jedes Trauma, ob groß oder klein, seinen Tribut fordert, und dies betrifft nicht nur unausgedrückte Gefühle, sondern auch die Selbstbeschuldigung.

Weil die Lebenskraft des Kindes so stark ist, weil sein Überlebenswille und sein Drang zu wachsen so unabweisbar sind und weil der menschliche Organismus unablässig einen Balancezustand anstrebt, entwickelt ein Kind viele dysfunktionale Verhaltensweisen sowie andere unangenehme Symptome, um die unterdrückten Gefühle und den Selbstverlust zu überwinden. Die dysfunktionalen Verhaltensweisen und die Symptome werden ihrerseits zur Ursache für Selbsthass und Selbstherabsetzung.

Ist das Kind oder der Jugendliche in der Lage, die Existenz negativer Gefühle bezüglich der eigenen Person zu erkennen und sich einzugestehen, so können wir anfangen, die Fähigkeit zur Selbstnährung zu entwickeln.

Bei meiner Arbeit benutze ich viele kreative, expressive und projektive Techniken wie geführte Phantasien, Zeichnen und Malen, Collagen, Arbeit mit Ton, Geschichtenerzählen, Arbeit mit Puppen und mit der Sandkiste, kreative Schauspielarbeit, sensorisches Erleben, Körperbewegungen, Musizieren, Arbeit mit einer Videokamera und noch vieles mehr. Diese Techniken helfen Kindern, bisher Verborgenes und unter Verschluss Gehaltenes auszudrücken und verlorengegangene, abgetrennte und gehemmte Anteile ihrer Persönlichkeit zu erleben und zu stärken. Besonders nützliche Dienste können sie bei der Identifikation negativer Introjekte, beim Umgang mit ihnen und bei Bemühungen, die Fähigkeit zur Selbstnährung zu stärken, leisten.

Wenn Sie die im Folgenden beschriebenen Beispiele für die Förderung der Fähigkeit, sich selbst zu nähren, lesen, werden Sie vielleicht enttäuscht sein, weil diese so überaus simpel, ja fast sogar »mechanistisch« klingen. Ich kann Ihnen aber versichern, dass diese Art zu arbeiten notwendig und auch wirksam ist. Die starke Wirkung von Traumata und negativen Introjekten auf Kinder erfordert eine sehr drastische und intensive Arbeit. Doch kann diese Arbeit bei Kindern nur in sehr kleinen »Portionen« vonstatten gehen. Ein Kindertherapeut sollte einige wichtige Voraussetzungen für seine Arbeit im Blick behalten:

1. Die therapeutische Beziehung ist die Essenz aller therapeutischen Arbeit.
2. Der Kontakt zwischen Therapeut und Kind muss in jeder Sitzung spürbar sein.
3. Der Therapeut muss dem Klienten da begegnen, wo dieser sich in psychischer, emotionaler, intellektueller und Hinsicht sowie bezüg-

lich seiner Entwicklung befindet. Es ist Aufgabe des Therapeuten, dies herauszufinden und sich respektvoll zu verhalten. Dabei bemüht er sich um eine akzeptierende Haltung und baut keine Erwartungen auf, ist im Umgang mit dem Kind präsent und wird dessen Entwicklungsstand und individuellem Rhythmus gerecht.

4. Der Therapeut muss den Widerstand des Kindes in Ehren halten. Wird die Energie des Kindes schwächer und zieht es sich vom Kontakt zurück, so kommuniziert es etwa Folgendes: »Das ist alles, was ich im Moment tun kann, alles, was ich verkraften kann. Ich bekomme nicht genug Unterstützung und habe nicht genug innere Stärke, um mir mehr zuzutrauen.« Der Therapeut muss diese Haltung respektieren und ihr mit Geduld begegnen.

Die folgenden Fallvignetten werden hier wiedergegeben, um Ihnen die der Selbstnährung gewidmete Arbeit ein wenig näher zu bringen. Es ist praktisch nicht möglich, die Vorgehensweise bei dieser Arbeit in einer didaktisch sinnvollen Form darzustellen, wobei Sie andererseits sicher merken werden, dass der Prozess in einer bestimmten Sequenz verläuft, die sich aus dem Geschehen ergibt. Diese Sequenz ist aber nicht mehr als ein Anhaltspunkt; sie ist nicht als eine verbindliche Liste von Direktiven zu verstehen, der man unbedingt folgen sollte. Zwar kann ich das, was ich tue, theoretisch begründen, doch lasse ich mich bei meiner Arbeit von meiner Intuition, meinem Herzen und meinem »Bauchgefühl« führen. Die wirksamste therapeutische Arbeit geschieht auf diese Weise. Therapeut und Klient begeben sich gemeinsam an einen Ort, an dem sie in umfassender Weise miteinander kommunizieren – an dem wir *mit*einander sind. Wir verstehen einander; wir fühlen uns verstanden; wir ehren und respektieren einander. Während ich bei der therapeutischen Arbeit die Führungsrolle übernehme, greife ich ständig Hinweise des behandelten Kindes auf, und ich respektiere immer seine Grenzen. Ich beobachte, wie seine Energie fließt. Ist sie präsent, »tanze« ich mit ihr; ist sie verschwunden, weiß ich, ob es besser ist, zu warten oder die Arbeit zu beenden.

In allen angeführten Beispielen wurden die Namen verändert, und bestimmte Fakten wurden modifiziert, um die Privatsphäre der betreffenden Klienten zu schützen.

Beispiel I

Ein neunjähriges Mädchen, Jenny, erzählt mir eine Geschichte über ihr Kritzelbild, das sie »Ein Mädchen mit unordentlichem Haar« nennt. Ich schreibe die Geschichte so auf, wie Jenny sie mir diktiert, und anschließend lese ich sie ihr vor. Dann frage ich sie: »Passt diese Geschichte irgendwie zu dir?« Sie antwortet: »Na ja, mir gefällt mein Haar auch nicht.« Ich fordere Jenny auf, ein Bild zu zeichnen, das zeigt, wie sie ihr Haar sieht. Sie zeichnet daraufhin ein großes Gesicht mit sehr unordentlichem, hellbraunem Haar. Ich frage Jenny: »Nun zeig mir, wie du dir dein Haar wünschst.« Sie zeichnet ein Gesicht mit wunderschönem, langem blondem Haar. »Ich wünsche mir solches Haar«, erklärt sie wehmütig und seufzt tief. »Jenny, wenn du mit deinem Haar reden könntest, was würdest du dann zu ihm sagen?« Jenny brüllt das Bild an: »Ich hasse dich! Warum kannst du nicht so sein wie das hier?« (Sie deutet auf das Bild von der Figur mit dem blonden Haar.)

Ich frage Jenny, ob jemand aus ihrer Umgebung ihr Haar auch für unordentlich hält. Sehr leise antwortet sie: »Ich weiß nicht. Vielleicht mein Vater.«

»Wie kommst du darauf?«

»Weil er immer Dinge sagt wie *›Geh, und bürste dein Haar!‹*« (Ihre Stimme klingt sehr wütend.) »Außerdem gefällt ihm das Haar meiner Schwester sehr gut.« Jenny fängt an zu weinen. Ich ignoriere die Tränen, weil ich weiß, dass ich Jenny in ihrem Prozess stören könnte, wenn ich darauf fokussiere. Ich zeichne ein rundes Gesicht, aus dessen Mund eine Sprechblase kommt, in die ich schreibe: »Geh und bürste dein Haar.«

»Hier ist dein Vater. Sag ihm, was du über all dies denkst.« Jenny schreit das Bild ihres Vaters an: »Ich hasse es, wenn du sagst, dass ich mein Haar bürsten soll.«

»Richtig! Sag es ihm!«, ermutige ich sie.

Jenny fährt fort: »Mein Haar ist genauso gut wie das meiner Schwester! Und ihr sagst du nie, dass sie ihr Haar bürsten soll.« Jenny schreit und kichert gleichzeitig.

Ich sage zu ihr: »Jenny, lass uns jetzt eine Puppe suchen, die dein Haar mag. Stell dir vor, dass es hier eine Puppe gibt, die dein Haar schön findet.« Jenny, die nun voller Energie ist, durchsucht den Korb mit den Puppen und kommt schließlich grinsend mit einer Bärenpuppe mit dickem Pelz zurück. Sie hält die Puppe in der Hand, stellt sich vor das Bild des Mädchens mit dem unordentlichen Haar und sagt: »Mir gefällt dein Haar. Es ist gar nicht so schlecht. Und abgesehen davon: Wenn du älter wirst, kannst du dir dein Haar lang wachsen lassen und es sogar blond färben, und deine Mutter kann dir das nicht mehr verbieten!« Dann grinst sie mich an und sagt: »Meine Mutter färbt sich das Haar, aber sie sagt, ich sei zu jung, um das zu tun.«

Ich lächle Jenny zu und sage: »Jenny, kannst *du* einiges von dem, was der Bär gesagt hat, zu dir selbst sagen?« Ich hole einen Spiegel herbei. Jenny tritt vor ihr Spiegelbild und wiederholt schüchtern die Worte des Bären.

»Wie ist es für dich, diese Dinge zu dir selbst zu sagen?«

»Schön«, antwortet Jenny.

»Dann möchte ich, dass du dich in der kommenden Woche jeden Morgen vor einen Spiegel stellst und das, was du gerade gesagt hast, zu deinem Spiegelbild sagst. Wenn du dann nächste Woche wiederkommst, kannst du mir berichten, ob es für dich okay war, das zu tun.«

Jenny ist einverstanden und atmet tief durch.

Kommentar

Für mich ist klar, dass durch die Auseinandersetzung mit der Haarfrage ein tieferes Gefühl der Zurückweisung symbolisiert worden ist. Das Bild vom unordentlichen Haar scheint eine Metapher für Jennys Gefühl zu sein, von ihrem Vater zurückgewiesen zu werden. Jennys Vater lebte in einem anderen Teil des Landes, und sie sah ihn nur sehr selten. Selbst wenn ihr Vater am gleichen Ort gelebt, an Sitzungen mit der gesamten Familie teilgenommen und sich Mühe gegeben hätte,

Jenny zu zeigen, dass er sie akzeptierte, wäre das Mädchen trotzdem von dem Gefühl geplagt worden, nicht gut genug zu sein. Weil negative Introjekte tiefer in die Persönlichkeit eindringen, ist es nicht so einfach, sie aufzulösen. Es war an der Zeit, Jennys eigene Möglichkeiten zu nutzen, ihr Gefühl, akzeptiert zu werden, zu stärken. Wenn wir ihre Gefühle übertrieben und uns gründlich mit ihnen auseinandersetzten, so wie wir es in der beschriebenen Sitzung getan hatten, fühlte sie sich geschätzt und akzeptiert. Hätte ich gesagt: »Ich finde dein Haar wunderschön«, so hätte ich damit die Bedeutung ihrer eigenen Empfindungen in Frage gestellt. Wenn sie sich geschätzt und akzeptiert fühlt, wenn sie ein gewisses Maß an eigener Stärke entwickelt, indem sie ihre retroflektierte Wut äußerlich zum Ausdruck bringt, kann sie mit der Arbeit an der Entwicklung ihrer Fähigkeit, sich selbst zu akzeptieren und zu nähren, beginnen. Was in der beschriebenen Sitzung geschah, war nur der Anfang.

An dieser Stelle möchte ich etwas über Polaritäten sagen: Um zur Integration zu gelangen, muss man häufig Polaritäten untersuchen. Der kritisierende Persönlichkeitsaspekt betrachtet das Kind mit strengem Blick. Die eigenen Anteile, die das Kind hasst, sind gewöhnlich übertrieben und verzerrt. Um ihm zu helfen, zu einem Ausgleich zu gelangen, aktivieren wir den polaren Gegensatz zum verhassten Anteil – den idealisierten Anteil. Dieser hat gewöhnlich mit der realen Situation nicht viel zu tun. Weil das Kind den Aspekten von sich, die es nicht mag, unverhältnismäßig große Bedeutung beimisst, erscheint ihm das Gegenteil dieses Anteils als unerreichbar. Indem es sich von diesen verhassten Selbstanteilen abwendet, vergrößert es die Kluft zwischen seinen Polaritäten, und dadurch wird seine innere Spaltung und Selbstentfremdung verstärkt. Wir müssen unsere Klienten zur Übertreibung und zur noch strikteren Trennung polarer Gegensätze anleiten, um einen so großen Abstand zwischen diesen zu schaffen, dass es möglich wird, sie sorgfältig zu untersuchen. So können wir die Integration, Versöhnung oder Synthese unserer inneren Gegensätze erreichen, was eine realistische Selbstsicht fördert und wodurch unser Lebensprozess dynamischer und gesünder wird. Bei der Behandlung von Kindern bedienen wir uns in solchen Fällen kreativer Methoden wie der Arbeit mit Puppen, Mal- und Zeichentechniken und Ton, des Herstellens von Collagen, des kreativen Theaterspiels und des Musizierens.

Beispiel II

Ich zeige dem zehnjährigen Andrew eine Art Malbuch, in dem es um Dämonen geht. Es handelt von den Selbstanteilen, die der Autor des Buches nicht mag. Das Buch enthält sehr lustige Zeichnungen, die verschiedene Dämonen (so nennt der Autor sie) darstellen. Ich rede mit Andrew über die Anteile von uns, die uns hinderlich sind, die wir nicht mögen. Ich fordere ihn auf, die Augen zu schließen und über einen dieser Teile nachzudenken. Dann zeichnet Andrew eine Cartoon-Figur mit langen, bandagierten Armen und Beinen, die mit blauen und roten Flecken übersäht sind. Er sagt: »Das ist der Teil von mir, den ich hasse. Ich falle ständig hin, stoße irgendwo an, verletze mich. Dieser Teil von mir heißt Herr Tolpatsch.« Ich fordere Andrew auf, Herr Tolpatsch zu *sein*, während ich mit ihm rede – Herrn Tolpatsch seine Stimme zu leihen, als ob dieser eine Puppe wäre. Ich sage zu dem Bild: »Hallo, Herr Tolpatsch. Erzählen Sie mir doch einmal etwas über sich.« Andrew antwortet: »Hallo, ich bin ein Tolpatsch. Ich stoße ständig gegen etwas. Ich tue mir andauernd irgendwo weh. Ich habe am ganzen Körper Schnittwunden und Blutergüsse und schwarze und blaue Flecken. Ich mache nichts richtig!« Im Laufe meiner weiteren Unterhaltung mit Herrn Tolpatsch berichtet er mir, wie seine verschiedenen Verletzungen entstanden ist. Ich wende mich Andrew zu und frage ihn: »Andrew, was würdest du gern zu Herrn Tolpatsch sagen?« Er sagt: »*Ich hasse dich!* Ich wünsche mir, dass du abhaust. Du stehst mir im Weg. Wegen dir fühle ich mich schlecht.« Ich unterstütze Andrew, indem ich ihn durch Bemerkungen wie »Ja, sag's ihm!« anfeuere. Andrew macht Herrn Tolpatsch gegenüber Grimassen und bringt seine abfällige, aggressive Haltung durch entsprechende Geräusche zum Ausdruck. Schließlich frage ich: »Andrew, wie wärst du gern?« Andrew beschreibt daraufhin eine schlanke, sportliche und wunderschöne Phantasiegestalt – das genaue Gegenteil zu seinem Herrn Tolpatsch. Ich fordere Andrew auf, diese sportliche Person zu sein, sie mir zu beschreiben und sich wie sie im Raum umherzubewegen. Ich staune über die Kraft, Energie und Anmut, die Andrew zeigt, während er sein Idealbild darstellt. Ich sage: »Andrew, stell dir vor, du hättest eine gute Fee. Suchen wir uns also unter den Puppen eine solche Fee. Du weißt sicher, wie gute Feen sind. Sie halten dich in jedem Fall für wunderbar, egal was du tust.« Andrew nickt. »Stell dir vor, du hast diese gute Fee, und genauso wie dein Herr-Tolpatsch-Teil dir Schnittwunden zufügt oder dich irgendwo anstoßen lässt oder vom Fahrrad fällt, taucht auch diese Fee plötzlich auf. Was glaubst du, was sie zu dir sagen könnte?«

Andrew zögert. »Ich weiß nicht.« Ich erkenne, dass er in tiefes Nachdenken versunken ist, und warte. Nach einiger Zeit merke ich, dass seine Energie schwächer wird – der Kontakt bricht ab. In der Absicht, den Kontakt bei ihm wiederherzustellen, wiederhole ich: »Du weißt, wie gute Feen sind. Sie mögen dich, egal, was du tust oder was passiert.« Andrew nickt und ringt um Worte. »Sie sagt, ähhh, hmmm.« Ich entschließe mich, ihm zu helfen. »Versuche einmal, sie sagen zu lassen: ›Ich mag dich.‹« Andrew ist offensichtlich erleichtert, weil er nun weiß, was er sagen kann, und er wiederholt meine Worte. »Wie war es für dich, das zu sagen?« Andrew antwortet: »Es fühlte sich gut an!« Ich fragte ihn: »Was könnte sie sonst noch sagen?« Andrew antwortet: »Vielleicht würde sie sagen: ›Fühl dich nicht schlecht.‹« Dann hält er inne, und kurz darauf bekommt er eine Art Energieausbruch. »Sie würde sagen: ›Du bist okay! Ich mag dich. Mir gefällt, dass du etwas tust, dass du Dinge ausprobierst.‹« (Andrew ist jetzt in Fahrt gekommen.) »Mache dir keine Sorgen darüber, dass du dich manchmal verletzt. Das zeigt, dass du etwas Neues ausprobierst, und das gefällt mir an dir. Du hast keine Angst davor, etwas auszuprobieren!!!« Er hält inne und schaut mich an.

»Andrew, deine gute Fee verschwindet plötzlich.« (Ich nehme die Puppe und werfe sie hinter mich.) »Und jetzt, Andrew, bist du hier mit Herrn Tolpatsch. Kannst *du* diese Dinge zu Herrn Tolpatsch sagen?« Andrew wiederholt, was seine gute Fee zu ihm gesagt hat. Seine Stimme ist jetzt leiser, hat aber immer noch die gleiche Intensität. Ich frage ihn: »Wie war es für dich, diese Dinge zu deinem Herr-Tolpatsch-Teil zu sagen?« Andrew antwortet leise: »Das fand ich gut.« Ich sehe, dass

Andrew sich in sich selbst zurückgezogen hat – er hat einen glasigen Blick und wirkt abgelenkt. Ich warte, weil ich spüre, dass er tief in sich versunken ist. Plötzlich wendet er sich mir zu, völlig präsent und völlig in Kontakt. Er atmet tief durch, und auf seinem Gesicht erscheint ein breites Grinsen. Er sagt: »Es ist wahr, dass ich Dinge ausprobiere!« Die Integration ist vor meinen Augen eingetreten.

Kommentar

In früheren Sitzungen hatten wir uns mit den hohen Erwartungen von Andrews sehr sportlichem Vater bezüglich seines Sohnes beschäftigt; wir hatten also schon einen gewissen Eindruck davon, woher sein Gefühl, ein Tolpatsch zu sein, stammte. Andrews Vater erklärte sich bereit, an unseren einmal monatlich stattfindenden Sitzungen mit der gesamten Familie teilzunehmen, und er stand zu seinen hohen Erwartungen Andrew gegenüber. Dies war die einzige Art, auf die er bisher zu Andrew in Beziehung getreten war. Trotz der Bereitschaft des Vaters, dies zu ändern, blieben Andrews negative Empfindungen sich selbst gegenüber bestehen.

Die negative Überzeugung, die ein Kind bezüglich seiner selbst entwickelt, kann ein Außenstehender nie völlig verändern. Sich unter Einschluss aller, also auch der verhasstesten Aspekte der eigenen Person zu akzeptieren ist unerlässlich für eine unbeeinträchtigte, gesunde Entwicklung. Diese Fähigkeit, sich selbst voll und ganz zu akzeptieren, entsteht durch den Kontakt des Kindes zum eigenen nährenden Aspekt und durch dessen gesundes Wachstum; dieser Anteil muss zu den »schlechten« Selbstanteilen in Verbindung treten und sie akzeptieren, verstehen, trösten und lieben. Wenn das Kind alle Aspekte von sich ohne jedes Urteil erlebt und akzeptiert, wächst es und entwickelt sich in einer freudigen Atmosphäre. Gelingt es uns, jene dunkleren Aspekte freizulegen, sie zu beleuchten und sie zum nährenden Selbstanteil in Kontakt zu bringen, erlebt das Kind eine gesunde Integration.

Sich selbst zu akzeptieren ist eine wichtige Voraussetzung für den Erfolg dieser Arbeit. Ich forderte Andrew auf, sich vorzustellen, seine gute Fee erscheine während jeder Tolpatsch-Episode auf seiner Schulter und sage: »Es ist alles okay. Ich mag dich, auch wenn du einen Fehler machst.« Andrew erklärte sich bereit, dieses Experiment auszuprobieren, und in der folgenden Woche berichtete er, er habe kaum Tolpatsch-Erlebnisse gehabt.

Beispiel III

Die zwölfjährige Ellen kratzte sich, bis sie überall auf den Armen große hässliche Wunden hatte. Sie war ein entzückendes Kind, aber sie hasste sich selbst. Sie war schon bei ihrer Geburt krank und hatte während der ersten sieben Jahre ihres Lebens fast ständig geweint. Nachdem wir etwa ein Jahr lang zusammen gearbeitet hatten, fand die im Folgenden beschriebene Sitzung statt. Beide Eltern waren anwesend, weil ich das Gefühl hatte, dass es für sie wichtig sei, diese Art von Arbeit zu verstehen. Sie hatten beide starke Schuldgefühle wegen Ellens Situation, die oft in Form von Wut auf Ellen zum Ausdruck kamen – was die Situation natürlich noch verschlimmerte. Ich wollte Ellens Eltern begreiflich machen, dass es nun an Ellen war, sich *selbst* zu heilen.

Ich fange an: »Ellen, siehst du diese Puppe? Wir wollen uns einmal vorstellen, sie ist du als Baby, und sie ist krank und weint. Was meinst du, wie sie sich fühlt?« Ellen antwortet: »Wahrscheinlich schrecklich!« Dann wende ich mich ihrer Mutter und ihrem Vater zu und sage: »Möchten Sie etwas zu Ihrem Baby sagen?« – »Weine nicht, Baby. Ich wünschte mir, du würdest nicht weinen. Ich wünschte mir, du wärest nicht krank. Ich mache mir große Sorgen um dich.« Und der Vater fügt hinzu: »Wir versuchen herauszufinden, was mit dir nicht in Ordnung ist. Wir lieben dich.« Ich sage zu Ellen: »Stelle dir dich als Baby vor, und obwohl wir wissen, dass ein Baby nicht sprechen kann, nehmen wir jetzt einmal an, dass es dies doch kann. Was meinst du, was du als dieses Baby sagen würdest?« Ellen antwortet wie aus der Pistole geschossen: »Waaa!!! Helft mir! Ich bin krank! Helft mir!«

Ich sage: »Was meinst du, was das Baby über sich denkt? Wahrscheinlich kannst du dich nicht mehr daran erinnern, wie du dich als Baby gefühlt hast.« Ellen antwortet: »Ich weiß es nicht. Ja, ich kann mich nicht daran erinnern.«

Ich erkläre Ellen und ihren Eltern, wenn ein Kind krank sei und Schmerzen habe, dann gebe es nach den Erkenntnissen der Entwicklungspsychologie sich selbst die Schuld daran und habe das Gefühl, böse zu sein. Und wenn das Baby so viel weine, dann seien seine Eltern verzweifelt und außer sich vor Angst, und sie fühlten sich schrecklich, weil sie ihrem Kind nicht helfen könnten. Das Baby spüre die Gefühle seiner Eltern, weil Babys sehr sensibel seien, und es gebe sich auch die Schuld an den Gefühlen seiner Eltern. Diese scheine die negativen Gefühle des Kindes sich selbst gegenüber noch zu verstärken, weil ein Baby völlig ichzentriert sei und nicht verstehen könne, wie es sei, eigenständig zu sein. Es verstehe nicht, dass seine Eltern eigene Gefühle hätten, die mit den seinen nichts zu tun hätten. Es glaube, die Ursache ihrer Gefühle zu sein, und in diesem Fall sei das auch tatsächlich so. Ellen sagte: »Ich erinnere mich daran, dass ich mich mit vier Jahren, als ich krank war, wie ein böses Mädchen fühlte. Ich hatte das Gefühl, an mir als Person sei etwas nicht in Ordnung.«

»Genau! Und wahrscheinlich hast du angefangen, dich so zu fühlen, als du noch ein Säugling warst. Ellen, wenn du dich mit Hilfe einer Zeitmaschine in jene Zeit zurückversetzen und mit dem Baby, das du einmal warst, reden könntest, was würdest du dann jetzt zu ihm sagen?«

Ellen fragt, ob sie die Puppe halten kann. Sie liebkost sie und sagt: »Baby, es ist nicht deine Schuld. Du warst als Baby wunderbar. Du bist wirklich niedlich. Du kannst nichts dafür, dass du krank bist.« Sie wiegt die Puppe und spricht liebevoll mit ihr. Ellens Mutter wendet sich an mich und sagt: »Wir haben ihr das immer wieder gesagt.« Ich erwidere: »Es fiel ihr schwer, Ihnen zu glauben. Nun muss sie es sich selbst sagen.« Ellen ist sehr intensiv mit der Babypuppe beschäftigt. Sie wiegt sie und wiederholt unablässig ihre liebevollen Worte.

»Ellen«, sage ich (und sie schaut mich an), »jedes Mal, wenn du dich schlecht fühlst, solltest du daran denken, dass das Baby in dir sich so fühlt. Es braucht, dass du es in den Arm nimmst und ihm deine Liebe schenkst. Und jedes Mal, wenn du dich kratzt, Ellen, kratzt du in Wirklichkeit das Baby. Ich glaube, das tust du, wenn du dich schlecht fühlst. Du kannst also jetzt, statt das Baby zu kratzen, das Baby halten und mit ihm sprechen. Hast du zu Hause etwas, das für dich das Baby sein könnte? Eine Puppe? Ein Stofftier? Ein Kissen?« Ellen erklärte, sie werde sicher so etwas finden, und sie sei bereit, mit der neuen Idee, das Baby in ihrem Inneren zu trösten und zu lieben, zu experimentieren. Ellens Eltern weinen nun hemmungslos, und Ellen schaut sie an, lächelt und sagt: »Es ist okay. Ich werde mich um das Baby kümmern.«

Kommentar

Diese Sitzung war keineswegs eine Wunderheilung. Es kostete Ellen viel Arbeit und Übung, die Idee des Nährens zu integrieren. Ein wichtiger Teil der Arbeit bestand darin, Ellen in der Erfüllung ihrer eigenen Bedürfnisse im Alltagsleben zu unterstützen. Wir notierten den Verlauf ihres Tags auf einem großen Blatt Papier und schätzten jedes Ereignis im Laufe das Tages daraufhin ein, welches Maß an Zufriedenheit oder Frustration es verursachen würde. Die Klientin sprach darüber, wie sie selbst die Qualität ihres Alltagslebens verbessern könnte. Es war nicht so, dass sie grundsätzlich nicht in der Lage gewesen wäre, um Dinge, die sie brauchte, zu bitten, doch sie musste lernen, die Verantwortung dafür zu übernehmen, dass sie nötigenfalls um solche Hilfe bat. Diese Sichtweise war für sie völlig neu. Wie viele Menschen hatte auch sie das Gefühl, es sei egoistisch, es sich gutgehen zu lassen, und wenn sie um Hilfe bitte, sei das ein Zeichen von Schwäche. Aufgrund dieser Vorstellung versuchen sowohl Kinder als auch Erwachsene oft, ihre Bedürfnisse auf indirekte, regressive Weisen zu erfüllen.

Ellen stellte mit mir eine Liste von Dingen zusammen, die sie tun konnte, um sich besser zu fühlen, sowie eine Liste aller Dinge, die sie gern tat. Ich forderte sie zu dem Experiment auf, jeden Tag mindestens einmal etwas zu tun, das sie gern tat, und mir in unserer nächsten Sitzung mitzuteilen, was sie getan hatte und wie sie sich infolgedessen fühle. Viele Jugendliche berichten mir, sie hätten aufgrund der ständigen Kritik ihrer Eltern ohnehin schon das Gefühl, zügellos zu sein und sich das Leben zu angenehm zu machen. Sie erleben jedoch, dass es etwas völlig anderes ist, ganz bewusst und mit ausdrücklicher Selbsterlaubnis etwas zu tun, das sie gern tun. Manchmal ist die Überzeugung, es sei egoistisch, sich etwas Gutes zu tun, in einem Menschen so tief verwurzelt, dass wir einige Zeit darauf verwenden müssen, diese schädliche Idee zu untersuchen und durchzuarbeiten.

Selbst wenn wir bezüglich der Entwicklung eines verantwortungsvollen und befriedigenden Umgangs mit unserem Leben große Fortschritte erzielt haben, kann es zu einer Regression kommen. Irgendein belastendes oder schmerzhaftes Ereignis oder Erlebnis kann zu einer inneren Spaltung führen – was bedeutet, dass der jüngere Anteil von uns, der empfindlich ist und leicht verletzt werden kann, das Baby oder das kleine Kind in uns, sich abspaltet und kein integrierter Selbstanteil mehr ist. Der jüngere Anteil scheint dann die Kontrolle zu übernehmen, und er reagiert auf das schmerzhafte Ereignis auf infantile Weise. In solchen Situationen müssen wir uns vor Augen führen, dass wir nicht mehr das hilflose kleine Kind sind. Wir müssen alle vorhandene Energie mobilisieren, um das verletzte Kind in uns zu beruhigen, zu trösten und zu nähren. Je häufiger wir dies tun, umso leichter fällt es uns. Wenn wir noch nicht besonders erfahren darin sind, brauchen wir oft jemanden, der uns daran erinnert, es zu tun, beispielsweise einen Freund, unsere Eltern oder einen Therapeuten. Wir sollten uns davor hüten, unsere regressiven Reaktionen zu verurteilen. Denken Sie stets daran, dass ein Kind bei seinen Bemühungen, für sich selbst zu sorgen, alles nutzt, was es kennt. Und manchmal kann es nichts weiter tun, als zu weinen.

Ellen erlebte eines Tages in der Schule etwas sehr Unangenehmes, das sie dazu brachte, in ihr selbstschädigendes Verhalten zurückzufallen. Daraufhin rief ihre Mutter mich in Panik an. Ellen kratzte sich heftig, sie weinte hysterisch, sie konnte nicht normal atmen, und sie war völlig untröstlich. Ich bat die Mutter, mit ihrer Tochter reden zu können. Dann sprach ich bestimmt und laut und übertönte ihr Heulen: »Was kannst du im Moment tun, damit es dem kleinen Mädchen in dir, das sich verletzt fühlt, besser geht?« Durch ihr Weinen hindurch hörte ich sie murmeln: »Musik?« Ich brüllte zurück: »Okay, mach es!« Später berichtete Ellen, sie habe das Radio eingeschaltet und sei dann eingeschlafen. Am nächsten Tag war sie in der Lage, über das Ereignis rational nachzudenken und mit ihrer Mutter darüber zu sprechen, und mit Hilfe ihrer Selbstnährungstechniken gelang es ihr, das Gefühl zu erzeugen, ihr Leben sei wieder im Gleichgewicht. Durch die Zurückweisung und Verletzung, die sie an jenem Tag in der Schule erlebt hatte, waren bei ihr alte Wunden aus ihrer Babyzeit aufgebrochen. Ihre Eltern konnten nicht wiedergutmachen, was sie als kleines Kind erlebt hatte, und auch ihr zukünftiger Partner würde dies nicht können. Nur Ellen selbst ist dazu in der Lage.

Beispiel IV

Angie, sieben Jahre alt, saß mit mir zusammen auf dem Boden und hatte mehrere Puppen vor sich. Ich saß neben ihr und forderte sie auf, eine Puppe auszuwählen, die sie besonders stark daran erinnerte, wie sie sich im Augenblick fühlte. Sie wählte einen traurig wirkenden grünen Hund aus. Auch ich nahm mir eine Puppe, und meine Puppe (ich) fing an, mit dem Hund zu reden.

ICH: »Hallo!«

ANGIE: »Hallo!«

ICH: »Was ist heute mit dir los?«

ANGIE: »Ach, nichts.«

ICH: »Ich frage mich, warum Angie dich, Hund, ausgesucht hat.«

ANGIE: »Weil ich traurig aussehe.«

ICH: »Worüber bist du denn traurig?«

ANGIE: »Ach, die Schule.«

ICH: »Hast du Ärger in der Schule?«

ANGIE: »Ja, mit dem Lesen.«

ICH: »Fühlst du dich deswegen nicht gut?«

Angie selbst nickt. Meine Puppe sprach nun direkt mit Angie.

ICH: »Was könntest du zu deiner Hundepuppe sagen, die Probleme mit dem Lesen hat?«

ANGIE *(zu ihrem Hund)*: »Du bist so blöd!«

ICH *(an den Hund gerichtet)*: »Was sagst du dazu?«

ANGIE *(als der Hund)*: »Also, ich gebe mir Mühe!«

Angie sagte dem Hund noch einmal, wie dumm er sei. Meine Puppe sprach nun mit Angie.

ICH: »Ich glaube, du fühlst dich so dumm wie der Hund, wenn Probleme du mit dem Lesen hast.«

ANGIE *(murmelt ein Ja.)*

ICH *(zu Angie)*: »Dein Hund sagt, dass er sich Mühe gibt. Ich nehme an, dass du dir auch Mühe gibst, es aber trotzdem nicht schaffst, und dass ein Teil von dir dich als dumm bezeichnet.«

ANGIE *(nickt und verzieht das Gesicht).*

ICH: »Was will dein Gesicht sagen?«

ANGIE: »Ich *bin* doof.«

ICH: »Angie, nimm dir noch eine andere Puppe, die nett zu deinem Hund ist, der sich bemüht und der sich doof fühlt – vielleicht die gute Fee oder eine andere nette Puppe.« *(Angie wählt die gute Fee aus.)* »Was sagt sie zu dem Hund?«

ANGIE *(sagt als gute Fee, ohne zu zögern)*: »Du gibst dir große Mühe. Ich kenne dich. Und du bist eigentlich gar nicht doof, denn du kannst andere Dinge gut. Du bist zum Beispiel gut in Mathematik. Und wenn du gut in Mathematik bist, kannst du nicht doof sein.«

ICH *(zur guten Fee)*: »Kannst du dem Hund sagen, dass du ihn auch lieb hast, wenn er doof ist?«

ANGIE *(als gute Fee)*: »Ich habe dich auch lieb, wenn du doof bist.«

ICH: »Wie fühlt es sich an, das zu sagen?«

ANGIE: »Also, ich glaube eigentlich nicht, dass er doof ist. Ich glaube, dass er im Lesen ziemlich gut werden wird. Er braucht nur Hilfe.«

ICH: »Angie, könntest du das zu deinem Hund sagen?« *(Das tut sie und umarmt den Hund danach.)*

Angie hatte unter Leseangst gelitten. In der nächsten Sitzung sagte sie zu mir: »Mein Nachhilfelehrer war gestern da, und ich hatte keine Lust, irgendwas zu tun. Dann habe ich mir vorgestellt, wie ich den Hundeanteil von mir, der das Gefühl hat, doof zu sein, in den Arm nehme, und danach habe ich gut gearbeitet!«

Kommentar

Mit jüngeren Kindern an der Fähigkeit zu arbeiten, sich selbst zu nähren, ist sehr lohnend. Kinder sprechen auf diese Art von Arbeit sehr gut an. Die Idee der Selbstnährung wird bei ihnen noch nicht durch die Hemmungen und Einschränkungen behindert, die bei Jugendlichen und bei den meisten Erwachsenen vorliegen. Kinder verfügen über eine innere Weisheit, die sie nur selten zum Ausdruck bringen können. Ich bin zutiefst bewegt von der Weisheit, die ich oft erlebe – worüber ich sehr glücklich bin.

Beispiel V

Mit Jugendlichen an der Fähigkeit zu arbeiten, sich selbst zu nähren, kann sehr schwierig sein; es ist aber trotzdem wichtig, dies zu tun. Cathy, eine siebzehnjährige junge Frau, war als kleines Kind sexuell missbraucht worden und hatte unter vielen unangenehmen Symptomen gelitten, unter anderem an Zwangsverhalten und starken Ängsten jeder Art. Ihre Selbstachtung war praktisch gleich null. Wir hatten zwei Jahre zusammen gearbeitet, bevor Cathy das Konzept der Selbstnährung zu akzeptieren vermochte. Sie hatte in ihrer Therapie große Fortschritte erzielt, und schließlich war mir klar geworden, dass wir uns dem Aspekt der Selbstnährung zuwenden mussten. Ich bat sie, Fotos von sich als Baby und als Kleinkind mitzubringen. Sie war angeekelt von den Bildern und hatte das Gefühl, hässlich und nicht liebenswert zu sein. Sie konnte ihrem Kind-Selbst kein Mitgefühl entgegenbringen, bis wir uns ein Bild von ihr im Alter von etwa einem Monat anschauten. Daraufhin wurde ihr Gesicht etwas weicher, und ich machte sie auf diese Reaktion aufmerksam. Sie fing an zu weinen und gab zu, dass das winzige Baby sehr unschuldig wirke. Danach schauten wir uns jede Woche ihre Babyfotos an und sprachen mit den Bildern. Sie war völlig überrascht darüber, dass ihr Baby-Selbst so bezaubernd und liebenswert auf sie wirkte und dass ich liebevoll mit diesem Baby reden konnte. Cathy konnte nicht einmal die Energie mobilisieren, liebevolle Äußerungen auf eine Gute-Fee-Puppe zu projizieren, und es war ihr auch nicht möglich, auf andere Weise liebevolle Gefühle zu phantasieren. Deshalb übernahm *ich* in dieser Situation die Rolle der guten Fee. Schließlich gelang es ihr, sich zu liebevollen und akzeptierenden Gefühlen gegenüber dem Baby und dem kleinen Mädchen bis zum Zeitpunkt des sexuellen Missbrauchs zu bekennen, als Cathy sechs Jahre alt gewesen war. Daraufhin tauchten zahlreiche Erinnerungen wieder auf. Vorher war es Cathy schwergefallen, sich an Szenen aus ihrer Kindheit zu erinnern. Ich sagte zu ihr, dass das kleine Kind in ihr, das so lebendig war, nun jemanden habe, den es noch nie zuvor gehabt hätte, jemanden, der immer bei ihr sei. »Wen denn?«, fragte sie erstaunt. »Dich«, antwortete ich. »Du bist ständig bei dem Kind – es lebt in dir.« Endlich verstand Cathy dies, und sie fing an, mit dem sechsjährigen Kind zu sprechen, das so brutal verletzt und verraten worden war. Zuerst musste ich ihr die Sätze in den Mund legen – Sätze wie: »Es war *nicht* deine Schuld! Du bist ein wunderbares Mädchen. Ich liebe dich. Ich werde immer bei dir sein. Ich werde dich schützen. Ich werde dich nie mehr allein lassen.« Wir hielten nach jeder dieser Äußerungen inne, um ihre Reaktionen darauf zu beobachten. So lernte Cathy allmählich, sich die Sätze zu eigen zu machen und selbst viele ähnliche zu entwickeln. Manchmal hielt Cathy in den Sitzungen buchstäblich den Atem an. Ich forderte sie dann auf, tief durchzuatmen, um ihre eigene Lebenskraft zu spüren. Ich erlebte, wie Cathy sich aufgrund dieser Arbeit (da bin ich mir sicher) zu einer gesunden und glücklichen jungen Frau entwickelte. Sie selbst hatte das Gefühl, nun über ein wirksames Werkzeug zu verfügen, das sie nutzen konnte, um sich überall und jederzeit selbst zu helfen.

Kommentar

Selbstnährung ist besonders wichtig bei der Arbeit mit Kindern, die körperlich misshandelt oder sexuell missbraucht worden sind, sowie auch bei Erwachsenen, die als Kinder solche Traumata erlebt haben. Zu den negativen Auswirkungen von Missbrauch und Misshandlungen zählen Selbstbeschuldigung, Selbstherabsetzung, innere Spaltung, Betäubung von Aspekten des Selbst und Gefühle der Machtlosigkeit, Scham und Schuld. Der erste Schritt ist in solchen

Fällen immer, den Klienten zu helfen, zu der auf das Selbst retroflektierten Wut in Kontakt zu treten und sie äußerlich zum Ausdruck zu bringen. Erst durch Sich-selbst-Akzeptieren und durch die Nährung des Selbst kann eine vollständige Heilung erreicht werden.

Beispiel VI

Schon ein zweijähriges Kind kann auf Selbstnährungstechniken ansprechen. Solch ein Kind, das misshandelt und vernachlässigt worden war, Molly, wurde in ein Heim gebracht. Die Therapeutin, die Molly betreuen sollte, nahm an einer meiner Supervisionsgruppen teil. Eines Tages, nachdem wir in der Supervisionsgruppe über die Idee der Selbstnährung gesprochen hatten, kehrte sie in das Heim zurück und näherte sich dem Kind, das seit seiner Einlieferung ununterbrochen geweint hatte. Die Therapeutin nahm eine große Puppe, hielt sie Molly hin und sagte: »Das ist Molly – Molly als Baby.« Die Therapeutin wiegte die Puppe und murmelte: »Arme Molly. Ich weiß, dass du traurig bist. Ich liebe dich. Ich bin ja bei dir.« Dann gab sie die Puppe dem Kind, das daraufhin sofort zu weinen aufhörte, die Puppe fest an sich drückte und sie zu wiegen und dabei zu summen anfing.

Beispiel VII

Es folgt nun ein Beispiel für eine Sitzung mit einem sechzehnjährigen Jungen. John ist sehr schüchtern und hat insbesondere große Schwierigkeiten, mit Mädchen zu reden. Er neigt generell dazu, sich selbst zu behindern, sich einzuschränken und so wenig wie möglich zu reden. Wir hatten bereits etwa sechs Monate lang gemeinsam gearbeitet, als ich beschloss, ihm das Konzept der Selbstnährung zu erklären. Ich forderte John auf, ein Bild von einem Teil von sich selbst zu zeichnen, den er nicht mochte. Daraufhin zeichnete er sich, wie er im Bett lag und Musik hörte. Er erklärte: »Draußen gibt es eine ganze Welt, und ich bleibe ständig nur in meinem Zimmer.« Ich forderte ihn auf, der Junge im Bett wirklich zu *sein* und dann das Geschehen zu beschreiben. »Ich liege auf meinem Bett und höre Musik. Das ist das Einzige, was ich überhaupt tue, und allmählich kotzt es mich an.«

ICH *(meine Bemerkungen auf die Zeichnung des Jungen fokussierend)*: »Was hält dich davon ab, in die Welt hinauszugehen?«

JOHN *(hält inne, ist scheinbar tief in Gedanken versunken und sagt schließlich)*: »Er hat Angst davor, dass niemand ihn mögen wird. Er hat Angst davor, dass er vielleicht nichts Interessantes zu sagen weiß.«

ICH: »John, was denkst du über den Jungen auf dem Bett?«

JOHN *(wie aus der Pistole geschossen)*: »Ich hasse ihn!«

ICH: »Sag ihm das.«

JOHN: »Ich hasse dich! Warum stehst du nicht auf? Hör endlich auf, Angst zu haben. Was für ein Feigling du bist! Du machst mich krank!«

ICH: »John, kannst du dich an eine Zeit in deiner Kindheit erinnern, in der du Angst hattest zu reden?«

John hatte viele Erinnerungen. Er wählte eine aus der Zeit, als er fünf Jahre alt war und die Vorschule besuchte. Die Lehrerin hatte ihn angebrüllt, weil er geredet hatte, als er es nicht sollte, und dadurch hatte er große Angst bekommen. Ich schlug John vor, ein Bild von jenem kleinen Jungen zu zeichnen.

ICH: »Stell dir vor, du könntest dich mit Hilfe einer Zeitmaschine in diese Zeit zurückversetzen lassen und mit dem kleinen Jungen John zusammen sein. Was würdest du zu ihm sagen?«

John schaute sich einige Augenblicke lang das Bild an und sagte dann: »Es war nicht deine Schuld. Du wusstest nicht, dass du nicht reden solltest. Die Lehrerin hatte Unrecht.«

Auf meine Aufforderung hin zeichnete er schnell ein Bild von seiner Lehrerin und brüllte dann *sie* an.

Ich erklärte John, dass der kleine Junge John immer noch in ihm lebe, und wenn er, John, Angst habe zu reden, dann spüre er die Angst des fünfjährigen John in sich. Doch nun sei der sechzehnjährige John bei dem fünfjährigen, verstehe ihn und helfe ihm. Schließlich wisse er jetzt wesentlich mehr als damals. Er könne den Jüngeren sogar an die verschiedensten Orte fahren. John lachte, weil er gerade seinen Führerschein bekommen hatte. Ich empfahl John, dass er in der kommenden Woche jedes Mal, wenn er Angst empfinde zu sprechen, seinem Kind-

Selbst sagen solle, Angst zu haben sei okay und es brauche nicht zu sprechen. Diese Hausaufgabe überraschte John, er war aber bereit, sich darauf einzulassen. Ich erklärte ihm, es sei für ihn wichtig, dass er zunächst lerne, sich selbst zu akzeptieren, bevor er dem kleinen Kind beibringen könne, auf bestimmte Weisen zu reden. Je stärker er sich beurteile, umso mehr werde er schweigen. Als Nächstes würde ich ihn auffordern, in stärkerem Maße die Gefühle zuzulassen, die er hatte, wenn er nicht reden konnte – die Angst und Frustration zu *spüren*, ohne sie zu beurteilen. Schließlich würde ich John ermutigen, den Fünfjährigen in seinem Inneren sozusagen an die Hand zu nehmen, ihn aufzufordern, das Sprechen zu riskieren, und ihm zu versichern, dass er ihm helfen werde, ihm Dinge beibringen und ihn unterstützen und lieben werde, ganz gleich, was geschehe. Ich freue mich, berichten zu können, dass John mit dem ersten Schritt des Sich-selbst-Akzeptierens – als er sich sagte, es sei in Ordnung, nicht zu reden – paradoxerweise anfing, mehr zu reden, als er je zuvor geredet hatte (insbesondere mit Mädchen).

Kommentar

Die verhassten Anteile, die wir zutage fördern, lassen sich in der Regel mit einer Zeit in der frühen Kindheit in Verbindung bringen. Für John war der Vorfall in der Vorschule wahrscheinlich eines von vielen Erlebnissen, die jenes Introjekt verstärkten, demzufolge er, wenn er redete, ein »böser Junge« war. Der tatsächliche Ursprung ist nicht immer wichtig – wir benutzen eine Erinnerung wie eine Art Arbeitshypothese. Es ist interessant, dass die negativen Introjekte, die wir als kleine Kinder verinnerlichen und die uns dazu bringen, bestimmte Verhaltensweisen zu nutzen, um Zurückweisung und Missbilligung zu vermeiden, uns unser ganzes Leben lang begleiten und unsere Tendenz, uns selbst herabzusetzen, verstärken. John beschloss, nicht mehr zu reden, um sich zu schützen, und er verhielt sich während seiner gesamten Entwicklungsjahre entsprechend. Als Jugendlicher hasst er nun diesen Teil von sich. Er hat das Gefühl, keinen Einfluss auf sein Verhalten zu haben – er hält es für einen festen Bestandteil von sich. Weil er diesen Anteil, der ganz gewiss einmal zu ihm gehörte, abgeschnitten hat, hat er das Gefühl, keinen Kontakt dazu herstellen zu können, den entfernten Anteil in Wahrheit gar nicht zu haben oder ihn völlig verloren zu haben.

Ihm zu helfen, dieses kleine Kind zu akzeptieren, zu beruhigen und zu lieben, obwohl es nicht redet, ermöglicht ihm erstaunlicherweise, seine Redefähigkeit wiederzufinden.

Beispiel VIII

Es folgt noch ein letztes Beispiel für die Wirkung der Selbstnährung. Diesmal geht es um eine Bettnässerin. Julie, die zehn Jahre alt war, hatte ihr ganzes Leben lang das Bett genässt. Ihre Eltern hatten erfolglos verschiedene Programme und Hilfsmittel ausprobiert, die das Problem lösen sollten. Julie sprach sehr gut auf die Therapie an und leistete viel gute Arbeit, indem sie lernte, ihre Ängste und Gefühle auszudrücken und ein besseres Körpergewahrsein zu entwickeln. Ihre Eltern verhielten sich kooperativ und nahmen an regelmäßigen Familiensitzungen teil.

Der Wendepunkt trat ein, als ich Julie mit der Idee der Selbstnährung bekanntmachte. Ich bat sie, eine Puppe oder ein Stofftier von zu Hause mitzubringen. Dann erklärte ich ihr, dass das kleine Mädchen in ihr angefangen habe, das Bett zu nässen, weil es nach einer Möglichkeit gesucht habe, zu erreichen, dass es sich wohler fühlte. Irgendetwas war passiert, weswegen Julie besorgt und aufgebracht gewesen sei, und da sie noch nicht darüber habe sprechen können, habe sie, um sich zu erleichtern, mit dem Bettnässen begonnen. »Wenn du das nächste Mal zur Toilette gehst, dann achte einmal darauf, wie entspannt du dich danach fühlst.« Ich erklärte Julie, dass manche Kinder, wenn sie sich angespannt fühlten und wenn sie Angst hätten, das Bettnässen benutzten, um die Anspannung in ihrem Körper aufzulösen. Damit begännen sie schon sehr früh und gewöhnten es sich an. Wir müssten dem kleinen Mädchen nun helfen, neue Möglichkeiten des Ausdrucks von Gefühlen und der Entspannung zu erlernen. Ich erklärte: »Zuerst müssen wir dem kleinen Mädchen in dir das Gefühl geben, das es ein gutes, liebenswertes Mädchen und grundsätzlich okay ist.« Ich forderte

Julie auf, mit ihrem Teddy zu reden, der ihr Kleines-Mädchen-Selbst repräsentieren sollte. Ich sagte ihr, sie solle dem Teddy sagen, Bettnässen sei okay. Ich erklärte ihr, wenn sie dem kleinen Mädchen vorschreibe, das Bett *nicht* zu nässen, fühle es sich angespannt und besorgt und werde ganz bestimmt das Bett nässen! Ich empfahl Julie, den Teddy jeden Morgen zu umarmen, nett mit ihm zu reden und dabei so zu tun, als ob er das kleine Mädchen sei, und zwar unabhängig davon, ob sie in der Nacht das Bett genässt habe oder nicht. Julie hielt sich an meine Anweisungen, was dazu führte, dass sie drei Wochen lang nicht das Bett nässte. Dann passierte »es« nach einem besonders schwierigen Tag in der Schule doch wieder. In unserer Sitzung notierten wir in einer Liste, was alles an jenem Tag geschehen war, und wir untersuchten jeden Vorfall ganz genau. Dadurch wurden bei Julie zahlreiche Gefühle geweckt, und sie schien die Beziehung zwischen dem Ausdruck ihrer Gefühle und dem Bettnässen sowie der Notwendigkeit, Gefühle irgendwann auszudrücken, zu verstehen. Mittlerweile hat sie völlig mit dem Bettnässen aufgehört.

Fazit

Nun möchte ich einige der wichtigsten Punkte der Selbstnährungsarbeit zusammenfassen. Man kann diesen Prozess in verschiedene Schritte unterteilen:

1. Ich fordere das Kind auf, sich sehr konkret auszudrücken. Eine Aussage wie »Ich hasse mich« wird dabei so konkretisiert, dass sie sich auf ganz bestimmte Aspekte des Selbst bezieht, die das Kind hasst.
2. Dann befassen wir uns sehr detailliert mit diesen verhassten Anteilen.
3. Manchmal vergleichen wir sie mit dem idealen polaren Gegenteil.
4. Der Klient wird ermutigt, die retroflektierte – nach innen und gegen sich selbst gerichtete – Wut *äußerlich* auszudrücken und sie eindeutig auf die verhassten Anteile zu beziehen.

5. Wir treten zum akzeptierenden, nährenden Aspekt des Kindes in Kontakt, manchmal in Form einer Projektion, wobei wir die gute Fee oder eine andere liebenswerte Figur verwenden.
6. Dann wird der Klient aufgefordert, ohne Verwendung einer Projektionshilfe in akzeptierender, liebevoller und nährender Weise zu seinem verhassten Anteil zu sprechen und sich diese Redeweise zu eigen zu machen.
7. Manchmal kehren wir zu einem jüngeren Selbstanteil zurück, demjenigen, der die fehlerhaften Vorstellungen über uns selbst geglaubt und unhinterfragt verinnerlicht hat.
8. Wir empfehlen spezifische dem Selbstakzeptieren und der Selbstnährung dienende Experimente, die der Klient außerhalb der Therapiesitzungen ausführen kann.
9. Wir ermutigen das Kind, sich bewusst eine nährende Umgebung zu schaffen, indem es beispielsweise jeden Tag etwas Schönes für sich selbst tut – insbesondere wenn es dies besonders dringend braucht.

Es gibt auch noch andere Möglichkeiten, Kindern beizubringen, auf liebevolle und heilende Weisen für sich selbst zu sorgen. Wenn man dem Selbst ermöglicht, Gefühle wie Wut und Traurigkeit auszudrücken, wirkt das nicht *per se* nährend. Kinder erlernen in unseren gemeinsamen Sitzungen adäquate und ungefährliche Methoden der Selbstnährung. Sie scheinen, wenn es erforderlich ist, auch Möglichkeiten zu finden, sich selbst zu unterstützen. Beispielsweise kam ein Mädchen, mit dem ich arbeitete, in meine Praxis und bestand darauf, dass es nichts weiter tun wolle, als Regenbögen zu zeichnen oder zu malen. Nachdem ich mich eine Zeitlang darauf eingelassen hatte, erzählte das Kind mir von einem besonders schwierigen und frustrierenden Tag oder Ereignis. Man sollte Kindern jedoch Aktivitäten, die ihnen dazu verhelfen sollen, sich wohler zu fühlen, nicht aufdrängen, um sie zu schützen und um ihnen schmerzhafte Erlebnisse zu ersparen. Kinder scheinen selbst zu wissen, wann sie Unterstützung brauchen, um eine innere Stärke zu entwickeln, bevor Sie in der Lage sind, sich mit schmerzhaften Gefühlen auseinanderzusetzen. Als ich einmal ein Mädchen aufforderte, ein Bild von seiner Mutter zu zeichnen, die das Kind verlassen hatte, beharrte es darauf, vorher ein Bild von *mir* zu zeichnen. Nachdem die Klientin das Porträt von mir gezeichnet hatte, war sie bereit, das Bild ihrer Mutter zu zeichnen und sich mit den schmerzhaften Gefühlen auseinanderzusetzen, die diese Arbeit bei ihr weckte. Eine andere Klientin stellte auf meine Bitte hin eine Tonfigur von ihrem Stiefvater her, der sie sexuelle missbraucht hatte; und als ich sie aufforderte, einen Teil ihrer Wut auf ihn durch Schläge mit einem Gummischlegel auf den weichen Ton auszudrücken (ich hatte ihr zuvor ausdrücklich erklärt, dass dies nur Ton sei und dass ihr Stiefvater nie davon erfahren werde), stand sie auf und untersuchte einige Spielzeugfiguren, die sie im Regal gefunden hatte. Nachdem sie mit mir über diese Figuren gesprochen hatte, sagte sie: »Jetzt bin ich bereit.« Daraufhin begann sie, mit ungeheurer Energie die Tonfigur zu zerstören.

Atem-, Entspannungs- und Zentrierungsübungen sind wichtig für die Selbstnährung. Kinder erlernen diese Übungen und können sie dann jederzeit nutzen, wenn sie es für nötig halten. Eine besonders beliebte nährende Aktivität besteht darin, einen wunderbaren Ort zu phantasieren, den wir als »sicheren Ort« bezeichnen. Das Kind zeichnet diesen Ort oder baut ihn in der Sandkiste auf und kann sich dann in seiner Vorstellung jederzeit dorthin begeben. Wir reden über das Konzept des »Nährens der Sinne« und üben es. Was beruhigt Ihre Sinne? Das Anschauen einer wunderschönen Blume oder eines Sonnenuntergangs? Das Geräusch von Wellen oder die Klänge einer wunderschönen Musik? Das Riechen von Rosenduft oder von Zimt? Das Schmecken von Eis in einer Waffel? Das Berühren von etwas, das seidig und weich ist? Das Rieseln von Sand durch eine Hand? Kinder erfinden selbst sensorisch beruhigende Aktivitäten, wenn wir ihnen erklärt haben, wie solche Eindrücke wirken.

Eines meiner Ziele beim Therapieprozess ist, Kindern ein Gefühl der Stärke zu geben, ihnen zu erschließen, wie sie ihre eigene Kraft nutzen können. Durch Aktivitäten zur Verstärkung der Selbständigkeit, des Ausdrucks von Gefühlen sowie des positiven und akzeptablen Erlebens von Aggression wird dieses Ziel erreicht. Wenn Kinder ein Selbstempfinden entwickeln und einen Teil ihrer eigenen Macht zu spüren beginnen, wirkt schon dies nährend auf das Selbst. Und wenn Kinder Werkzeuge und Techniken kennenlernen, die ihnen helfen, für sich selbst zu sorgen, sich selbst zu schätzen und zu merken, wie sie sich selbst nähren können, verhilft ihnen dies zu der Vitalität, die sie brauchen, um in einer freudigen Atmosphäre aufzuwachsen und durch Nutzung ihrer Fähigkeiten alle Entwicklungsaufgaben zu bewältigen. Die Fähigkeit, sich selbst zu nähren, ermöglicht Kindern außerdem, eine liebevolle und fürsorgliche Haltung gegenüber anderen zu entwickeln.

9. Über die Arbeit mit sehr kleinen Kindern

Als ich gerade fünf Jahre alt geworden war, zog ich mir schwere Verbrennungen zu, weil ein Topf mit kochendem Wasser auf mich fiel. Ich verbrachte deshalb drei oder vier Monate in einem Krankenhaus und musste einige Hauttransplantationen über mich ergehen lassen. Jedes größere Problem, das mich später als Erwachsene plagte, schien mir durch dieses Trauma verursacht zu sein. Da sich dieser Unfall vor der Markteinführung des Penicillins ereignete, wurde ich im Krankenhaus unter Quarantäne gehalten. Man gab mir keinerlei Spielzeug, und es gab damals auch noch keine Ablenkungen wie Radio oder Fernsehen. Meine Hände wurden festgebunden, damit ich mich nicht berühren konnte. Und ich wurde von den Ärzten und Krankenschwestern immer wieder ermahnt, nicht zu weinen: »Sei ein gutes Mädchen, und weine nicht«, hörte ich ständig. Die Bettdecken wurden so befestigt, dass sie meinen Körper nicht berührten, und obwohl es Sommer war, zitterte ich vor Kälte. Bis heute scheue ich mich, Schmerzen zuzugeben (um kein »böses Mädchen« zu sein), und ich muss mich auch bei warmer Witterung in eine Bettdecke kuscheln. Ich kann mich nicht mehr an Besuche meiner Mutter in jenem Krankenhaus erinnern, obwohl ich später erfahren habe, dass sie mich jeden Tag besuchte. Allerdings erinnere ich mich daran, dass meine geliebte Großmutter manchmal an meinem Bett saß und mich mit Kirschen fütterte. Meine Tante brachte mir ein Spielzeug mit, über das ich sehr glücklich war, doch als die Krankenschwester es sah, schrie sie und nahm es mir weg. Natürlich weiß ich heute, dass man mich auf diese Weise vor einer Infektion schützen wollte – was mir nur nie jemand erklärte. Meine Eltern, russische Juden, die in die USA einwanderten, hatten großen Respekt davor, wie die Ärzte und Krankenschwestern sich um mich kümmerten, und ihnen war absolut nicht klar, was ich selbst durchmachte. Allerdings erinnere ich mich daran, dass mein Vater den Arzt anbrüllte, als dieser eines meiner Beine amputieren wollte, weil das Gelenk nicht heilte. (Irgendwie wusste ich, dass er meinetwegen brüllte.) Weil mein Vater den Ärzten verboten hatte, diese Amputation vorzunehmen, wurde ein berühmter Spezialist geholt, der ein neues Verfahren anwendete, das *Pinch-grafting* genannt wird.* Dadurch wurde mein Bein gerettet.

Manchmal denke ich darüber nach, wie es wohl für mich gewesen wäre, wenn mich eine Therapeutin, wie ich selbst es heute bin, damals im Krankenhaus besucht hätte, um mir zu helfen, dieses schreckliche Erlebnis durchzustehen. Ich stelle mir dann vor, dass sie mit Puppen hätte Theaterstücke vorführen können, die ich mir angeschaut hätte: eine Kleines-Mädchen-Puppe, die einer Arztpuppe sagt, wie wütend sie ist, und die anschließend vielleicht der Mutterpuppe sagt, wie traurig sie ist. Das hätte mir sicher sehr gefallen. Die Therapeutin hätte mir auch eine Geschichte über ein anderes kleines Mädchen im Krankenhaus vorlesen können und darüber, wie der Aufenthalt für dieses Mädchen war. Und vielleicht hätten wir zusammen ein paar Lieder gesungen. Ich weiß noch, dass ich damals in meinem Bett lag und mir selbst Geschichten erzählte und jiddische Lieder sang, die meine Mutter mir beigebracht hatte. Wenn ich mich daran erinnere, kommen mir die Tränen, weil ich damals als kleines Mädchen so erfinderisch war. Vor allem aber hätte eine Therapeutin mir in jener Situation helfen können, indem sie mir vermittelt hätte, was für ein gutes kleines Mädchen ich war, ein wunderbares Mädchen, nicht das »böse« Mädchen, das sich in dieser schwierigen Situation befand. Obwohl ich keinerlei Schuld an dem Unfall hatte, stellte ich mir aufgrund der für Kinder meines damaligen Alters normalen Ichzentriertheit vor, ich hätte die Verbrennung selbst verschuldet. Von diesem Gefühl erzählte ich niemandem, und ich hätte eine Therapeutin gebraucht, der dieses Phänomen bekannt gewesen wäre und die mich beruhigt und mir versichert hätte, dass ich wirklich keine Schuld an dem Unfall hatte.

---

* Eine bestimmte Art der Gewebetransplantation (Anm. d. Übers.).

Es wäre auch wunderbar gewesen, wenn ich eine solche Therapeutin hätte aufsuchen können, nachdem ich endlich wieder zu Hause war. Sie hätte mir vorschlagen können, Bilder über mein Erlebnis zu zeichnen, auf feuchten Ton zu schlagen, um meine Wut auszudrücken und um mir klarzumachen, dass es okay sei, meine Wut auszudrücken, vielleicht auch anregen können, meine Erlebnisse in ihrem Beisein mit Hilfe eines Spielzeugkrankenhauses durchzuspielen. Dabei hätte sie hin und wieder meine ganze Familie einbeziehen können: meine beiden älteren Brüder, meine Mutter und meinen Vater, damit wir einander hätten mitteilen können, welche Gefühle der Unfall bei uns allen hervorgerufen hatte.

Manchmal frage ich mich, ob mein Krankenhauserlebnis mit dazu beigetragen hat, dass ich Psychotherapeutin geworden bin. Mit Sicherheit lässt sich das nicht sagen; aber ich sage den Teilnehmern meiner Ausbildungsveranstaltungen oft, die besten Lehrer für sie seien sie selbst als Kinder und es sei ungeheuer wichtig, sich daran zu erinnern, was man in der eigenen Kindheit erlebt hat.

Die Erlebnisse kleiner Kinder prägen in starkem Maße ihr Leben in späteren Jahren, denn in den ersten Lebensjahren trifft das Kind Entscheidungen darüber, wie es sich in der Welt am besten verhält, um die Erfüllung seiner Bedürfnisse zu erreichen. In diesen Jahren nimmt es zahlreiche Botschaften über sich selbst auf – es glaubt alles, was es über sich hört, weil sein Geist noch nicht verwerfen kann, was eindeutig unzutreffend ist und was seiner Situation nicht gerecht wird. Diese Botschaften begleiten das Kind in Form eines emotionalen Einflusses sein ganzes Leben lang, selbst wenn sein Verstand ihm später sagt, dass sie nicht zutreffen.

Zu Beginn der therapeutischen Arbeit befassen wir uns mit der Beziehung. Eine Grundkomponente beim Aufbau einer Ich-Du-Beziehung besteht darin, dem Klienten mit Ehrerbietung und Respekt dort zu begegnen, wo er ist. Über die normale Entwicklung von Kindern informiert zu sein, kommt diesem Prozess zugute. Doch sollten wir niemals unterschätzen, was ein kleines Kind in der therapeutischen Begegnung tun und wie es reagieren kann. Um dies zu veranschaulichen, möchte ich einige Beispiele anführen:

Ein Beispiel

Todd war vier Jahre alt, als ich ihn kennenlernte. Seine Eltern lebten getrennt, hatten gemeinsam das Sorgerecht für ihr Kind und waren ihm beide sehr zugetan. Weil Todd stark stotterte, hatten sie mit ihm einen Logotherapeuten aufgesucht, und dieser hatte ihnen eine psychologische Beratung empfohlen. Wenn kleine Kinder stottern, nehme ich an, dass sie entweder nicht sagen können, was sie wirklich sagen wollen – beispielsweise weil sie ihre Wut zurückhalten –, oder dass ihr Geist schneller denkt, als sie ihre Gedanken artikulieren können.

Todd freute sich, ohne seine Eltern in meinen Behandlungsraum kommen zu können, und zwischen uns entstand schnell eine Beziehung, wobei sicherlich das interessante Spielzeug eine wichtige Rolle spielte. Er sprach nicht, aber er lächelte und nickte. Nachdem er sich umgeschaut hatte, ging er direkt auf das Puppenhaus zu, setzte sich davor und fing an, die Möbel umzustellen. Dabei murmelte er vor sich hin.

Ich saß neben ihm und fragte ihn: »Was soll ich tun?« Sein Gesicht zeigte Überraschung, und er sagte stark stotternd: »Die Familie holen.« Also holte ich den Korb mit den Figuren für das Puppenhaus und hielt ihm eine Mutter, einen Vater, einen Jungen und ein Mädchen hin, um festzustellen, ob sie ihm gefielen. Er stellte die Figuren zusammen mit den Möbeln auf und murmelte weiter vor sich hin. Nach einiger Zeit sagte ich: »Ich möchte wetten, du wünschst dir, mit deiner Mutter und deinem Vater in einem Haus zu leben, so wie diese Kinder hier!« Todd schaute mich an, seufzte tief, nickte und wendete sich dann anderen Spielzeugen zu. (Ich habe kein »Spielzimmer«, sondern einen großen Behandlungsraum mit einer Couch, Kissen, zwei Sesseln in der Nähe der Couch, einem Couchtisch, einem großen Hüpfball, einem Schreibtisch in einer Ecke und einem großen niedrigen Tisch mit vier kleinen Stühlen, die so stabil sind, dass auch Erwachsene darauf sitzen können. An den Wänden befinden sich Regale mit Spielzeug und Spielen, Sandkisten mit Miniaturgegenständen auf den höheren Regalen, ein Tisch mit einem Puppenhaus, unter dem Körbe mit Möbeln und Figuren für das Haus stehen. Außerdem gibt es einen Schrank, in dem ich Zeichenpapier, Pastellfarben, Ton und dergleichen aufbewahre. An einer Wand lehnt ein Puppentheater, in dessen Nähe sich Körbe voller Puppen und Stofftiere sowie Perkussionsinstrumente und ein Boxsack befinden. Selbst als ich noch einen sehr kleinen Behandlungsraum hatte, diente der Couchtisch schon als Unterlage für die Arbeit mit Ton und zum Zeichnen, und die Spielsachen und Materialien bewahrte ich auch damals schon in Regalen auf. Eine Sandkiste verstaute ich unter dem Couchtisch. Jeder Zentimeter war genutzt, und der Behandlungsraum wirkte trotzdem einladend. – Auch meine erwachsenen Klienten benutzten diese Materialien manchmal.)

In den nächsten drei Sitzungen begab sich Todd jedes Mal direkt zum Puppenhaus, und sobald ich sagte: »Ich möchte wetten, du würdest gern … leben«, wandte er sich vom Puppenhaus ab und anderen Dingen zu. Manchmal spielten wir zum Abschluss der Sitzung ein Spiel. Doch dann veränderte sich plötzlich alles. Todd nahm sich Superman und Batman vom Regal und ging mit ihnen direkt zu der Sandkiste. Er bewegte die Figuren im Sand umher und murmelte vor sich hin, während ich neben ihm saß. Ich stand auf, holte einen Löwen mit scharfen Zähnen und sagte: »Ich werde Superman fassen – mir ist egal, dass er der stärkste Mensch auf der Welt ist!« Todd schrie (stotternd): »Tu den weg! Tu den weg!« Daraufhin stellte ich den Löwen wieder ins Regal, setzte mich neben ihn und sagte reumütig: »Tut mir leid!« Todd schaute mich ein paar Sekunden lang an und sagte dann (stotternd): »Hol den Löwen wieder.« Also tat ich das und bewegte den Löwen auf die Figuren in der Sandkiste zu. Ich ließ den Löwen sagen: »Ich werde Superman packen! Er sollte sich hüten, mich zu schlagen!« Als ich Superman näherkam, schlug er mich leicht. Ich schrie: »Du hast mich getroffen! Du hast mich getroffen!« Dann fiel der Löwe flach in den Sand. Todd schrie fröhlich und ohne zu stottern: »Mach das noch mal! Mach das noch mal!« Also wiederholte ich das Ganze noch viele Male. Dann sagte Todd, ohne zu stottern: »Jetzt bin ich der Löwe.« Diesmal sagte Superman: »Du kannst mich nicht packen! Schlag mich besser nicht!« Aber natürlich traf der Löwe Superman, der flach in den Sand fiel. Wir spielten dies während der ganzen Sitzung, und Todd stotterte in dieser ganzen Zeit nicht. Doch als er in das Wartezimmer zurückging und seiner Mutter erzählte, was geschehen war, stotterte er wieder wie vorher.

Nachdem dies in der nächsten Sitzung wieder eine Weile so gegangen war (ohne Stottern), schlug ich ihm vor, mit Ton zu arbeiten. Während Todd den Ton mit Werkzeugen bearbeitete, formte ich aus dem Material eine Mutter, einen Vater und einen Jungen. Ich erklärte ihm, er könne für den Jungen sprechen und der Mutter und dem Vater sagen, was ihm gefalle und was nicht. Während ich den Jungen zu den verschiedenen Figuren geleitete, sagte er (ohne zu stottern) zu seiner Mutter: »Ich mag es, wenn du mit mir Ausflüge machst, aber ich mag es nicht, wenn du mich anschreist.« Und zu seinem Vater sagte er: »Ich mag es, wenn du mit mir spielst, aber ich mag es nicht, wenn du weggehst.« (Sein Vater war oft auf Geschäftsreisen.) Wir wiederholten dies einige Male, wobei ich manchmal Sätze vorsprach wie: »Ich mag es nicht, wenn ich zwischen euch hin- und hergehen muss.« – »Ich wünschte mir, wir würden alle zusammen leben!« In der nächsten Sitzung bat ich beide Eltern, sich an der Arbeit zu beteiligen, und ich spielte mit der Familie das Spiel, bei dem jeder Teilnehmer allen anderen sagt, was er an ihnen mag und was nicht. Zur Verblüffung der Eltern stotterte Todd während der ganzen Sitzung nicht.

Da er aber außerhalb der Therapiesitzungen immer noch gelegentlich stotterte, machte ich mehrere Vorschläge:

1. Todd sollte hin und wieder eine Zeitlang mit größtmöglicher Lautstärke *Nein* schreien.
2. Vor dem Zubettgehen sollte eine »Wutsitzung« stattfinden.
3. Jeden Tag sollte eine spezielle Todd-Zeit reserviert werden.

Todd ging in die Vorschule, und seine Lehrer erlaubten ihm, auf dem Spielplatz der Schule *Nein* zu schreien. Also lief er auf dem Spielplatz umher und schrie *Nein*. Schon bald standen zahlreiche Kinder hinter ihm und schrieen ebenfalls *Nein*. In der Klasse gab es keinerlei Störungen mehr, und das Stottern hatte völlig aufgehört.

In unserer letzten Sitzung (vier Monate später) erzählte Todd mir von einem Traum, der ihn geängstigt hatte:

»Ich schlief im Haus, und auch meine Mutter und mein Vater schliefen. Es regnete sehr stark. Dann kamen meine Eltern in mein Zimmer, nahmen mich mit und warfen mich in den Regen hinaus. Da kam ein großer Vogel, nahm mich in seinen Schnabel und flog mit mir davon. Dann wachte ich auf. Dieser Traum hat mir nicht gefallen!« (Nach dem Traum hatte er seine Mutter aufgeweckt und war zu ihr ins Bett gekrochen.)

Ich sagte: »Wir werden diesen Traum jetzt aus Ton nachbauen.« Wir formten ein sehr grobes Haus mit Markierungen für Schlafzimmer. Dann modellierten wir je eine Figur für ihn selbst und seine beiden Eltern und legten diese in die jeweiligen Schlafzimmer.

ICH: »Hier ist der Junge – du – und schläft. Was passiert dann?«

TODD: »Meine Mutter und mein Vater kommen in mein Zimmer.«

ICH: »Stell dir vor, dass sie in deinem Traum geredet haben. Was haben sie gesagt?«

TODD: »Wir werden dich an die Luft setzen!!!«

ICH: »Und was, glaubst du, was du gesagt hast, als du im Traum geredet hast?«

TODD: »Nein! Nein!«

ICH: »Und sie haben dich trotzdem hinausgeworfen?«

Todd nickt, und ich stelle pantomimisch dar, wie die Eltern ihn in den Regen hinauswerfen.

ICH: »Was passierte dann?«

TODD: »Dann kam dieser große Vogel und nahm mich mit.« *(Wir hatten einen Vogel modelliert.)* »Dann bin ich aufgewacht. Der Traum hat mir nicht gefallen – ich hatte danach Angst.«

ICH: »Wir könnten den Traum verändern. Wir sind im Haus. ›Wir werden dich in den Regen werfen!‹ Was sagst du dazu?«

TODD: »Ich sage: ›Geht wieder in euer Bett!‹«

ICH *(stelle die Figuren zurück in ihre Schlafzimmer)*: »Und das tun sie tatsächlich. Was ist mit dem Vogel?«

TODD: »Wir müssen ihn umbringen.« *(Er nimmt einen hölzernen Löffel und haut den Vogel damit platt.)*

ICH: »Jetzt kann er dir nichts mehr antun. Natürlich machen wir das mit einem richtigen Vogel nicht. Aber das hier ist nur Ton, und deshalb ist es okay. Durch so etwas kannst du deine Wut gut ausdrücken.«

TODD *(grinst)*: »Ja, genau!«

Während ich noch einmal über diese Sitzungen nachdenke, werden mir mehrere wichtige Punkte klar, die bei Todd zu einer Besserung führten.

Die Therapie gleicht einem Tanz: Manchmal führe ich, und manchmal übernimmt das Kind die Führung. Ich achte sehr auf den richtigen Zeitpunkt für eine Intervention, beispielsweise wenn ich sage: »Ich möchte wetten, du wünschst dir, so wie diese Familie hier mit deiner Mutter und deinem Vater in einem Haus zu leben.« Ich weiß natürlich, dass sich das jedes kleine Kind wünscht.

Eine Verbindung zu Todd aufzubauen war entscheidend. Ich war nicht bereit, mich einfach zurückzulehnen und zu beobachten. Als ich den Löwen aus dem Regal nahm, hatte ich beschlossen, »aggressive Energie« auszuprobieren. Wenn unterdrückte Wut vorhanden ist, unterstützt diese Art von Energie das Kind darin, seine Emotionen auszudrücken. Auch in diesem Fall hatte ich eine Hypothese entwickelt, und wie sich herausstellte, lag ich damit richtig. Wenn sie falsch gewesen wäre, hätte er mir das mitgeteilt.

Nach diesem Spiel fingen wir an, mit den Tonfiguren, die seine Eltern darstellten, Gefühle auszudrücken, um diese zu normalisieren. Später brachte ich Todd dazu, seine Gefühle seinen Eltern gegenüber direkt auszudrücken. Durch das »Nein«-Schreien konnte er Erfahrungen damit sammeln, welche Form des Selbstausdrucks jeweils angemessen war.

Zuhören

Die meisten Kinder haben das Gefühl, dass ihnen niemand zuhört. Ich glaube, dass dies die Ursache vieler Probleme ist, insbesondere bei sehr kleinen Kindern, weil sie noch nicht in der Lage sind, mit Worten auszudrücken, was ihnen wichtig ist.

Ich erinnere mich in diesem Zusammenhang an eine Mutter und einen vierjährigen Jungen, die mich vor einiger Zeit aufsuchten. Die Mutter wusste nicht mehr, was sie machen sollte, weil der Junge ständig Wutanfälle bekam und sie damit nicht fertig wurde. Weil es für ein kleines

Kind so schwer ist, sich an einem Gespräch, das Erwachsene führen, zu beteiligen, bat ich beide, ein Bild zu zeichnen und darauf auszudrücken, was sie jeweils am anderen am meisten nervte. Die Mutter zeichnete sofort ein Bild von einem Jungen, der auf dem Boden lag und gerade einen Wutanfall hatte. Der Junge beobachtete sie eine Zeitlang und zeichnete dann ebenfalls ein Bild von einem Jungen während eines Wutanfalls und von einer Mutter, die über ihm stand. Ich forderte die Mutter auf, dem Jungen auf dem Bild zu sagen, worüber sie wütend sei. Sie sagte: »Ich mag es nicht, wenn du einen Wutanfall bekommst. Ich weiß dann nicht, was ich tun soll.« Dann forderte ich den Jungen auf, zu der Mutter auf seinem Bild zu sagen: »Ich mag nicht, dass du über mir stehst und mich anschreist, wenn ich einen Wutanfall habe!« Während beide mit ihren jeweiligen Bildern statt miteinander redeten, sagte der Junge schließlich: »Du hörst mir nicht zu.« Offenbar hatte die Mutter ihn aufgefordert, vor dem Abendessen sein im ganzen Raum verstreutes Spielzeug wegzuräumen. Er hatte den Einwand vorgebracht, dass sein jüngerer Bruder einige der Spielsachen liegen gelassen habe. Irgendwie hatte sie das überhört, ihre Stimme erhoben und ihm befohlen aufzuräumen. Daraufhin hatte er sich auf den Boden geworfen, um sich getreten und gebrüllt. Diese Szene wiederholte sich aus unterschiedlichen Gründen viele Male.

Nach der Sitzung berichtete die Mutter, eine starke Verbesserung sei eingetreten, weil sie, wie sie zugebe, gelernt habe zuzuhören.

Im Allgemeinen verhalten sich Kinder sehr vernünftig, wenn sie das Gefühl haben, dass man ihnen zuhört. Ich erinnere mich noch gut daran, wie es war, wenn eines meiner eigenen Kinder aus der Schule nach Hause kam und sich über irgendeine Ungerechtigkeit beklagte. Obwohl ich in solchen Situationen den Impuls verspürte, etwas zu tun, um das Problem zu lösen, oder dem Kind einen Rat für den weiteren Umgang damit zu geben, biss ich mir auf die Zunge und hörte einfach zu. Wenn das Kind mir seine Geschichte erzählt hatte, lief es gewöhnlich aus dem Haus, um zu spielen; offenbar hatte es den Vorfall schon wieder vergessen.

Es folgen einige grundsätzliche Empfehlungen für das Zuhören, die für Therapeuten, Lehrer und Eltern sehr wichtig sind:

1. Seien Sie präsent – seien Sie in Kontakt. Lassen Sie Ihre Gedanken nicht schweifen. Blenden Sie alles außer dem Kontakt zum Kind aus.
2. Stimmen Sie sich auf seinen Rhythmus und möglichst auf seine Ebene ein. Steht das Kind, dann stehen auch Sie. Liegt das Kind auf dem Boden, dann legen auch Sie sich auf den Boden. Ist es unruhig, dann ignorieren Sie dies. Wahrscheinlich ist es nervös oder hat Angst. Bleiben Sie mit ihm in Kontakt.
3. Wiederholen Sie mit ruhiger Stimme, was das Kind gesagt hat, damit es weiß, dass Sie seine Botschaft gehört haben. »Johnny hat dich geschlagen.«
4. Klären Sie die Situation – wenn Sie etwas nicht verstehen, dann tun Sie nicht so, als ob Sie es verstünden.
5. Sprechen Sie mit normaler, natürlicher Stimme, *nicht* mit lehrerhafter, bevormundender, hänselnder oder gönnerhafter.
6. Nehmen Sie das Kind ernst.
7. Benutzen Sie Wörter, die das Kind versteht.
8. Zeigen Sie durch Geräusche, Gesten und Ihren Gesichtsausdruck, dass Sie zuhören. Bleiben Sie präsent.
9. Halten Sie in dieser Situation keine Vorträge, erklären Sie nichts, und geben Sie keine Ratschläge. (Sie können später mit dem Kind über die Situation reden: »Weißt du, ich habe über das, was du mir gesagt hast, nachgedacht, und ich frage mich, ob es für dich okay ist, wenn ich dir ein paar Gedanken darüber mitteile.«)
10. Beobachten Sie die Augen, Gesten und Bewegungen des Kindes, und achten Sie darauf, ob am Klang seiner Stimme zu erkennen ist, wie es sich fühlt. Erwähnen Sie, was Ihnen auffällt, doch wenn das Kind abstreitet, was Sie beobachtet haben, dann akzeptieren Sie dies. »Ich glaube, du bist wegen dieser Sache ziemlich wütend.« – »Nein! Stimmt nicht!« – »Okay, okay.«
11. Formulieren Sie für das Kind, statt ihm Fragen zu stellen. Sagen Sie besser: »Ich glaube, …« – »Ich glaube, das hat dich ziemlich wütend gemacht.« – »Ich glaube, Papi hat dich wütend gemacht, als er nicht mit dir in den Zoo gegangen ist, obwohl er dir das

versprochen hatte.« Wenn Sie mit Ihrer Annahme falsch liegen, sagt das Kind Ihnen dies.

12. Benutzen Sie Figuren, um Dinge auszuagieren. Sie können auch Zeichnungen oder Puppen oder aus Ton geformte Figuren nehmen. Oder Sie benutzen das Rollenspiel – wobei Sie die Rollen wechseln.

Todds Vater rief mich einige Wochen nach unserer letzten Sitzung an, um mir mitzuteilen, dass Todd wieder zu stottern angefangen habe. Ich fragte ihn, ob etwas Ungewöhnliches geschehen sei. Er antwortete: »Ich musste eine Reise unternehmen, aber ich habe Todd gefragt, ob er deswegen wütend sei, und er hat das verneint.« Ich erklärte dem Vater, er solle zu Todd sagen: »Ich glaube, dir hat nicht gefallen, dass ich verreisen musste.« Das tat er und berichtete, Todd habe mit einem lauten »Ja!!!« geantwortet und danach nicht mehr gestottert.

Wenn wir Fragen stellen, bringen wir Kinder unter Zugzwang, und sie geben dann oft die Antwort, von der sie annehmen, dass wir sie hören wollen. Eine mit »Ich glaube« beginnende Äußerung ist für das Kind wesentlich angenehmer. Wenn Ihre Annahme nicht zutrifft, korrigiert das Kind Sie.

Denken Sie auch an Folgendes: Kinder erheben stets ihre Stimme, wenn sie gehört werden wollen, und sie sind sich darüber nicht im Klaren. Wenn man sie dann ermahnt, nicht so zu schreien, wird dadurch eine für sie ohnehin schwierige Situation noch schwieriger. Sie fühlen sich dann beurteilt und kritisiert und ganz bestimmt nicht gehört. Demonstrieren Sie selbst die Art von Verhalten, die Sie sich von Ihrem Kind wünschen. Bedenken Sie, dass der Ausdruck von Wut für das Kind eine Art des Selbstausdrucks ist. Es ist kognitiv noch nicht in der Lage, diplomatisch zu sein, und es kennt noch nicht die Worte, die es braucht, um auszudrücken, was es ausdrücken will; deshalb drücken sich Kinder oft »unfein« aus. Bedenken Sie auch, dass ein Kind aufgrund seines Entwicklungsstandes noch ichzentriert ist, insbesondere wenn Emotionen im Spiel sind, und dass es ihm schwerfällt, die Sichtweise eines anderen Menschen zu verstehen.

Ein weiteres Beispiel

Julie war dreieinhalb Jahre alt, als ihre Mutter sie zu mir brachte, weil sie jedes Mal weinte und schrie, wenn die Mutter zu ihrer Arbeit als Flugbegleiterin aufbrach. Weil sie das vorher nicht getan hatte, glaubte Carol, die Mutter, dies sei vielleicht eine neue Phase in der Entwicklung ihres Kindes. Doch die Situation wurde immer schwieriger. Das Drama passierte immer dann, wenn ihr Mann auf Julie aufpasste oder wenn die Babysitterin, die Julie sehr mochte, sich um sie und ihre beiden älteren Geschwister kümmerte. Ich bat Carol, ausführlich zu beschreiben, was unmittelbar vor ihrem Aufbruch zur Arbeit im Haus geschah. Wir saßen auf dem Boden, und ich deutete mit Bauklötzen Zimmer an und stellte die Situation mit Hilfe von Puppen dar.

»Alle stehen auf, und wir frühstücken in der Küche. *(Ich stelle die Puppen in die ›Küche‹.)* Dann nehmen die älteren Kinder ihre Bücher und die anderen Schulsachen und machen sich auf zur Schule. Sie gehen zu Fuß, weil die Schule direkt auf unserer Straße liegt. Julie umarmt sie zum Abschied.

Dann umarme ich auch Julie zum Abschied, und in diesem Augenblick fängt sie an zu schreien und zu weinen und an mir zu zerren.«

Ich nahm ein Auto aus einem Regal und fragte die Mutter, ob sie zum Flughafen fahre. Carol nickte. Dann fragte ich Julie, ob es für sie okay sei, dass Carol im Auto zum Flughafen fahre (während ich die Mutterfigur in das Auto setzte). Julie nickte. Dann nahm ich ein Flugzeug aus dem Regal, und während ich die Mutterfigur in das Flugzeug setzte, fing Julie an zu wimmern, und sie sagte: »Es ist okay, wenn Mami im Auto fährt, aber nicht, wenn sie im Flugzeug fliegt.« – »Oh«, sagte ich, »weil Flugzeuge abstürzen können!« – »Genau!«, bestätigte Julie nachdrücklich.

Einige Monate vorher war ein Flugzeug abgestürzt, und wahrscheinlich hatte Julie ihre Eltern darüber reden hören. Carol erinnerte sich daran, dass sie tatsächlich mit Freunden am Telefon über den Absturz gesprochen hatte; doch sie konnte es kaum fassen, dass Julie dies mitbekommen hatte. Ich sagte Carol, wenn sie das nächste Mal zur Arbeit aufbreche, solle Sie Julie etwas sagen wie: »Ich weiß, du hast Angst davor, dass mein Flugzeug abstürzt. Und es tut mir leid, dass du dir wegen mir so große Sorgen machst. Ich liebe dich, und ich werde dich immer lieben, egal was passiert.« Carol konnte Julie nicht versprechen, dass das Flugzeug nicht abstürzen würde, weil sie das natürlich nicht wissen konnte. Carol tat, was ich ihr empfohlen hatte. Die Folge war, dass Julie zwei Tage später beim Aufbruch ihrer Mutter zur Arbeit nicht mehr weinte. Übrigens war Julie anwesend, als ich Carol dies empfahl. Meiner Meinung nach wollte Julie vor allem gehört werden – und in meinem Behandlungsraum fühlte sie sich gehört. Nun fühlt sie sich auch gehört, wenn ihre Mutter zur Arbeit aufbricht.

Empfehlungen für Eltern und Therapeuten

Ich gebe Eltern häufig Empfehlungen, allerdings nie zu viele auf einmal.

1. *Wutsitzung:* Dies ist eine der wirksamsten Techniken, die ich kenne. Bauen Sie in das Zubettgehritual eine »Wutsitzung« ein. In dieser Zeit kann das Kind Ihnen alles erzählen, worüber es am betreffenden Tag wütend war oder was ihm nicht gefiel. Über das, was das Kind sagt, wird nicht diskutiert, sondern Sie praktizieren nur aktives Zuhören.

Kürzlich rief mich eine Mutter an, um mir zu sagen, dass ihr dreijähriges Kind nach einer »Wutsitzung« seine Arm um sie geschlungen und gesagt habe: »Ich liebe dich, Mami!« Übrigens gibt es für Wutsitzungen keine Altersgrenze.

2. *Ermöglichen Sie dem Kind, positive Macht zu erleben:* Reservieren Sie täglich 15 bis 20 Minuten (oder eine andere Zeitspanne, die Sie erübrigen können), um mit ihrem Kind eine ganz besondere Zeit zu verbringen. Nennen Sie diese Zeit nach Ihrem Kind, z. B. »Sarahs Zeit«. In dieser Zeit kann das Kind völlig über Sie verfügen. Es darf Sie auffordern, beispielsweise auf dem Boden zu liegen und zu malen oder Autos umherzubewegen. Das ist anders, als wenn Sie sonst Zeit mit Ihrem Kind verbringen. Schickt sich das Kind an, etwas zu tun, das wirklich nicht akzeptabel ist, treten Sie für einen Augenblick aus

Ihrer Rolle, erklären ihm Ihren Einwand und kehren anschließend wieder in die Rolle zurück. Am besten benutzen Sie einen Küchenwecker, um die Zeitspanne einzuhalten.

Dem Kind Macht und die Möglichkeit zur Kontrolle zu geben ist auch als therapeutische Technik sehr nützlich. Ich habe sie bei der Arbeit mit Kindern bis zum Alter von 15 Jahren benutzt, weil Kinder während einer therapeutischen Behandlung oft regredieren. Jugendliche wissen, dass man als Therapeut so etwas nie irgendjemandem erzählen wird! (Eine vierzehnjährige Klientin spielte, wie berichtet, gern »Kaufladen«, sobald sie sicher war, dass ich dies niemandem erzählen würde.)

Wir planen oft zusammen, wie wir unsere gemeinsame Zeit verbringen: »Wir werden 20 Minuten lang etwas tun, das ich tun möchte, und in der restlichen Zeit tun wir, was du mit mir tun möchtest.« In solchen Fällen brauche ich einen Küchenwecker.

3. *Stellen Sie nicht zu viele Fragen:* Fragen bringen Kinder in Verlegenheit, weil sie sich sorgen, ob sie die »richtige« Antwort geben. Wesentlich produktiver sind Aussagen, so wie ich es dem Vater empfahl, dessen Junge stotterte.

Mit kleinen Kindern zu arbeiten kann Spaß machen und sehr produktiv sein. Im Allgemeinen arbeite ich mit Kindern unter vier Jahren nicht einzeln, sondern lasse möglichst auch die Eltern an der Arbeit teilnehmen.

10. Über die Arbeit mit Gruppen

Eine Therapiegruppe hat den Vorteil, dass sie eine kleine, isolierte Welt ist, in der die Teilnehmer ihr aktuelles Verhalten erleben und neue Verhaltensweisen ausprobieren können. Wie sich das Kind in der Gruppe verhält und wie dieses Verhalten andere Gruppenmitglieder positiv oder negativ beeinflusst, wird dabei klar erkennbar. Die Gruppe wird zu einem geschützten »Laboratorium« für Experimente mit neuen Verhaltensweisen, bei denen der Therapeut Unterstützung und Anleitung gibt.

Die Gruppe ist eine ideale Umgebung, in der Kinder ihre Kontaktfertigkeiten verbessern können. Probleme mit der Herstellung und Aufrechterhaltung von Kontakt sind ein Zeichen für ein schlecht entwickeltes Selbstempfinden, das eine unzureichende Entwicklung sozialer Fertigkeiten zur Folge hat. Für Kinder ist es natürlich – und eine wichtige Entwicklungsaufgabe –, zu anderen Kindern Kontakt aufzunehmen. Die Gruppe ermöglicht denjenigen, die hinsichtlich des sozialen Kontakts Probleme haben, zu entdecken und durchzuarbeiten, was bei ihnen den natürlichen Prozess des In-Verbindung-Tretens zu anderen und des In-Beziehung-Tretens behindert. Der Prozess eines Klienten kann in einer Gruppe völlig anders verlaufen als in einer Einzeltherapie. Wenn das Verhalten zum »Vordergrund« wird, können wir es von allen Seiten untersuchen, mit ihm spielen und es verändern.

Jimmy, der neun Jahre alt war, wirkte in Gruppensitzungen extrem störend. Oft war während der gesamten Sitzung die Aufmerksamkeit der Gruppe auf sein unakzeptables Verhalten gerichtet, wobei die Gruppenmitglieder die verschiedensten Vorschläge machten, jedoch ohne Erfolg. Irgendwann fing ich an, genauer hinzuschauen, um herauszufinden, was tatsächlich im Gange war: Jimmy erhielt alle Aufmerksamkeit, die er zu wecken vermochte – es schien sogar, als bekäme er genau das, was er wollte und brauchte: einmal ganz abgesehen davon, welche Wirkung dies auf die Gruppe insgesamt hatte.

Beim nächsten Gruppentreffen beschrieb ich ein Szenario, das Jimmy mit der Gruppe zusammen darstellen sollte. Ich bat ihn, sich vorzustellen, dass er ein neugeborenes Baby sei, beispielsweise das Baby Jesus (Weihnachten war nicht mehr fern), wobei wir anderen die Menschen darstellen würden, die dem Baby Geschenke überbrachten. Jimmy legte sich stark kichernd auf die Matte, die vor ihm auf dem Boden lag. Ich ging mit gutem Beispiel voran und brachte ihm ein imaginäres Geschenk, wobei ich sehr gefühlvoll darüber sprach, was für ein wunderbares Baby er sei und wie sehr wir uns über seine Geburt freuten. Die übrigen Gruppenmitglieder folgten meinem Beispiel und überbrachten ihm ebenfalls imaginäre Geschenke, wobei sie das »Neugeborene« mit viel »Oh« und »Ah« bedachten und es so bewunderten. Jimmy lag ruhig da, lächelte und strahlte die ganze Zeit über. Schließlich rief ich die Gruppe zusammen und bat Jimmy, uns zu berichten, wie ihm unsere Geschenke und unsere Aufmerksamkeit gefallen hätten. Er sagte, das Ganze habe ihm sehr gefallen. Dass dies tatsächlich so war, zeigte sein zufriedenes Lächeln und seine ruhige Ausstrahlung. Er erklärte, er fühle sich, als ob er tatsächlich Geschenke erhalten hätte! Ich stellte die Frage in den Raum, ob Jimmy vielleicht das Gefühl hätte, in seinem Leben nicht genug Aufmerksamkeit zu erhalten. Daraufhin sprach er mit sehr viel Emotion über diesen Mangel, und die anderen Kinder steuerten viele aufschlussreiche Kommentare über ihre eigenen Erfahrungen mit Aufmerksamkeit bei.

Nach dieser Sitzung achtete ich darauf, dass ich Jimmy zulächelte und mit ihm sprach, sobald er den Raum betrat, und die anderen Kinder taten dies ebenfalls. Daraufhin unterblieben seine Störaktionen in den Gruppensitzungen. Im Rahmen des weiter oben beschriebenen Szenarios hatte Jimmy ein übertriebenes Maß an positiver Aufmerksamkeit erlebt. Obwohl es sich um eine Spielsituation gehandelt hatte, war das, was er erlebt hatte, für ihn äußerst real gewesen. Weil er sich in der Gruppe sicher und geliebt fühlte, konnte er schließlich über die Polarität reden, die in seinem realen Leben eine so wichtige Rolle spielte. Seine

Gefühle auszudrücken und zu lernen, um das, was er brauchte, direkt zu bitten, waren Themen, an denen in späteren Sitzungen gearbeitet wurde. Alle Kinder in der Gruppe konnten sich in diesen Themen wiederfinden und von der Arbeit profitieren.

In einem anderen Fall brachte ich zahlreiche kleine Spiele – *Jacks, Mikado, Domino, Schafskopf, Vier gewinnt* – in eine Gruppe von acht Kindern im Alter zwischen elf und zwölf Jahren mit. Ich forderte die Kinder auf, sich Partner zu suchen, und jedes dieser Paare wählte dann ein Spiel aus. (Schon allein dies zu beobachten war sehr interessant.) Ein Küchenwecker wurde auf zehn Minuten eingestellt. Nach Ablauf dieser Zeitspanne mussten die Kinder ihre Partner und ihre Spiele tauschen. Alle Spiele und Partner wurden getauscht. Nachdem alle jedes Spiel gespielt hatten und mit jedem anderen möglichen Partner zusammen gewesen waren, sprachen alle gemeinsam über ihre Erlebnisse. Einige ihrer Kommentare waren: »Das ist das erste Mal, dass ich *Jacks* mit einem Jungen gespielt habe. Ich musste ihm das Spiel beibringen. Das war wunderbar!« – »Ich glaube, ich war der erste Junge, der jemals Jacks gespielt hat. Es hat mir gefallen.« »Chris hat betrogen, aber er hat damit aufgehört, als ich ihm gesagt habe, dass ich das nicht mag.« »Als Chris mit mir spielte, hat er nicht betrogen. Es hat Spaß gemacht, mit ihm zu spielen.«

Der allgemeine Ton der Kinder im Umgang miteinander war sanft und tolerant. Nach der für die Spiele festgesetzten Zeit herrschte eine Atmosphäre der Zufriedenheit und Ruhe im Raum. Viele Geräusche waren zu hören – Geräusche, wie man sie hört, wenn Menschen miteinander reden (Oaklander 1981). Man hätte kaum geglaubt, dass die Kinder aufgrund »mangelnder sozialer Kompetenz« für diese Gruppe vorgeschlagen worden waren.

Projektionen beeinträchtigen oft die Fähigkeit eines Kindes, zu anderen Kindern in Beziehung zu treten. Ein Beispiel:

PHILIP: »Mir gefällt nicht, wie Allen mich ansieht!«
THERAPEUTIN: »Was meinst du, was er dir mit diesem Blick sagen will?«

PHILIP: »Er sagt: ›Du bist dumm!‹«

THERAPEUTIN: »Tue einmal so, als ob diese Affenpuppe du wäre, und du selbst wärest Allen und würdest diese Worte zu dir selbst *(als Affenpuppe)* sagen. *(Therapeutin hält die Puppe mit ihrer Hand.)*

PHILIP *(als Allen)*: »Du bist dumm!«

THERAPEUTIN: »Philip, gibt es in dir eine Stimme, die das manchmal zu dir sagt?«

PHILIP: »Ja!«

Kinder müssen lernen, dass das Sehen einer Grimasse nicht automatisch bedeutet, dass man die dahinter verborgenen Gedanken kennt. Vielleicht hat das andere Kind Bauchschmerzen. Natürlich sind Projektionen bei Kindern mit einem schwachen Selbstwertgefühl und unklaren Grenzen am aktivsten. In einer anderen Sitzung stellte ich vor, was ich »Sich-selbst-Nähren« nenne.

Ich forderte die Kinder auf, über einen Anteil von sich nachzudenken, den sie nicht mögen, und ein Bild von diesem Anteil zu zeichnen. Philip erinnerte sich an den »dummen« Vorfall und zeichnete ein Bild, dem er den Titel »Herr Dumm« gab. »Das ist ein Teil von mir«, erklärte er. »Das ist dumm – wenn ich dumme Dinge sage und tue.« Ich forderte Philip auf, Herr Dumm zu sein und uns etwas über sich zu erzählen.

PHILIP: »Ich bin so dumm! Ich mache ständig Dummheiten. Ich bin wirklich unglaublich dumm. Ich weiß rein gar nichts! Ich bin einfach völlig dumm. Alle halten mich für dumm.«

THERAPEUTIN: »Wie lange sind Sie schon bei Philip, Herr Dumm?« *(Stille.)*

THERAPEUTIN: »Philip, war Herr Dumm schon bei dir, als du, sagen wir, drei Jahre alt warst?«

PHILIP: »Daran kann ich mich nicht erinnern.«

THERAPEUTIN: »Und wie sieht es mit vier Jahren aus?«

PHILIP: »Ja, richtig. Ich erinnere mich daran, dass ich mich in der Vorschule dumm fühlte, weil ich die Klasse nicht wie die anderen Kinder einfach überspringen konnte.«

THERAPEUTIN: »Wenn du dich mit Hilfe einer Zeitmaschine zurückversetzen und du mit dem vierjährigen Philip reden könntest, was meinst du, was du dann sagen würdest?« *(Ich hielt das Bild empor, das Philip gezeichnet hatte.)* »Hier ist er.«

PHILIP: »Nun, ich denke, ich würde etwas sagen wie: ›Heh, denk dran, dass du noch ein kleines Kind bist. Du bist nicht dumm, weil du keine Klasse überspringen kannst. Du wirst sehen, dass du das bald können wirst.‹«

THERAPEUTIN: »Philip, ich möchte, dass du in dieser Woche jedes Mal, wenn du meinst, du hättest etwas Dummes gesagt oder getan, daran denkst, dass du mit einem Vierjährigen redest, der in dir lebt. Er ist derjenige, der meint, du wärest dumm. Schau einmal, was dann passiert.«

Alle Kinder in der Gruppe waren aufgrund dieser Begegnung wie gebannt, und sie fingen an, ihre eigenen Erinnerungen daran mitzuteilen, woher die Anteile von ihnen, die sie nicht mochten, stammten. Natürlich können solche negativen Selbstbotschaften auch tiefere Wurzeln haben; doch die Kinder lernten, sich selbst zu akzeptieren und die jüngeren Selbstanteile zu nähren, die ein so wichtiger Bestandteil ihres gegenwärtigen Lebens waren.

Viele Aktivitäten zur Stärkung des Selbst sind in Gruppensituationen von Nutzen, und es macht mehr Freude und ist interessanter, wenn man sich ihnen mit anderen Kindern zusammen widmet. Spiele, bei denen die Nutzung der Augen eine wichtige Rolle spielt – so wie *I Spy* (ein UNICEF-Spiel) oder die *Wo-ist-Walter?*-Bücher oder Zuhörspiele wie *Sound-Safari* und Spiele, bei denen es um das Riechen, Schmecken und Berühren geht –, sind angenehm und produktiv.

Es folgt ein Beispiel für eine Übung, die es Kindern ermöglicht, alle ihre Sinne frei zu nutzen – eine unverzichtbare Voraussetzung für die Integration des Selbst.

Jedes Gruppenmitglied erhielt eine Orange. Alle untersuchten ihre Orange gründlich, legten sie dann wieder auf einen Haufen und waren später problemlos in der Lage, die Orange, die sie vorher hatten, wiederzufinden. Dann fingen wir alle an, unsere Orangen zu schälen und sorgfältig die Haut zu untersuchen, daran zu riechen und sie zu kosten.

Anschließend wurde das weiße Gewebe unter der Schale abgeschält, berochen und gekostet. Nachdem wir uns mit der glänzenden Schicht beschäftigt hatten, teilten wir die Orangen auf und kosteten die Stücke. Dann tauschten die Kinder mit anderen Kindern Orangenstücke aus. Sie merkten, dass einige Stücke süßer, andere saurer, einige saftiger usw. waren. Alle fanden, dass jedes Stück köstlich war, ganz gleich, welche besonderen Eigenarten es hatte (Brown 1990). Diese Übung habe ich mit vielen verschiedenen Gruppen aller Altersstufen ausgeführt. Ein zwölfjähriges Mädchen sagte einmal zu mir: »Ich kann keine Frucht mehr essen, ohne an die Übung mit der Orange zu denken.« Oft fördern sensorische Erlebnisse das Gespräch in Gruppen. Ton und Fingerfarben eignen sich für diesen Zweck besonders gut.

Eine Gruppe von Kindern, die in einer Klasse für emotional stark gestörte Kinder zusammengefasst waren, erhielt alte Caféteria-Tablette, auf denen sich Kleckse von Fingerfarben befanden. Die Gruppe bestand aus zwölf Jungen im Alter von elf bis dreizehn Jahren. Ihre Reaktion auf den Anblick der Fingerfarben war absolut voraussehbar: »Was sollen wir denn mit diesem Babykram?!« Weil ich der Meinung war, dass die Jungen einander gegenübersitzen sollten, statt an ihren Schreibtischen zu sitzen, wurden die Tische so aufgestellt, dass zu beiden Seiten und einander gegenüber jeweils sechs Jungen saßen. Ich hoffte, dass sie eine neue Möglichkeit finden würden, zueinander in Beziehung zu treten, als nur zu schlagen, zu boxen, zu treten und einander mit Schimpfwörtern zu titulieren. Ich forderte die Jungen auf, mit den Fingerfarben auf den Tabletts zu malen. Wenn sie damit fertig waren, machte ich einen Abdruck von dem entstandenen Bild, indem ich Papier darüberlegte, es fest andrückte und es nach einer Weile wieder abzog. Ich führte das Verfahren vor, und anschließend schlossen alle Jungen die Arbeit an ihrem ersten Bild sehr schnell ab und waren begeistert von dem selbst hergestellten Handdruck.

Viele dieser Kinder hatten Schwierigkeiten mit der Koordination sowohl ihrer kleinen als auch ihrer großen Muskeln, und gewöhnlich scheuten sie sich, zu zeichnen oder zu malen. Malen mit den Fingern wirkt beruhigend und bringt die Energie in Fluss; Versuchszeichnungen können angefertigt und schnell wieder beseitigt werden, und Erfolg ist praktisch garantiert. Während der Aktivität fingen die Jungen an, miteinander zu reden, und zwar zunächst über das, was sie jeweils gemalt hatten, und später über andere Dinge. Ein Junge hatte eine Art Vogel produziert, weshalb sich das Gespräch allmählich auf das Fliegen und auf Flugzeuge konzentrierte. In einer ruhigen und freundlichen Atmosphäre wurde über viele Themen gesprochen. Natürlich gab es auch Lärm, aber es war der Lärm von Lachen, Glück und guten Gesprächen. Nicht ein einziges Mal trat, schlug oder schimpfe jemand. Zufriedenheit durchströmte die Gruppe. Die Kinder baten danach sehr oft, das Fingermalen noch einmal wiederholen zu können, und manchmal gelang es der Therapeutin, ihnen Geschichten über ihre Produkte zu entlocken, wodurch ihr Selbstgewahrsein gefördert und das Erlebte in umfassendere und tiefgründigere Zusammenhänge gestellt wurde. Die meisten dieser Jungen hatten noch nie erlebt, wie man eine Freundschaft schließt oder wie man andere Menschen respektvoll behandelt oder selbst respektvoll behandelt wird. Deshalb war dieses Erlebnis für sie besonders wichtig. Die Atmosphäre während der Arbeit mit den Fingerfarben griff auf die gesamte Zeit der Gruppensitzungen über. Zwar kam es hin und wieder zum Ausagieren, doch herrschte im Allgemeinen ein von Respekt und Freundschaft geprägtes Klima.

Bei derartigen Aktivitäten spielen bestimmte Variablen eine Rolle. Die Therapeutin hat klare Grenzen gesetzt. Sie ist jedem Kind gegenüber stets respektvoll. Die Kinder haben es mit einem Medium zu tun, das ihnen, wie sie bald entdecken, nur Erfolg bringen kann. (Die Handdrucke fielen erstaunlich aus.) Sie können mit Farbe und Darstellung experimentieren und diese Parameter erforschen. (Sie entdeckten schnell, dass durch Vermischen von Rot, Gelb und Blau ein dunkles Braun entsteht.) Die kinästhetischen Bewegungen und die taktilen Empfindungen bei der Aktivität des Malens wirken beruhigend. Das Selbst wird gestärkt, und der Kontakt ist gut. Und die Kinder merken, dass sie diese Art von Kontakt *mögen* und mehr davon wollen.

Ein bei Kindern in einer Therapie (und wahrscheinlich auch außerhalb einer Therapie) häufig auftauchendes Thema ist das Gefühl, anders zu sein. Das Kind kämpft um seine Identität, und es pendelt zwischen Konfluenz und Isolation. Konfluenz beinhaltet, das Selbstempfinden eines anderen Menschen zu übernehmen – das Kind muss wie jemand anders sein, weil es noch nicht spürt, wer es selbst ist. Weil gesunder Kontakt ein gutes Selbstempfinden beinhaltet sowie das Gefühl, genügend Unterstützung zu bekommen, so dass man jemand anderem begegnen kann, ohne sich selbst zu verlieren, muss das gestörte Kind sich häufig an einen sehr einsamen Ort zurückziehen, um dort möglicherweise sich selbst zu finden. Eine Gruppe ist eine ideale Umgebung für Kinder, denen geholfen werden soll, ihre Integrität zu bewahren, während sie zu anderen in Beziehung treten. Die Gruppe ist ein sicherer Mikrokosmos der äußeren Welt, und bei adäquater Anleitung durch den Therapeuten und klarer Definition von Grenzen kann sich das Kind in dieser Situation tatsächlich in Gegenwart anderer selbst finden.

Eine Gruppe von Kindern, deren Väter in einem Therapiezentrum des Militärs für Alkoholprobleme behandelt wurden, wurde von mir aufgefordert, über Träume zu berichten. Unter diesen zwölf Kindern im Alter von acht bis sechzehn Jahren befanden sich mehrere Geschwister. Zum hier beschriebenen Zeitpunkt kam diese ungewöhnliche Gruppe schon seit über einem Jahr zusammen, und ihre Mitglieder verstanden sich trotz ihrer Altersunterschiede erstaunlich gut. Sie hatten gemerkt, dass sie viele ähnliche Dinge erlebt hatten. Ein zwölfjähriges Mädchen beschrieb einen Traum, in dem es sich in einem Auto befand, das von seinem Vater einen steilen Berg hinuntergefahren wurde. Am Fuß des Berges war ein See. Das Auto fuhr sehr schnell, und das Mädchen schrie den Vater an, er solle langsamer fahren. Es fürchtete, das Auto werde direkt in den See fahren. Der Vater ignorierte seine Tochter, und unmittelbar bevor das Auto in den See zu stürzen drohte, wachte das Mädchen auf.

Wenn Kinder mir über einen Traum berichtet haben, fordere ich sie in der Regel auf, den Traum so darzustellen, als ob er gerade geschehe. Sally verhielt sich so, als ob sie im Auto des Vaters säße, und schrie:

»Papi, halt an! Stopp!« Die anderen Kinder hörten aufmerksam zu, und nachdem Sally mit dem Schreien aufgehört hatte, sagte ein achtjähriger Junge: »In meinem Leben gibt es eine ganz ähnliche Straße.«

Die Entdeckung, dass andere Kinder ähnliche Gedanken, Anliegen, Sorgen, Ängste, Ideen, Fragen und Erlebnisse haben, ist für die meisten Kinder eine Offenbarung. Je stärker sie diese Verbundenheit spüren, umso besser fühlen sie sich unterstützt. Die Unterstützung von außen stärkt ihre innere Standfestigkeit, und dadurch wird ihr Selbst gestärkt. Paradoxerweise sind sie dann eher bereit und in der Lage, der Gruppe über die Anteile von sich, die sie von anderen Gruppenmitgliedern unterscheiden, zu berichten.

Ich stellte mehreren Jungen in der Adoleszenz die Aufgabe, mit geschlossenen Augen etwas aus Ton zu formen. Die Gruppe hatte sich seit etwa zwei Monaten jede Woche getroffen, und Joe hatte an ihren Aktivitäten bisher praktisch nicht teilgenommen. Er störte nicht, sondern saß ruhig dabei und schien zuzuhören und das Geschehen zu beobachten. Schließlich forderte ich die Jungen auf, ihre Werke mit offenen Augen fertigzustellen. Danach sollten alle selbst zu der Figur werden, die sie modelliert hatten, und sich als diese beschreiben.

JOE: »Ich habe nichts gemacht.«

THERAPEUTIN: »Joe, du hast doch da etwas; also beschreibe es einfach.«

JOE *(starrt auf den Ton)*: »Das ist doch nur ein Klumpen von nichts.« *(Joe schaut zu mir empor.)* »Und genau das bin ich! Ein Klumpen von nichts!«

THERAPEUTIN: »Wie fühlst du dich im Moment in dieser Gruppe mit uns allen, Joe?«

JOE: »Ich fühle mich wie ein Klumpen von nichts.«

THERAPEUTIN: »Ich glaube, du meinst, dass du dich so fühlst, als ob du nicht viel wert wärst.«

JOE: »Das stimmt. Ich bin nichts wert.«

THERAPEUTIN: »Joe, ich freue mich sehr, dass du uns gesagt hast, wie du dich fühlst. Es zeigt, dass du uns ein wenig vertraust. Danke.«

JOE *(lächelt ein wenig)*: »Das ist in Ordnung.«

In diesem Dialog tritt Joes schwaches Selbstwertgefühl klar zutage, das er der Gruppe offen mitteilt. Indem er dies tut, indem er über seine Existenz, so wie er sie wahrnimmt, berichtet, hat er einen riesigen Schritt in Richtung des Neuaufbaus seiner Identität getan. Ich fühlte mich in jener Situation versucht, Joe etwas über seinen Wert zu sagen, doch dadurch hätte ich seine eigenen Gefühle im betreffenden Augenblick entwertet. Ich wollte Joes Selbstwahrnehmung respektvoll akzeptieren, damit er anfangen könnte, sich selbst zu akzeptieren. Später hörte ich, wie einer der anderen Jungen zu ihm sagte, er habe sich oft genauso gefühlt und fühle sich manchmal immer noch so, allerdings nicht mehr so stark wie früher.

Der Gruppenprozess

Eine Gruppe hat, obwohl sie aus einzelnen Kindern besteht, ein ausgeprägtes Eigenleben. Jede Gruppe scheint mehr oder weniger stark dem gleichen Muster zu folgen. Die Kinder in den Gruppen, aus deren Arbeit weiter oben Szenen beschrieben wurden, haben mich meist schon im Rahmen von Einzelarbeit kennengelernt, wodurch sie eine gewisse Beziehung zu mir entwickelt haben. Doch da sie einander noch nicht kennen, fühlen sie sich in der Gruppe zunächst meist sehr einsam. Sie sind befangen und zeigen die verschiedensten negativen Verhaltensweisen, um ihre Ängste zu überdecken. Diese Phase muss ich nutzen, um bei den Kindern ein Gefühl der Sicherheit und des Respekts zu erzeugen und ihnen Gelegenheit zu geben, einander mittels nicht-invasiver und nicht-bedrohlicher Aktivitäten kennenzulernen. Nötigenfalls setze ich auch klare Grenzen.

Nachdem sich eine Gruppe vier bis sechs Wochen lang wöchentlich getroffen hat, fängt sie an, zu einem Ganzen zu werden. Die Kinder fühlen sich dann miteinander wohl, und Ängste, die das Offenbaren sensiblerer Informationen betreffen, nehmen allmählich ab. Ein Gefühl der Kameradschaft entsteht und ein Wissen darum, dass man von den anderen nötigenfalls Unterstützung und Verständnis erwarten kann. Auch bilden sich bestimmt Rollen heraus: Ein Kind übernimmt eine Führungsrolle, ein anderes übernimmt für alle anderen das Ausagieren, eines wird als besonders klug abgestempelt, ein anderes als Clown, usw. Sobald sich solche Rollen herausbilden, kann ich sie der Gruppe mit Hilfe verschiedener Techniken zu Bewusstsein bringen.

Eine Gruppe von acht Jungen und Mädchen im Alter von elf und zwölf Jahren traf sich seit mehreren Monaten wöchentlich. Sie kannten einander schon recht gut. Susan hatte eindeutig die Führungsrolle übernommen. In einer Sitzung stellte ich eine Übung vor, von der ich mir erhoffte, dass sie die direkte Kommunikation fördern würde: »Ich mag, ich mag nicht«. Jedes Kind erhielt Gelegenheit, allen anderen gegenüber entsprechende Aussagen zu formulieren. Ein Gruppenmitglied sagte zu Susan: »Ich mag nicht, dass du immer entscheidest, was wir tun sollen.« Am Ende der Übung konnten die Teilnehmer zu den Aussagen, die sie gehört hatten, Stellung nehmen. Susan sagte: »Ich weiß, was wir machen sollten. Wie wäre es, wenn jeder von uns in einer unserer Sitzungen Therapeut ist und über alles, was passiert, entscheidet?« Den anderen Kindern gefiel Susans Idee – tatsächlich hatte sie viele gute Ideen. Danach entschied jede Woche ein anderes Kind darüber, ob wir in einer Sitzung Bilder über ein bestimmtes Thema malten oder zeichneten, ob wir mit Puppen oder mit Ton arbeiteten, ob wir über etwas diskutierten oder etwas anderes taten. Das Kind, das jeweils »Therapeut« war, entschied nicht nur über die Aktivität der Gruppe in der betreffenden Sitzung, sondern ahmte mich auch erstaunlich gut nach. Jeder war in einer Sitzung Gruppenleiter, und auf diese Weise entdeckten viele in sich eine Seite, die sie noch nie zuvor offen gezeigt hatten.

Die Gruppenstruktur

Ich habe mit den verschiedensten Gruppengrößen experimentiert, beginnend mit Paaren bis hin zu Gruppen von bis zu zwölf Teilnehmern. Nach meinen Erfahrungen ist in der Regel eine Teilnehmerzahl von sechs bis acht Kindern im Alter von über acht Jahren bzw. von drei bis sechs Kindern im Alter von unter acht Jahren ideal. Ich habe einmal das interessante Experiment gemacht, mit jeweils zwei Kindern zu arbeiten. Das war, nachdem ich die Arbeit an meinem ersten Buch *(Gestalttherapie mit Kindern und Jugendlichen)* abgeschlossen hatte. Weil ich mich auf das Schreiben konzentrieren musste, hatte ich meine Praxis ein ganzes Jahr lang geschlossen. Als ich dann wieder therapeutisch zu arbeiten begann, nahm ich jeden Klienten an, der kam – ich hatte damals ziemlich hohe Schulden. Doch dann wurde sehr schnell die verfügbare Zeit knapp.

Ich erinnere mich an eine Geschichte, die Virginia Satir im Rahmen eines Workshops, an dem ich teilgenommen habe, erzählt hat. Eines Tages habe sie versehentlich zwei Familien zum gleichen Termin bestellt. Als sie die Tür zum Wartezimmer öffnete und die beiden Familien sah, erschrak sie zunächst. Nachdem sie sich wieder ein wenig gefasst hatte, lud sie die beiden Familien ein, zusammen in den Behandlungsraum zu kommen. So entstand das, was später *Multifamilientherapie* genannt wurde. Ich fing also an, zwei Kinder, meist gleichen Geschlechts und Alters, zusammen zu behandeln. Ich erinnere mich noch an zwei siebenjährige Jungen, die beide mit anderen Kindern große Schwierigkeiten hatten. In den ersten vier gemeinsamen Sitzungen gaben sich beide große Mühe, entgegenkommend und freundlich zu sein. Dann ließen diese Bemühungen nach, und die gewohnte Art beider, zu anderen Menschen in Beziehung zu treten, die sie oft in Schwierigkeiten brachte, zeigte sich. Ich hatte nun die Möglichkeit, das aktuelle Geschehen zu unterbrechen und auf das spezifische Verhalten und die darunter verborgenen Gefühle zu fokussieren. Mit beiden hatte ich vor den gemeinsamen Sitzungen Einzelsitzungen durchgeführt, und die Verhaltensweisen, die sie in den gemeinsamen Sitzungen zeigten, hatte ich bei ihnen vorher noch nie beobachtet. Die Arbeit mit zwei Kindern erschien mir als gute Vorbereitung auf die Einbeziehung der Betreffenden in eine größere Gruppe. In dieser hätte ich nicht die Zeit gehabt, den beiden eine ebenso intensive Aufmerksamkeit zu widmen.

Wenn eben möglich, sollte an einer Gruppensitzung ein Co-Therapeut teilnehmen, denn es kommt häufig vor, dass ein Kind individuelle Aufmerksamkeit braucht. Die Gruppe ist im Grunde eine ideale

Umgebung für Kinder, die Verbundenheit mit anderen Kindern erleben müssen.

Manche Gruppen beschränkt man besser von vornherein auf eine bestimmte Zeitspanne, legt sie also nicht als fortlaufende Gruppe an, insbesondere wenn es sich um eine Gruppe für Kinder handelt, die ähnliche Erlebnisse hatten, so wie es bei Opfern von Kindesmissbrauch oder bei Scheidungskindern der Fall ist. Manchmal stempeln normale gemischte Gruppen solche Kinder ab und isolieren sie. Natürlich haben Kinder, die Missbrauch oder Misshandlungen erlebt haben, auch abgesehen von diesen Erlebnissen Interessen und Probleme, an denen in einer Therapie gearbeitet werden sollte.

Die Gruppen, die sich – je nach Alter der Kinder – im Allgemeinen jeweils für eine Zeitspanne von eineinhalb Stunden treffen, sind stark strukturiert. Jede Gruppe beginnt mit einer »Runde« – einer Zeit, in der jedes Kind über alles berichten kann, was es im Laufe der vergangenen Woche erlebt hat. Diese Runde ist – abgesehen von allem Inhaltlichen – eine Übung im Zuhören. Anfangs scheuen sich viele Kinder, ausführlich zu erzählen, doch im Laufe der Zeit muss wahrscheinlich eine Zeitgrenze für die Beiträge festgelegt werden. Diskussionen sowie das Stellen und Beantworten von Fragen sind im Rahmen einer solchen Runde nicht möglich (es sei denn gelegentlich zur Klärung wichtiger Punkte), sondern das Kind, das jeweils redet, genießt die ungeteilte Aufmerksamkeit aller übrigen.

Auch die beiden Therapeuten nehmen an diesem Austausch teil. Nützlich ist, während der Runde einen »Redestock« herumzureichen. Natürlich können sich immer einige Kinder Bemerkungen nicht verkneifen, sie stoßen andere an, zappeln herum usw. Solange solche Unruhe stiftenden Faktoren nicht überhand nehmen und das Kind, das gerade das Wort hat, nicht gestört wird, ignoriere ich sie. Kinder können offenbar generell wesentlich mehr Unruhe tolerieren als Erwachsene. Doch wenn die Störungen überhand nehmen, gehe ich darauf ein und spreche mit der Gruppe darüber. Dies ist ein Aspekt, mit dem sich die Gruppe während eines Teils der Sitzungszeit beschäftigen muss. Gegen Ende der Sitzung räumen die Kinder auf und setzen sich dann noch einmal im Kreis zusammen. Nun muss ein Abschluss erreicht werden. Alle erhalten die Möglichkeit, mir und den anderen Teilnehmern zu sagen, was sie sagen wollen, die Aktivitäten zu kritisieren, zu erwähnen, was ihnen besonders gut gefallen oder was sie geärgert hat. Ich bemühe mich, die Gruppensitzungen so zu steuern, dass jeweils noch Zeit zum Aufräumen und für die Schlussrunde bleibt.

In der Schlussrunde einer Gruppe sagte die elfjährige Carrie zu Tommy: »Mir hat heute nicht gefallen, dass du immer versuchst, dich neben mich zu setzen, und als du neben mir warst, war mir das immer zu nah, und das wollte ich nicht.« Ich unterstützte Carrie in ihrem Bemühen, Tommy über ihr Unbehagen zu informieren, und sagte: »Tommy, ich freue mich, dass du Carrie zuhörst; was sie sagt, ist ihr sehr wichtig.« In der Schlussrunde der nächsten Gruppensitzung sagte Carrie: »Tommy, ich habe mich sehr darüber gefreut, dass du diesmal nicht versucht hast, ständig neben mir zu sitzen, und wenn du neben mir gesessen hast, dann warst du mir nicht zu nah.« Tommy lächelte, als ob er ein wunderschönes Geschenk erhalten hätte.

Der Inhalt der Gruppenarbeit

Der Inhalt der Gruppenarbeit variiert natürlich je nach Altersspektrum der Teilnehmer und spezifischen Bedürfnissen der einzelnen Kinder. Sofern die Gruppenarbeit nicht dazu dient, Gruppenmitglieder beim freien Spiel zu beobachten, ist sie strukturiert. Sie beginnt und endet jeweils mit einer Runde. Dazwischen geschieht, was ich in der jeweiligen Arbeitsphase für erforderlich halte. Obwohl ich für die Arbeit Ziele definiere und Pläne entwickle, kann ich diese jederzeit aufgeben. Manchmal taucht in einer Runde etwas auf, worauf ich meine Aufmerksamkeit konzentrieren muss. Gelegentlich treffen die Kinder Entscheidungen, die der Arbeit eine andere Richtung geben. Und oft entwickelt sich eine Sitzung aus einer vorherigen Sitzung.

Die Aktivitäten während der Sitzung sind vielgestaltig und machen im Allgemeinen Freude. Sie dienen der Förderung des Ausdrucks von

Gefühlen und der Definition und Stärkung des Selbst. Viele projektive Techniken wie Zeichnen, das Herstellen von Collagen, die Arbeit mit Ton, das Aufbauen von Sandkistenszenen, die Arbeit mit Puppen, mit Musik, mit Körperbewegungen, Theaterspiel, das Erzählen metaphorischer Geschichten, Phantasie und Imagination werden genutzt. Oft werden Themen angesprochen, die für die Kinder wichtig sind, beispielsweise Einsamkeit, Hänseleien, Zurückweisung, Peinlichkeitsgefühle, Verlust, Scheidung usw. Diese Themen tauchen vielfach während der Gruppensitzungen auf, oder sie werden von den Kindern selbst vorgeschlagen. Auch viele Spiele und projektive Tests werden als therapeutische Hilfsmittel benutzt. In einer Sitzung zeichnen die Kinder ihren sicheren Ort und tauschen sich über ihre Bemühungen aus; in einer anderen fokussiere ich auf die Zeichnung eines Kindes. Nur selten machen sich Kinder über die Zeichnungen anderer lustig – mein Bemühen um eine respektvolle Haltung anderen gegenüber wirkt sich auf den Umgang der Kinder miteinander aus.

In fast jeder Gruppe spielt das Thema Wut eine wichtige Rolle. Die Kinder werden manchmal aufgefordert, etwas zu zeichnen, das sie wütend macht, oder aus Ton eine Figur zu formen, die jemanden darstellt, auf den sie wütend sind, oder sie spielen mit verschiedenen Schlaginstrumenten, die ihre Gefühle repräsentieren, oder sie führen mit Puppen ein Theaterstück auf, in dem in einer Szene Wut eine wichtige Rolle spielt, und dergleichen mehr. Das Erlernen der Fähigkeit, Wut ungefährlich und angemessen auszudrücken, ist ein wichtiger Aspekt der Gruppenaktivitäten. Kapitel 5 geht auf das Thema Wut ausführlicher ein, und dort werden auch anschauliche Beispiele für den Umgang mit ihr beschrieben.

Eines Tages brachte ich eine Videokamera mit in meine Praxis, weil ich Videoaufnahmen von ein paar Sitzungen machen wollte. Doch die Kinder hatten andere Vorstellungen, und so wurde die Kamera zu einem wunderbaren therapeutischen Werkzeug. Der vierzehnjährige Sam hatte einen Freund, den seine Eltern nicht billigten. Kürzlich lud Sam diesen Freund zu sich nach Hause ein, womit er gegen das elterliche Verbot verstieß, Freunde mit nach Hause zu bringen, wenn seine Eltern nicht anwesend waren. Während Sam hilflos dabeistand, ging der Freund in das Schlafzimmer der Eltern, warf Dinge umher und schaute sich alles genau an. Sam hatte sich große Mühe gegeben, ein stärkeres Selbstempfinden und Durchsetzungsvermögen zu entwickeln; doch vor diesem Jungen kapitulierte er völlig. Er bekam wegen dieses Vorfalls große Schwierigkeiten mit seinen Eltern und machte ihn zu einem zentralen Thema einer unserer Gruppensitzungen. Ich schlug der Gruppe vor, die Szene nachzuspielen und mit der Videokamera aufzunehmen. Sam wählte jemanden aus, der die Rolle des ungezogenen Jungen spielen sollte, und während die Kamera aufnahm, spielten sie den Vorfall zusammen durch. Ich spornte die beiden Mitwirkenden zur Übertreibung an, damit deutlicher würde, was geschehen war. Der »böse« Junge klopfte kräftig an die Tür, trat ins Haus und brachte alles durcheinander, wobei er laut beschrieb, war er jeweils gerade tat. Sam stand kleinlaut dabei und versuchte zu protestieren. Nach dem Ende der Szene schlug ich den Mitwirkenden vor, eine weitere zu spielen, in der Sam sich genau entgegengesetzt verhielt. Diesmal ermahnte Sam den anderen Jungen nachdrücklich und zwang ihn, das Haus zu verlassen. Auf den Vorschlag eines Gruppenmitglieds hin wurde noch eine dritte Szene aufgeführt, in der Sams Mutter nach Hause kam und sich begeistert darüber zeigte, dass Sam sich an die Regel gehalten hatte. Anschließend schaute sich die Gruppe unter schallendem Gelächter alle drei Szenen auf einem Monitor an. Sam erklärte, er wisse, dass er diesem Jungen gegenüber selbstsicher auftreten könne, wenn so etwas noch einmal passiere, und eigentlich sei ihm schleierhaft, wieso er sich mit ihm überhaupt angefreundet hätte. Daraufhin entspann sich eine lebhafte Diskussion.

Eine Gruppentherapie ist eine lohnende und effektive Art, mit Kindern zu arbeiten. Die Gruppe fördert die Entwicklung sozialer Fertigkeiten sowie ein Gefühl der Zugehörigkeit und des Akzeptierens und Akzeptiertwerdens. In ihr können bisher unterdrückte Gefühle ausgedrückt werden, und sie ermöglicht außerdem das Experimentieren mit neuen Verhaltensweisen. In einer Gruppe, die ihren Zweck erfüllt, fühlt sich jedes Kind so sicher, dass es bereit ist, sich verletzlich zu zeigen. Gruppensitzungen müssen Kindern Freude machen, ganz gleich, welche Themen darin behandelt werden. Tatsächlich fördern die Freude und die nährende Zuwendung, die Kinder in einer Gruppe erleben, die Bereitschaft zur Auseinandersetzung mit schmerzhaften Erlebnissen. Haben die Kinder das Gefühl, ihre Emotionen, Gedanken, Meinungen und Ideen frei und ungehindert ausdrücken zu können, wissen sie, dass sie vom Therapeuten und von den übrigen Kindern Unterstützung erhalten werden und dass sie sich mit ihnen verbunden fühlen können. Dies ermöglicht allen beteiligten Kindern, Entdeckungen über sich selbst zu machen, die ihre Autonomie sowie gesunden Kontakt innerhalb und außerhalb der Gruppe stärken.

11. Die Behandlung von Kindern mit ADHS-Symptomen

In den zahlreichen Workshops, die ich geleitet habe, war ein Aufmerksamkeitsdefizit mit oder ohne Hyperaktivität der Gegenstand vieler Fragen, die mir gestellt wurden. Über den Umgang mit dieser Störung ist schon viel geschrieben worden, doch nur sehr wenige dieser Erörterungen befassen sich mit anderen Behandlungsformen als der medikamentösen und als der Möglichkeit der Verhaltensbeeinflussung. Obwohl zur Behandlung von ADHS häufig Medikamente verschrieben werden, gibt es keinen zweifelsfreien Test für das Vorliegen der Krankheit. Das Urteil über ihr Bestehen basiert auf einer Vielzahl von Verhaltensweisen. Das DSM-IV (*Diagnostisches und statistisches Manual Psychischer Störungen* [1994] der *American Psychiatric Association*, das von vielen Ärzten, Psychologen, Sozialarbeitern und psychologischen Beratern als autoritatives Werk benutzt wird) führt zahlreiche ADHS-typische Verhaltensweisen auf, die sechs Kategorien zugeordnet werden. Von diesen müssen zwei gegeben sein, und zwar mindestens seit sechs Monaten, um die Diagnose ADHS zu rechtfertigen. Außerdem müssen diese Symptome so stark sein, dass man den Zustand als maladaptiv und der Entwicklungsstufe nicht angemessen bezeichnen kann. Ein Kriterium sollte nur dann berücksichtigt werden, wenn das betreffende Verhalten wesentlich häufiger als bei den meisten Menschen der gleichen Entwicklungsstufe auftritt. Anders ausgedrückt: Alle Kinder lassen hin und wieder Anzeichen für diese Verhaltensweisen erkennen – weshalb das Urteil ziemlich subjektiv ausfallen kann. Die Verhaltensweisen, um die es geht, sind:

Unaufmerksamkeit:

1. Achtet oft nicht genau auf Details oder macht viele Flüchtigkeitsfehler bei den Hausaufgaben und bei anderen Aktivitäten.
2. Hat oft Schwierigkeiten, mit der Aufmerksamkeit bei zu erledigenden Aufgaben oder bei spielerischen Aktivitäten zu bleiben.
3. Scheint oft nicht zuzuhören, wenn direkt angesprochen.
4. Befolgt häufig Anweisungen nicht und versäumt es, Hausaufgaben und häusliche Arbeiten zu erledigen oder Pflichten zu erfüllen.
5. Hat oft Schwierigkeiten, die Erledigung von Aufgaben und Aktivitäten zu organisieren.
6. Vermeidet es oft (oder mag es nicht oder ist nicht bereit), Aufgaben in Angriff zu nehmen, die eine längere geistige Anstrengung erfordern.
7. Verliert oft Dinge, die für die Ausführung oder Erledigung von Aufgaben und anderen Aktivitäten erforderlich sind.
8. Lässt sich leicht durch äußere Reize ablenken.
9. Ist bei Alltagsaktivitäten oft vergesslich.

Hyperaktivität / Impulsivität:

1. Zappelt oft mit Händen und Füßen herum oder windet sich auf seinem Sitz.
2. Verlässt in der Klasse sowie in anderen Situationen, in denen von ihm/ihr erwartet wird sitzen zu bleiben, oft seinen/ihren Platz.
3. Läuft oft umher (oder klettert), wenn dies nicht angebracht ist.
4. Hat oft Schwierigkeiten, ruhig zu spielen oder sich entsprechenden Freizeitaktivitäten zu widmen.
5. Ist oft «in Fahrt« oder handelt »wie von einem Motor angetrieben«.
6. Redet oft übertrieben viel.
7. Platzt oft schon mit Antworten heraus, bevor die Fragen ausformuliert worden sind.
8. Hat oft Schwierigkeiten zu warten, bis er/sie an der Reihe ist.
9. Unterbricht oder bedrängt oft andere (indem er/sie in Gespräche oder Spiele hineinplatzt).

Es liegen Untersuchungen vor, nach denen vier Prozent aller Kinder im Schulalter die Kriterien für die Diagnose ADHS erfüllen. Seit die Störung so populär geworden ist, wird einem hohen Anteil dieser vier Prozent der Stempel ADHS auch tatsächlich aufgedrückt. Die Störung wurde erstmals Anfang des 20. Jahrhunderts als Rastlosigkeit beschrieben, und sie hat ihren Namen einige Male geändert. Beispielsweise hieß sie: *Minimale Cerebrale Dysfunktion* (MCD), *Hyperactive Child Syndrome, Attention Deficit Hyperactive Disorder With or Without Hyperactivity* und jetzt *Aufmerksamkeitsdefizit-/Hyperaktivitätsstörung* (oder ADHS).

Der Einsatz von »anregenden« Medikamenten bei diesem Syndrom ist sehr umstritten. Zwar werden einige Untersuchungen darüber durchgeführt, doch über deren Resultate ist noch nicht viel Gesichertes bekannt, zumindest nicht bei den Betroffenen. Einige Kinder scheinen auf die Mittel anzusprechen. Ich erinnere mich, dass ich vor etwa 35 Jahren eine Klasse emotional stark gestörter Kinder unterrichtete, in der ein Junge nicht lange genug stillsitzen konnte, um das Lesen lernen zu können. Er erhielt daraufhin Ritalin, und das Resultat grenzte an ein Wunder. Allerdings ist dies das einzige positive Beispiel für die Wirkung dieses Medikaments, das ich persönlich erlebt habe. Meiner Meinung nach sind manche Ärzte mit Medikamentenempfehlungen zu schnell bei der Hand, und auch viele Lehrer drängen zu sehr auf eine medikamentöse Behandlung. Über die langfristigen Folgen solcher Mittel ist bisher nur wenig bekannt.

Nach meiner Erfahrung lassen sich Kinder, bei denen die Symptome dieser Störung auftreten, zwei Gruppen zuordnen: Zur ersten Gruppe zählen Kinder, bei denen die Symptome früh im Leben auftreten, manchmal schon von Geburt an. Mittlerweile liegen uns Untersuchungen vor, nach denen eine echte ADHS sehr früh einsetzt – ganz sicher im Alter von drei oder vier Jahren, möglicherweise aber auch schon zum Zeitpunkt der Geburt. Niemand vermag bisher etwas Gesichertes über die Ursache der Störung zu sagen. Vielleicht ist sie genetisch bedingt, oder sie wird durch neurobiologische Faktoren verursacht. Vielleicht ist das Nervensystem aufgrund eines schon während der Zeit im Uterus oder bei der Geburt erlebten

Traumas nicht voll ausgereift. Vielleicht leidet das Kind auch an Überempfindlichkeit gegen ein Nahrungsmittel. Ebenso könnten die Symptome durch Umweltgifte oder Leuchtstofflampen verursacht werden. Bisher vermag dies noch niemand definitiv zu sagen.

Zur zweiten Gruppe zählen Kinder, bei denen Anzeichen für ADHS-Verhalten erst nach Erreichen des Alters von drei oder vier Jahren auftreten, insbesondere um das Alter von fünf oder sechs Jahren, wenn die schulische Erziehung beginnt. Bei manchen Kindern treten die ADHS-typischen Verhaltensweisen sogar noch später erstmals auf. Obwohl die Kinder dieser zweiten Gruppe häufig als ADHS-Fälle diagnostiziert werden, bin ich der Meinung, dass es emotionale und psychische Ursachen für ihr Verhalten gibt.

Aus der Sicht der Gestalttherapie halte ich die ADHS-Problematik für eine Störung, die die Kontaktgrenze betrifft – das heißt, es handelt sich um eine Unfähigkeit, den Kontakt zu jemandem oder zu etwas aufrechtzuerhalten, sowie um eine Beeinträchtigung des Selbstempfindens. Das *Ich* (engl.: *Me*) muss intakt sein, damit eine gesunde Interaktion mit der Umgebung möglich ist.

Aus dieser Sicht ergeben sich wichtige Konsequenzen für die Behandlung. Hat ein Kind ein unzulängliches Selbstempfinden, gibt es viele Möglichkeiten, ihm zu helfen, dieses Selbst zu erneuern, es wiederzuerlangen und zu stärken.

Ein weiterer für die Behandlungsplanung wichtiger Aspekt ist, dass die ADHS-Symptome als Deflektionen, als Abwehrmechanismen oder als Vermeiden von Emotionen verstanden werden können. Es gab einmal eine Zeit, in der Hyperaktivität als Symptom einer Kindheitsdepression angesehen wurde, und einige Formen von Depression lassen sich in der Tat als Folge des Zurückhaltens von Gefühlen und insbesondere von Wut verstehen.

Die Situation wird außerdem noch dadurch verkompliziert, dass Kinder, die diese Verhaltensweisen zeigen – unabhängig davon, ob diese schon sehr früh oder erst etwas später bei ihnen aufgetreten sind, und ungeachtet der jeweiligen Ätiologie –, mit vielen negativen Reaktionen konfrontiert werden. Diese verschlimmern das ohnehin schon negative Selbstempfinden des Kindes. Da Kinder in ihrer Entwicklungszeit zur Konfluenz neigen – weil sie ihr Selbstempfinden zunächst von anderen Menschen übernehmen – und da sie noch keine klaren Grenzen haben, werden die Symptome aufgrund der negativen Reaktionen der Umgebung häufig forciert. Kinder kämpfen in ihrem Streben nach Gesundheit und Reife von Anfang ihres Lebens an um Eigenständigkeit, um ein eigenes Selbstempfinden und eine Definition ihrer Grenzen. Weil ihr Selbst bereits unterdrückt ist, forcieren sie ihre inadäquaten Verhaltensweisen im Dienste dieser Suche, da sie noch nicht über die kognitive und emotionale Reife verfügen, die sie brauchten, um die Vorgänge zu verstehen. Und da Kinder entwicklungsbedingt ichzentriert sind und sich für alles, was geschieht, verantwortlich fühlen, geben sie sich selbst die Schuld an den negativen Reaktionen ihrer Umgebung, und sie fühlen sich machtlos und nicht in der Lage, sich zu verändern. Ihr Streben nach einem zufriedenstellenden Leben treibt sie dazu an, weiter nach Möglichkeiten zu suchen, ein gewisses Maß an Macht zu spüren. Wahrscheinlich treten deshalb bei so vielen dieser Kinder – wohl bei an die 40 Prozent – zusätzlich Störungen des Sozialverhaltens auf.

Vor einer Behandlung von ADHS-Symptomen muss eine Begutachtung erfolgen. Obwohl bestimmte Symptome häufig vorkommen, ist jedes Kind aufgrund seiner spezifischen persönlichen Erlebnisse und seiner speziellen Familiendynamik einzigartig. Ich verschaffe mir durch eine gründliche Anamnese einen Eindruck vom Leben des Kindes. In dieser ersten Sitzung, an der das Kind und seine Eltern teilnehmen, wende ich mich mit den meisten meiner Fragen an das Kind. »Wie schläfst du? Hast du böse Träume? Was isst du am liebsten?« Natürlich können auch die Eltern zur Beantwortung dieser Fragen beitragen (und manche Fragen können ohnehin nur sie beantworten). Mich interessieren die Schlafgewohnheiten des Kindes, seine Ernährung (weil ich davon überzeugt bin, dass die Ernährung das Verhalten beeinflussen kann – so ist es jedenfalls bei mir selbst), die Geschichte seiner überstandenen und noch bestehenden Krankheiten, seine Beziehungen zu Gleichaltrigen, seine Familiensituation, die Situation in der Schule, die frühkindliche Entwicklung, Verluste, Traumata usw.

Nach dieser ersten Sitzung verwende ich noch ca. vier weitere Sitzungen auf die Situationseinschätzung. Dabei benutze ich keine formellen Testverfahren, sondern entscheidend sind für mich meine Beobachtungen und mein persönliches Erleben. Mich interessiert die Fähigkeit des Kindes, Kontakt aufrechtzuerhalten und seine Kontaktfertigkeiten zu benutzen, beispielsweise Hören, Sehen, Berühren und Reden. Auch mache ich mir ein Bild von seiner Energie und Vitalität: Bestehen bei ihm Engagement, Interesse, Lebendigkeit und Begeisterung? Oder fehlen ihm diese Eigenschaften? Klingt seine Stimme ausdrucksvoll oder monoton? Spricht es artikuliert und gut verstehbar, oder nuschelt und flüstert es eher? Ich achte auch auf den Körper des Kindes – darauf, wie es geht, steht, sitzt, auf seine Haltung und darauf, wie es sich in seiner Umgebung bewegt. Wirkt sein Körper gehemmt oder flexibel? Auch die Stärke des Widerstandes und wie dieser sich bei einem Kind manifestiert interessiert mich. Dies sind einige der Bereiche, die ich mir anschaue; hinzu kommen der Affekt des Kindes, seine Fähigkeit, Emotionen zu verstehen und auszudrücken, seine allgemeinen kognitiven Fähigkeiten und sein generelles Auftreten. Über diese Dinge muss ich mir im Klaren sein, um entscheiden zu können, welche Arten von Erlebnissen ich dem Kind in unseren Sitzungen ermöglichen muss.

Die Beziehung zwischen mir und dem Kind ist das wichtigste Element unserer gemeinsamen Arbeit; dies steht mir speziell in den ersten Sitzungen sehr klar vor Augen. Um diese Beziehung aufzubauen, muss ich dem Kind da begegnen, wo es von seinem Entwicklungsstand und seinen Verhaltensmöglichkeiten her steht. Ich kann von ihm nicht erwarten, dass es jemand ist, der es einfach nicht ist. Ich habe die Verantwortung, in jedem Fall völlig präsent und kontaktbereit zu sein, auch wenn das Kind dies nicht ist. Ich werde dieses Kind respektieren und ehren, und ich werde während der Begegnungen mit ihm authentisch sein. Ich respektiere meine eigenen Grenzen und verliere während unserer Treffen nicht *mein* Selbstempfinden. Ich glaube, dass diese Art von Beziehung die Essenz jeder Therapie ist. Obgleich die ersten Sitzungen der Einschätzung gewidmet sind, wirken auch sie therapeutisch.

Bevor ich mich einigen spezifischen Behandlungsansätzen zuwende, möchte ich gern etwas zum Thema Stimulation (bzw. Anregung) sagen. Als ich in Schulen mit sehr stark gestörten Kindern arbeitete, von denen viele extrem hyperaktiv waren – sie kletterten buchstäblich an den Wänden hoch –, war die gängige Vorstellung, dass diese Kinder in möglichst neutralen und nicht-anregenden Umgebungen am wenigsten gestört reagierten. Die Kinder wurden deshalb in eine Art von Zellen gesetzt, damit sie während ihrer Schularbeiten durch nichts abgelenkt würden. Diese Auffassung entsprach so wenig meiner eigenen Sicht und meiner Lebensweise, dass ich mich nicht in der Lage sah, mich an diese Regel zu halten. Und das tat ich auch nicht. In meiner Klasse »wimmelte« es nur so von Anregung. Überall waren knallige Farben zu sehen: in Form von Postern, Mobiles und interessanten Aktivitätsangeboten. Ich habe damit nie Probleme bekommen, und mein Eindruck war, dass alle diese interessanten, wunderbaren Dinge im Klassenraum den Kindern halfen, sich zu konzentrieren! Wenn ich etwas Neues mitbrachte, versammelten sich die zwölf Kinder – größtenteils Jungen – um das Objekt, und wir untersuchten es mit konzentrierter Aufmerksamkeit und sprachen darüber. Später beobachtete ich dann oft, dass eines der Kinder von dem, was es gerade tat, aufschaute und sich das neue Objekt mit offensichtlicher Freude und lächelnd ansah. Auch fiel mir auf, dass mehrere Kinder, wenn ein Flugzeug vorbeiflog, ihre Arbeit liegen ließen und zum Fenster eilten, worauf ich mich ihnen anschloss und wir auch die übrigen Kinder aufforderten, sich zu uns zu gesellen. Wir betrachteten gemeinsam das Flugzeug, und anschließend kehrten alle glücklich und ruhig zu ihrer Arbeit zurück. Ich stellte fest, dass die Kinder, wenn wir uns auf die angebliche Ablenkung konzentrierten, extrem kontaktorientiert waren und dass sie auch danach noch eine ganze Weile ruhig und zufrieden wirkten.

Die Ergebnisse einiger Untersuchungen deuten sogar darauf hin, dass Anregung die Leistung von ADHS-Kindern positiv beeinflusst. Sie brauchen Abwechslung, Farbe und neue Eindrücke. Ablenkbarkeit ist für diese Kinder kein besonders großes Problem; im Gegenteil scheint eine langweilige Umgebung ohne jede Ablenkung Probleme hervorzurufen. Kinder entdecken in solchen Situationen Möglichkeiten, für ihre Stimulation selbst zu sorgen. Natürlich sprechen alle Kinder am besten auf Dinge an, die farbenfroh, interessant und neu sind – und bei einem Kind mit ADHS ist das offensichtlich erst recht so. Diese Entdeckung sollte Schulen und Lehrern sehr zu denken geben. Dass mein Behandlungsraum ein freundlicher, angenehmer, farbenfroher und interessanter Ort ist, brauche ich wohl eigentlich nicht ausdrücklich zu erwähnen.

Allerdings habe ich festgestellt, dass Struktur wichtig ist. ADHS-Kinder haben sehr unklare Grenzen, und es fällt ihnen schwer, sich an Regeln zu halten. Je klarer mir meine eigenen Grenzen sind, umso leichter fällt es mir natürlich, Kindern Grenzen zu setzen. In den Klassen, die ich unterrichtete, hatten wir eine Struktur, allerdings keine starre. Es gab beispielsweise eine Zeit für die Arbeit und eine Zeit für das Spiel. Bei meinen Behandlungen gibt es eine feste Sitzungszeit, und bestimmte Dinge dürfen bzw. dürfen nicht getan werden. Wir können nicht jederzeit nach Belieben den Raum verlassen. Alle Kinder helfen mir beim Aufräumen, bevor sie den Behandlungsraum verlassen, und ich organisiere die Sitzungen so, dass immer Zeit für das Aufräumen bleibt. Wir räumen etwas, womit wir gearbeitet haben, weg, bevor wir uns etwas anderem zuwenden. Wir gehen vorsichtig mit Farben um, und mein Schreibtisch ist tabu. Natürlich halten sich am Anfang nicht alle Klienten an diese Regeln. Deshalb wiederhole ich sie nötigenfalls geduldig, und so werden sie schnell zur Selbstverständlichkeit. Einen Teil meiner Zeit verwende ich darauf, Eltern dazu anzuregen, ihren Kindern eine Struktur zu bieten und Grenzen zu setzen. In einer Umgebung, in der es weder eine Struktur noch klare Grenzen gibt, werden Kinder leicht ängstlich, und um sich von dieser Angst zu befreien, agieren sie oft aus.

Wenn sich die therapeutische Beziehung entwickelt, achte ich auf die Stärke der Kontaktfähigkeit des Kindes. Fällt es ihm schwer, Kontakt aufrechtzuerhalten – völlig präsent zu sein und sich bei einer Aktivität mit mir zusammen voll zu engagieren –, konzentriere ich mich darauf, ihm dies beizubringen; Kinder, die unter ADHS leiden, sind dazu oft nicht in der Lage.

In meiner ersten Sitzung mit dem achtjährigen Billy und seinen Eltern saß der Junge keinen Augenblick still. Manchmal beantwortete er meine Fragen, doch hauptsächlich saß er auf einem Stuhl, der sich drehen lässt und mit dem man gleichzeitig Schaukelbewegungen ausführen kann. Billy war von diesem Stuhl begeistert. In unserer ersten Sitzung ohne die Eltern lief er von einem Objekt meiner Spielzeugsammlung zum nächsten, nahm Dinge in die Hand und warf sie wieder hin. Dabei folgte ich ihm und erklärte ihm die Regel, dass man bei mir ein Spielzeug wieder zurück ins Regal stellen müsse, bevor man sich etwas anderes nähme. Natürlich ignorierte er mich, und ich stellte die Objekte selbst wieder weg. Mit nichts war er länger als ein paar Sekunden beschäftigt. Weder zu den Dingen, die ihn interessierten, noch zu mir hatte er Kontakt. Für mich war es wichtig, Billys Verhalten wirklich zu akzeptieren. Ich lächelte, wies hin und wieder, aber bestimmt auf die Regeln hin und gab kurze Kommentare zu den Objekten ab, die er auswählte, auch wenn er schon wieder beim nächsten Spielzeug war. Ich gab mir alle Mühe, ihm auf seiner Entdeckungsreise zu folgen, doch er machte nicht die geringsten Anstalten, zu mir in Kontakt zu treten. Am Ende der Sitzung fiel es Billy schwer, den Raum zu verlassen, weshalb ich ihn sanft, aber bestimmt ins Wartezimmer zu seiner Mutter lotsen musste. Währenddessen schrie und weinte er ununterbrochen. Man hätte annehmen können, dass er sich in der nächsten Sitzung genauso verhalten würde, doch das tat er nicht. Als er sich bei unserer zweiten Begegnung eine Puppe nahm, nahm ich mir schnell eine andere und sagte zu seiner Puppe »Hallo«, genauso wie ich es in der vorherigen Woche getan hatte. Diesmal jedoch reagierte Billy mit einem leichten Zögern, bevor er seine Puppe auf den Boden warf, weiterlief und sich etwas anderes schnappte. Mein Ziel war in dieser Situation, zu ihm in Kontakt zu treten und ihm zu helfen, selbst Kontakt zu etwas aufrechtzuerhalten. Sich einfach hinzusetzen und ihm beim Umherlaufen zuzusehen wäre nicht sinnvoll gewesen. Das Engagement des Therapeuten und seine Interaktion mit dem Kind in Verbindung mit einer nichturteilenden und akzeptierenden Haltung ist ein äußerst wichtiger Aspekt, wenn man Kinder mit ADHS-Diagnose behandelt. Man muss sich in solchen Fällen darüber im Klaren sein, dass Fortschritte nur sehr langsam eintreten – sofern sie überhaupt erkennbar werden. Ich kann nicht nachdrücklich genug darauf hinweisen, wie wichtig es ist, auf die Mini-Sekunden der Veränderung zu achten. Man kann sich das wie eine Art *Wo-ist-Walter?*-Bild (Handfort 1987) vorstellen, bei dem man die gesamte Aufmerksamkeit auf das aktuelle Geschehen richten muss. In der vierten Sitzung war Billy einige Augenblicke lang in der Lage, sich auf einen Austausch mit mir einzulassen, der mit Hilfe von Puppen zustande kam. Ich spürte seinen Kontakt zu mir und zu den Puppen.

In der sechsten Sitzung geschah etwas wirklich Erstaunliches. Billy ging zu dem Korb mit den Musikinstrumenten, den er schon in der vorigen Sitzung entdeckt und kurz inspiziert hatte. Dann experimentierte er die *ganze* Sitzung lang mit den Instrumenten und ließ sich auf den in Kapitel 12 beschriebenen Musikprozess ein. Dieser Prozess hat sich bei meiner Arbeit mit ADHS-Kindern als eine der nützlichsten Aktivitäten erwiesen. Er erfordert viel Kontakt zu mir, macht Spaß, ist interessant und abwechslungsreich und vermittelt dem Kind überzeugend ein Gefühl der eigenen Kompetenz (*mastery*). Außerdem hatte ich den Eindruck, dass Billy mir mittlerweile so sehr vertraute, dass er sein Engagement aufrechterhielt. Es fiel ihm nach wie vor schwer, am Ende einer Sitzung den Behandlungsraum zu verlassen – und manchmal hat er auch Schwierigkeiten, sich von mir als Person zu lösen. Ich erklärte ihm dann mit fester und gleichzeitig sanfter Stimme, dass die Sitzungszeit zu Ende sei, legte meinen Arm um seine Schulter und brachte ihn in das Wartezimmer zu seiner Mutter. Nach zwei Monaten war dies kein Problem mehr.

Mir ist klar, dass Kinder mit ADHS-Diagnose am besten mit der Situation einer Einzeltherapie fertig werden, in der sie die volle Aufmerksamkeit eines Erwachsenen genießen. Einige Eltern und Lehrer haben dies kritisiert. »Natürlich kommt er großartig mit Ihnen zurecht – Sie brauchen nichts weiter zu tun, als bei ihm zu sein.« Der Unmut über meinen Ansatz vergeht, wenn ich erkläre, dass genau dies das Besondere an einer Psychotherapie sei. Ich kann diese Art von Interaktion vorteilhaft nutzen, um dem Kind zu helfen, adäquate Grenzen und ein starkes Selbstempfinden zu entwickeln, das es ihm ermöglicht, in der äußeren Welt gut zurechtzukommen. Dies kann ich, *weil* wir unsere gemeinsame Zeit so verbringen, wie wir dies tun. Was das Kind mit mir zusammen erleben kann, ist anders als alles, was es in anderen Zusammenhängen erlebt. Das Erleben ist bei der Arbeit mit Kindern das Wichtigste überhaupt. Wir sollten dies nie unterschätzen.

Sensorische Arbeit ist ein wichtiger Aspekt der Stärkung des Selbstempfindens. Ich möchte Kindern helfen, ihre Sinne bewusst zu benutzen: zu schauen, zu hören, zu berühren, zu schmecken und zu riechen. Als ich vor vielen Jahren mit einer Schulklasse arbeitete, standen zwölf extrem gestörte und hyperaktive Jungen im Alter von elf bis dreizehn Jahren viele Stunden lang ruhig um eine Tafel und malten mit Fingerfarben. Die Kinder genossen die glitschige Materialqualität der Farben an ihren Fingern, und während wir malten (ja, ich beteilige mich daran!), führten die Kinder wundervolle Gespräche, sie tauschten Gedanken, Meinungen und Ideen aus und brachten zuvor unerreichbare Gefühle der Wut und Traurigkeit zum Ausdruck. Auch das Gestalten mit feuchtem Ton war bei ihnen sehr beliebt. Viele von ihnen hatten nicht viele Möglichkeiten gehabt, Aktivitäten zu erleben, die Kindern in ihrer Entwicklungszeit zu gute kommen. Es ist nie zu spät, Kindern solche Erlebnisse zu erschließen. Es gibt spezielle Bücher über Aktivitäten, die sich für sehr kleine Kinder eignen, in denen viele sensorische Übungen beschrieben werden. Einige davon habe ich in meinem Buch *Gestalttherapie mit Kindern und Jugendlichen* erwähnt.

Billy lag es nicht so sehr, mit Ton zu arbeiten, doch Fingerfarben fand er wunderbar; auch gefiel es ihm, in der bereits beschriebenen Orangenübung die Orangenstücke zu riechen, zu berühren und zu schmecken; und er verbrachte eine ganze Sitzung damit, sich mit großer Begeisterung die vielen Dinge in meinem Behandlungsraum durch ein Kaleidoskop anzuschauen. Als er den Behandlungsraum betrat, stand das Kaleidoskop auf dem kleinen Tisch vor der Couch. Er hatte schnell bemerkt, dass da etwas Neues stand, nahm das Gerät in die Hand und schrie: »Was ist das denn?« Ich forderte ihn auf, einmal hindurchzuschauen.

Das Beste war, dass auch er mich aufforderte, mir jedes neue Spielzeug, das er entdeckte, selbst durch das Kaleidoskop anzuschauen. Nun war echter Kontakt entstanden.

Hyperaktive Kinder mögen den Eindruck erwecken, dass sie ihren Körper häufig benutzen, doch tun sie dies auf ziellose, ungelenke Weise. Sie haben ein unzureichendes Körperbild, können ihre Körperbewegungen nicht besonders gut koordinieren und haben eine unklare Vorstellung von ihren Körpergrenzen. Deshalb ist es wichtig, ihnen immer wieder Gelegenheit zu geben, ihren eigenen Körper zu erleben. Dabei muss der Therapeut, je nach verfügbarem Raum, seine Kreativität entfalten. Ich habe Kinder aufgefordert, mir vorzuführen, wie man sich auf verschiedene Arten auf einen Kissenberg fallen lassen kann. Einige der leichteren Methoden, dies zu tun, habe ich selbst ausprobiert und dabei festgestellt, dass man dazu eine recht gute Körperbeherrschung braucht. Kreatives Theaterspiel und insbesondere Pantomime eignen sich sehr gut, um den eigenen Körper zu erleben. Theater spielen können wir mit unseren Fingern, Armen, Füßen und unserem Kopf (und dann können wir andere raten lassen, was wir jeweils darzustellen versuchen). Auch das mimische Darstellen verschiedener Sportarten und Spiele, verschiedener Tiere und spezifischer Situationen kann Spaß machen. Aufgrund meiner persönlichen Erfahrungen mit solchen Übungen kann ich Ihnen versichern, dass man, wenn man versucht, eine Botschaft ohne Worte zu übermitteln, einen sehr guten Kontakt zum eigenen Körper bekommt und sich seines Körpers sehr *bewusst* wird.

Billy hatte große Freude daran, ganze Szenen, die er sich selbst ausgedacht hatte, (ohne Worte) darzustellen. Manchmal brachte ich Objekte wie einen Filzhut, einen Gürtel und anderes, was mir gefiel, mit in die Sitzung. Ich zeigte ihm diese Dinge dann und sagte zu ihm: »Lass uns ein Theaterstück daraus machen.« Billy machte es große Freude, unter Einbeziehung solcher Objekte Theaterstücke zu erfinden. Oft benutzte er dabei auch Gegenstände aus dem Behandlungsraum – ein paar Spielzeughandschellen gefielen ihm besonders gut. Ich spielte einen Räuber, und er fing mich ein, und manchmal forderte er mich auch auf, den Polizisten zu spielen, der den Räuber fangen sollte. In allen Szenen dieser Art fand eine zielgerichtete, kontrollierte Bewegungssequenz statt, genauso wie es auf einer »richtigen« Bühne der Fall gewesen wäre. Beispielsweise sagte er: »Nein, Sie stehen da, und ich werde mich hier verstecken, und Sie wissen das nicht, und dann springe ich aus dem Versteck und nehme Sie fest.« Manchmal trugen wir auf einem kleinen Feld und nach sehr klaren Regeln (Start und Stop bei Ertönen einer Glocke, keine Schläge auf den Kopf oder auf die Vorderseite des Rumpfes) mit Schaumgummikeulen einen Kampf aus. Manchmal kämpften wir und taten so, als ob wir ungekochte Spaghetti und dann gekochte Spaghetti wären – oder zwei Hundertjährige oder König und Königin usw.

Auch der Atem ist wichtig, wenn man Kinder mit ADHS-Diagnose behandelt. Ballons aufzublasen, sie mit der Kraft des Atems in der Luft zu halten und auf diese Weise einen Wettkampf auszutragen, sind sehr beliebte Aktivitäten. Ich bin überzeugt, dass Kinder mit ADHS ebenso wie Kinder, die besonders ängstlich sind, nicht gut atmen. Tiefes Atmen wirkt beruhigend und besänftigend. Auch Entspannungsübungen, bei denen die Imagination genutzt wird, sind sehr zu empfehlen. Die meisten Kinder mit ADHS-Problemen sind nicht besonders entspannt. Oft sind die Muskeln in ihrem ganzen Körper sehr verhärtet. Viele Kinder mit ADHS begeistern sich für fernöstliche Kampfsportarten wie Judo, Karate oder Taekwondo, und ich empfehle ihnen, wenn eben möglich an entsprechenden Kursen teilzunehmen. Es gibt einige interessante Aikido-Übungen, die ich selbst bei der Arbeit mit Kindern benutzt habe.

Seit kurzem interessiert mich auch die Feldenkrais-Methode (Shafarman 1997), die Moshe Feldenkrais, ein israelischer Neurophysiologe, entwickelt hat. Dies ist eine sehr sanfte manuelle Behandlungsmethode, die Menschen bei den verschiedensten körperlichen Schmerzen und Störungen helfen kann und die auch körperliche Reaktionen auf Alltagsstress ausgleicht und ganz allgemein Gesundheit und Wohlbefinden zugute kommt. Viele Feldenkrais-Therapeuten arbeiten mit Kindern und erzielen durch diese Arbeit oft erstaunliche Resultate. Nach meiner Meinung können Kinder mit ADHS von dieser Methode sehr profitieren.

Es gibt zahlreiche Körper und Geist einbeziehende Therapien, von denen diese Kinder ebenfalls profitieren und die ihre Eltern erlernen können, so beispielsweise die *Energiefeldtherapie* (Arenson 2001), die im Aktivieren bestimmter Akupressurpunkte besteht, sowie *Brushing*, eine von Jean Ayres entwickelte sensorische Aktivität (Ayres 1995); beide sind leicht anzuwenden und sehr wirksam. Auch Biofeedback wird von einigen Therapeuten bei Kindern mit ADHS angewendet, und die Resultate sind erstaunlich.

Wenn das Kind sich mittels sensorischer und körperlicher Erlebnisse besser kennenlernt, wird sein Selbst gestärkt. Wir finden immer wieder neue Ansätze, die es Kindern ermöglichen, ihre Grenzen zu definieren und ihr Gefühl der Selbständigkeit zu verbessern.

Ich möchte noch einmal betonen, dass ich es für äußerst wichtig halte, Kindern die Möglichkeit zu geben, Entscheidungen zu treffen. Alle Kinder brauchen dieses Erlebnis, und für Kinder mit ADHS gilt dies ganz besonders. Weil wir es für so wichtig halten, im Leben dieser Kinder Grenzen zu setzen und Strukturen, Routine und Ordnung zu etablieren, versäumen wir oft, ihnen genügend Möglichkeiten zu geben, Entscheidungen zu treffen. Durch Entscheidungen stärkt man den Willen und übt die Urteilsfähigkeit. Man muss dabei die Gefühls- und die Denkfunktionen einbeziehen und die Intuition aktivieren. Verantwortung für die eigene Entscheidung zu übernehmen ist eine wichtige Lernerfahrung. Ich habe erlebt, wie sehr unruhige, rastlose und geistesabwesende Kinder scheinbar Ewigkeiten vor einem Stoß verschiedenfarbiger Tonpapiere* standen und auf meinen Auftrag hin drei Farben auszuwählen versuchten. Man glaubt in solchen Fällen regelrecht sehen zu können, wie sich das Gehirn im Kopf des Klienten windet, während er über die Farben nachdenkt, und wie er durch diese Übung allmählich stärker wird. Oft sorgen sich Kinder in solchen Situationen, sie könnten die falsche Wahl treffen. Ihnen wäre

* Pappartiges Papier für Bastelarbeiten (Anm. d. Übers.).

lieber, wenn ich ihnen Papier in drei Farben gäbe, damit sie mir die Schuld geben könnten, falls sich herausstellen sollte, dass sich die gewählten Papiere für das, was sie vorhaben, nicht eignen. Entwickelt ein Kind durch unsere gemeinsame Arbeit allmählich ein stärkeres Selbst, fällt es ihm immer leichter, die Entscheidung zu treffen. Es kann zunächst im Stillen formulieren: »Ich möchte dies. Mir gefällt das. Nein, ich möchte dies.« Solche Aussagen setzen Selbstsicherheit voraus. Ich lasse Kinder so oft wie möglich Entscheidungen treffen, und ich fordere auch ihre Eltern auf, ihnen die Möglichkeit dazu zu geben. Ich lege ihnen beispielsweise die verschiedensten Zeichenmaterialien zur Auswahl vor: Kreide, Marker, Pastellstifte, Farbstifte, gewöhnliche Bleistifte sowie Papier verschiedener Größen. Ich sage dann etwa: »Möchtest du heute mit Ton arbeiten, oder würdest du lieber in der Sandkiste eine Szene aufbauen?« Manchmal verstummt ein Kind dann für einige Minuten, bevor es sich entscheidet. Wenn es sehr unsicher ist, sagt es vielleicht: »Ich weiß es nicht«, oder: »Ich mache das, was du möchtest.« Wenn die Energie des Kindes zu schwach ist, mache ich ihm einen Vorschlag. Sagt es: »Ich will nichts davon tun«, dann verstärke ich diese direkte Aussage. Manchmal sage ich: »Okay, dann sag, was du sonst gern tun würdest.«

Gelegentlich spielen wir ein Spiel, bei dem man eine Aussage über sich selbst machen und anschließend verdeutlichen muss, ob diese Aussage falsch oder wahr ist. Es kommt auch vor, dass ich dem Kind die Aussage selbst vorgebe, etwa: »Du magst die Farbe Grau.« Das Kind muss diese Aussage dann wiederholen und sagen: »Ich mag die Farbe Grau. Hmm. Falsch!« Anschließend sprechen wir darüber, woran es gemerkt hat, dass die Aussage falsch war – wo in seinem Körper es dies gespürt hat. Wir benutzen hierzu auch reale oder imaginäre Objekte: »Ich möchte gern für mich ganz allein einen großen Farbfernseher haben. *(Pause)* Stimmt!« Nach der Regel müssen wir unsere Augen schließen und einige Sekunden warten, bevor wir antworten. »Ich möchte gern jeden Abend früh zu Bett gehen und nie Fernsehen gucken. *(Pause)* Falsch!« Diese Übung, zu der es viele Varianten gibt, kann Kindern helfen, sich in ihren »intuitiven« Anteil einzufühlen, in Botschaften ihres Körpers. Probieren Sie es einmal aus. Stellen Sie sich vor, Sie müssen alle Einrichtungsgegenstände in Ihrem Haus mit einem anderen Menschen teilen. Dazu nehmen Sie jeden Gegenstand im Haus und sagen: »Ich will das – wahr oder falsch.« Es ist erstaunlich, wie der Körper uns Botschaften übermittelt, die uns darüber informieren, was wir wählen sollen. Richten Sie Ihre Aufmerksamkeit auf das Signal des Körpers, statt sich in das rationale und argumentierende Denken zu flüchten.

Um es noch einmal zu wiederholen: Das Treffen von Entscheidungen zu erleben verstärkt das Selbstempfinden des Kindes. Vieles, was ich mit meinen Klienten zusammen tue, wirkt stärkend auf das Selbstempfinden – was bei Kindern mit ADHS besonders wichtig ist. Ich halte es für angebracht, in diesem Zusammenhang noch einmal darauf hinzuweisen, dass die therapeutische Beziehung selbst ein ungeheuer wichtiger Faktor der Behandlung ist.

Ich spiele keine Rolle (es sei denn im Kontext unserer Spiele) – ich bin authentisch ich selbst. Ich manipuliere nicht. Ich begegne dem Kind mit Ehrerbietung und Respekt. Ich erhalte meine Integrität aufrecht. Ich erzwinge sanft, klar und bestimmt, dass Regeln eingehalten und Grenzen gewahrt werden, die sich aus dem Zusammenhang, in dem wir arbeiten, ganz natürlich ergeben. Wenn die Kontaktfertigkeiten des Kindes reifen, wird sein Selbst stärker. Schauen, Zuhören, Berühren, Riechen, Schmecken, Sich-Bewegen, Sich-Äußern und das Ausdrücken von Gefühlen sind allesamt Kontaktfunktionen. Bei den meisten Kinder mit ADHS sind eine, mehrere oder alle genannten Funktionen abgeschnitten, eingeschränkt, gehemmt, blockiert oder unterbrochen. Wenn das Kind aufgrund von Erlebnissen mit seinen Kontaktfunktionen eigenständiger wird, wenn es das Vertrauen und die Stärke entwickelt, präsent zu bleiben und sich mit mir und dem, was wir gemeinsam tun, weiter zu befassen, wird sein Selbst gestärkt.

Kindern die Möglichkeit zu geben, viele Aussagen über sich selbst zu machen und Gedanken, Meinungen, Ideen und Einfälle mitzuteilen, wirkt selbststärkend. Es gibt zahlreiche Spiele, die dies erleichtern und die außerdem Freude machen. Kindern zu helfen, ihre Kompetenz zu spüren, ist sehr wichtig. Die meisten Kinder mit ADHS sowie auch diejenigen, die ein Trauma erlebt oder die in einer dysfunktionalen Familie gelebt haben, konnten nicht die Kompetenz entwickeln, die sie auf den verschiedenen Entwicklungsstufen brauchen. Wenn wir vom »Meistern« *(mastery)* oder von Kompetenz sprechen, denken wir oft an großartige Erfolge. Doch das verstehe ich nicht unter Meistern und Kompetenz. Jeder kleine Erfolg stärkt das Selbstempfinden eines Kindes. Wenn das Baby selbständig etwas isst oder ohne Hilfe eines Erwachsenen aus einem Glas trinkt, dann ist das Kompetenz. Wenn es herausfindet, welcher Würfel in einen anderen Würfel passt, dann ist das Kompetenz. Auf jeder Entwicklungsstufe gibt es eigene Möglichkeiten, Kompetenz unter Beweis zu stellen. Manchmal müssen wir einem Kind Erlebnisse ermöglichen, die es in einem früheren Entwicklungsalter nicht hatte – indem wir beispielsweise »Baby« spielen und umherkrabbeln. Billy, von dem bereits die Rede war, beschäftigte sich in einigen unserer Sitzungen damit, die Werkzeuge für die Bearbeitung von Ton und das Geschirr, das wir benutzt hatten, zu reinigen, und er tat dies mit viel Energie und sichtlicher Freude. Ein anderes Kind reinigte den Tisch, der beim Arbeiten mit Ton benutzt worden war, und dieser Tisch wurde durch seine Bemühungen sauberer, als er jemals gewesen war. Andere probieren gern ein neues Spiel aus oder versuchen herauszufinden, wie man einen Vogel so positioniert, dass es aussieht, als ob er in der Sandkiste fliegen würde. Kompetenzerlebnisse sind oft Bestandteile der Aktivitäten, mit denen wir befasst sind, doch manchmal muss ich ausdrücklich auf sie hinweisen.

Wenn ein Kind ein gewisses Maß an Macht und Kontrollvermögen spürt, gibt ihm dies das Gefühl, kompetent zu sein. Sind Kinder so gut in Kontakt, dass sie anfangen, die Sitzung zu organisieren und zu lenken, weiß ich, dass wir große Fortschritte erzielt haben. Diese Kontrollfähigkeit ist wichtig, aber sie muss natürlich immer im Rahmen des Akzeptablen bleiben.

Man kann Kindern auch helfen, ein starkes Selbstempfinden zu entwickeln, indem man ihnen ein gefahrloses und positives Erleben ihrer aggressiven Energie ermöglicht. Auf Kinder mit ADHS wirkt diese Energie verwirrend, weil sie sich so häufig in Akten der Aggression manifestiert, was diese Kinder in Schwierigkeiten bringt. Kinder, die furchtsam, ängstlich und verschlossen sind, haben wenig Zugang zur aggressiven Energie, und das mit ihr verbundene wunderbare Gefühl der Macht wird bei ihnen entweder unterdrückt oder geht verloren. Die aggressive Energie muss gewürdigt werden. Ich ermögliche Kindern vielfältige Erlebnisse, damit sie Gelegenheit haben, ihre Macht auf gefahrlose, ungehinderte und Freude bereitende Weise zum Ausdruck zu bringen. Auf feuchten Ton so kräftig zu schlagen, wie wir es mit einem Werkzeug aus Gummi können, Bataca-Kämpfe auszutragen, eine Geschichte zu ersinnen, in der Puppen einander angreifen – dies alles dient dem genannten Zweck. Ich kenne eine Anzahl von Spielen, bei denen auf etwas geschlagen oder etwas zertrümmert wird. Das Entscheidende an solchen Aktivitäten ist unsere Interaktion. Dem Kind muss klar sein, dass ich mich mit ihm zusammen auf dieses Spiel einlasse und dass es in Ordnung ist, dies zu tun. Grenzen werden klar festgelegt. Unterdrückte Kinder finden allmählich zu ihrer Macht, und Kinder, die außer Rand und Band sind, können in dieser Energie schwelgen, die sich durchaus kontrollieren und auf ungefährliche Weise nutzen lässt. Sowohl im Fall der Kontrolle aggressiver Energie als auch in dem ihrer Nutzung ist das Selbstempfinden stark. Wenn man aggressive Energie therapeutisch nutzen will, müssen vier Voraussetzungen erfüllt sein:

1. Die Klienten müssen die aggressive Energie erleben, während sie mit dem Therapeuten in Kontakt sind.
2. Sie muss sich in einem sicheren Rahmen (dem Behandlungsraum des Therapeuten) manifestieren, und es müssen klare Grenzen definiert sein.
3. Die aggressive Energie wird bei ihrer Nutzung übertrieben.
4. Es muss Freude machen, sie zu benutzen.

Die zehnjährige Julie verfiel oft in Tagträume; sie litt unter einem deutlich erkennbaren Aufmerksamkeitsdefizit. Dies ist typisch für Kinder wie Julie, die von ihrem Stiefvater mehrere Jahre lang sexuell missbraucht worden war. Sie versuchte, mit ihren Schwierigkeiten fertig zu werden, indem sie in Tagträume verfiel, und sie tat dies insbesondere in Situationen, die sie als belastend empfand, beispielsweise in der Schule. Bei Julie war eine ADHS diagnostiziert worden, und eine medikamentöse Behandlung hatte nicht angeschlagen. Dies überraschte mich nicht, weil es bei Julie verständliche emotionale Gründe für ihre Unaufmerksamkeit gab. Der entscheidende Wendepunkt in meiner Arbeit mit ihr trat meiner Meinung nach ein, als wir anfingen, an der Einschätzung der aggressiven Energie zu arbeiten. Julie war generell furchtsam, und sie hatte Angst vor dieser Art von Aktivität, doch schon bald war es ihr möglich, sich darauf einzulassen. Ich erinnere mich, dass ich sie aufforderte, eine Puppe auszuwählen, die ihr gefiel, und wie ich erwartet hatte, wählte sie ein niedliches kleines Kätzchen. Ich hingegen nahm mir ein großes Krokodil mit einem riesigen Maul und »scharfen« Zähnen. Als sie das sah, war sie etwas bestürzt. Ich sagte mit einer möglichst brummigen Stimme: »Hallo, Kätzchen. Ich habe großen Hunger, und du siehst so aus, als ob du gut schmeckst.« Daraufhin zog sich Julie mit ihrem Kätzchen zurück. Das Krokodil sagte: »Du kannst nicht von mir weg. Ich werde dich auffressen. Aber *hüte dich, mich zu schlagen*!« Das schrie das Krokodil mehrmals, während es dem Kätzchen sehr nahe kam. Dann ließ Julie vorsichtig zu, dass ihr Kätzchen das Krokodil mit einer Pfote berührte. »Oh! Du hast mich geschlagen! Ich habe dir doch gesagt, dass du mich nicht schlagen sollst!«, schrie das Krokodil und fiel auf den Boden. Julie rief daraufhin: »Mach das noch mal! Mach das noch mal!« Diesen Satz höre ich bei ähnlichen Szenarien immer wieder von Kindern. Auf Julies Bitte hin wiederholten wir die Szene mehrmals – ihre vorherige Unsicherheit war völlig verschwunden. Die ganze Geschichte entstand aus diesem Anfang, und im Laufe der Handlung schlug das Kätzchen auch noch andere »böse« Puppen. Diese Unterstützung ermöglichte es Julie schließlich, sich auf die Auseinandersetzung mit einer Tonfigur, die ihren Stiefvater repräsentierte, einzulassen – wozu sie vorher nie bereit gewesen war. Nachdem Julies Gefühle zutage getreten waren, verschwanden ihre ADHS-Symptome.

Ähnliches habe ich mit Kindern sehr oft erlebt. Wie ich bereits erwähnte, vermeiden viele Kinder – insbesondere diejenigen, bei denen ADHS-Symptome auftreten, nachdem sie vier Jahre alt geworden sind – manchmal einfach die Konfrontation mit schmerzhaften oder überwältigenden und zu stark verwirrenden Gefühlen. Ein Kind, das nicht in der Lage (oder bereit) ist, unterdrückte Gefühle auszudrücken, kann natürlich leicht Probleme damit haben, stillzusitzen, aufmerksam zu sein und sich auf etwas zu konzentrieren. Wenn ich wegen irgendetwas aufgebracht oder verärgert bin und mich nicht damit auseinandersetzen will, was es ist, oder nicht einmal unbedingt weiß, was es ist, werde ich selbst hyperaktiv, habe Schwierigkeiten, zur Ruhe zu kommen, und vergesse und verliere Dinge. Irgendwann zwinge ich mich dann schließlich, mich auf das, was ich fühle, zu konzentrieren, und manchmal kommen mir dann auch die Tränen. In anderen Fällen muss ich auf ein Kissen schlagen. Manchmal schreibe ich auf, was in mir auftaucht. Oder ich rede mit jemandem darüber, worum es geht. In jedem Fall tritt allmählich Klarheit ein, und ich fühle mich wesentlich besser. Kinder sind kognitiv und emotional zu dieser Art von Selbstreflexion noch nicht in der Lage. Ängstliche Kinder fürchten sich davor, sich auf irgendeine Art von Aktivität einzulassen – echten Kontakt herzustellen. Sie wechseln ständig von einem Objekt zum anderen und können ihre Aufmerksamkeit nicht vollständig auf etwas richten. Kinder, die sich fürchten, die wütend sind oder die trauern oder ängstlich sind, weisen oft alle oder viele Symptome einer ADHS auf.

Vor einigen Jahren kam ein zwölfjähriger Junge wegen seines stark hyperaktiven Verhaltens zu mir. Seine Eltern sagten, er verhalte sich schon lange so – so lange, wie sie sich zurückerinnern könnten. Und der Zustand werde allmählich stärker. Sie hatten es mit einer medikamentösen Behandlung versucht, aber das hatte nicht geholfen. Ihn zur Therapie zu mir zu bringen passte ihnen eigentlich nicht, doch wollten sie es ausprobieren, weil sie keine anderen Möglichkeiten mehr sahen. Während der Anamnese erfuhr ich, dass Jeff im Alter von sieben Jahren zusammen mit seiner Mutter einen schweren Autounfall erlebt hatte, bei dem die Mutter umgekommen war. Jeff erholte sich von seinen Verletzungen und zog nach einem längeren Krankenhausaufenthalt zu seinem Vater und seiner Stiefmutter. (Seine Eltern hatten sich scheiden lassen, als Jeff noch sehr jung gewesen war.) Als ich seine Eltern fragte, wie sie mit der Situation umgegangen seien, erklärten sie: »Wir wollten, dass er die Vergangenheit vergessen und ein neues Leben beginnen würde. Wir hielten es für sinnlos zurückzuschauen.« Jeffs Vater glaubte, bei Jeff schon vor dem Unfall Anzeichen für Hyperaktivität bemerkt zu haben, war sich aber nicht völlig sicher, ob das wirklich so gewesen war. »Er war immer ein sehr aktives Kind«, erklärte er. Obwohl Jeff nach dem Unfall eindeutig hyperaktives Verhalten gezeigt hatte, hatten seine Eltern dies nie mit dem Trauma in Verbindung gebracht, das er erlebt hatte.

Als ich Jeff aufforderte, mir über den Autounfall zu berichten, erklärte er, er könne sich absolut nicht mehr daran erinnern. Er wusste auch kaum noch etwas über sein Leben mit seiner leiblichen Mutter – nicht einmal mehr, wie sie ausgesehen hatte.

Ich arbeitete mit Jeff viele Sitzungen lang an der Verbesserung seiner Sinneswahrnehmung und seines Körpergewahrseins. Er zeichnete einige Bilder, arbeitete mit Ton und baute Sandkistenszenen auf. Diese Aktivitäten machten ihm Freude, und er war in meinem Behandlungsraum nie hyperaktiv. Die Arbeit mit ihm blieb im Bereich des Oberflächlichen. Das ist nicht als Urteil zu verstehen, sondern als Feststellung der Tatsache, dass wir uns nie intensiver mit dem befassten, was in Jeff vor sich ging und welche Gefühle er hatte. Er ließ sich nur sehr bedingt auf die Therapiesituation ein, und wenn er seine Grenze erreicht hatte, verschloss er sich. Nachdem wir schon neun Monate lang zusammengearbeitet hatten, berichtete Jeff eines Tages über einen Traum, der von seiner Mutter gehandelt hatte. (Ich rege Kinder dazu an, sich ihre Träume zu merken.) Jeff zeichnete ein Bild von seinem Traum (manchmal fordere ich die Kinder auch auf, mit Hilfe von Ton eine Szene aus einem Traum darzustellen), und wir arbeiteten mit diesem. Danach öffneten sich die Schleusen seines Gedächtnisses. Ihm stand wieder alles klar vor Augen. Er zeichnete Bilder von dem Unfall. Er malte das Blut in der Unfallszene. Er zeichnete Bilder vom Krankenhaus, in dem er gewesen war, und von dem Haus, in dem er mit seiner Mutter vor dem Unfall gelebt hatte. Auf anderen Bildern stellte er dar, wie er mit seiner Mutter zusammen Dingen unternommen hatte. Er sprach mit einer Tonfigur seiner Mutter und brachte seine Trauer ebenso zum Ausdruck wie seine Wut darüber, dass sie ihn verlassen hatte. All dies geschah nicht in einer einzigen Sitzung, sondern im Laufe einer Sequenz von Sitzungen. Manchmal spielten wir nur ein wenig zusammen. Das Durchhaltevermögen von Kindern ist noch nicht so stark, dass sie in solch einer Situation immer im gleichen Tempo weiterarbeiten können, und sie brauchen Zeit, um sich zurückzuziehen und das bis zu diesem Punkt Aufgetauchte zu assimilieren. Dies ist kein völliges Sich-Verschließen im Sinne von Widerstand. Nach einer gewissen Zeit kam ich jeweils beiläufig wieder auf sein Trauma zu sprechen. Natürlich befassten wir uns auch mit vielen anderen Themen, darunter einigen, die seine Familie betrafen. Jeff hatte tief innerlich das Gefühl, er sei ein sehr »böses« Kind. *Erstens* und vor allem gab er sich die Schuld an dem Unfall und am Tod seiner Mutter, so wie Kinder dies häufig zu tun pflegen. *Zweitens* hatte er aufgrund seiner Hyperaktivität viel negative Aufmerksamkeit erfahren. Und seine Stiefmutter war anfangs nicht gerade begeistert gewesen, noch ein weiteres Kind ständig um sich zu haben. Sie hatte nämlich selbst zwei Kinder, und Jeffs Auftauchen hatte die Situation der Familie natürlich verkompliziert.

Als Jeff sich dem öffnete, was tief in seinem Inneren vor sich ging, veränderte sich sein Verhalten völlig. Seine ADHS-Symptome verschwanden, und er verhielt sich sowohl in der Schule als auch zu Hause deutlich positiver. Es verfiel zwar immer noch gelegentlich in seine frühere Hyperaktivität, doch ihm war nun klar, dass er auf diese Weise Gefühle zu verbergen versuchte, die mit konkreten Vorgängen in seinem Leben zusammenhingen. Dieses Wissen versetzte ihn in die Lage, diese Gefühle so auszudrücken, dass er dadurch nicht in Schwierigkeiten kam.

Ein elfjähriges Mädchen wurde zu mir zur Therapie gebracht, weil es stark zum Tagträumen neigte. Cathy war in der Schule unaufmerksam, vergaß, ihre Hausaufgaben zu erledigen, und verlor oft Dinge. Da ihre schulischen Leistungen nachließen, hatten ihre Lehrer den Eltern empfohlen, mit Cathy zu einem Arzt zu gehen und ihr ein Medikament verschreiben zu lassen. Die Eltern wollten jedoch zunächst mit mir über die

Sache reden. Natürlich war es sinnvoll, untersuchen zu lassen, ob Cathy körperlich gesund war; doch empfahl ich den Eltern dringend, von einer medikamentösen Behandlung zunächst abzusehen. Die Anamnese legte nahe, dass das Kind auf belastende Erlebnisse reagierte. Cathys Eltern hatten sich scheiden lassen, als sie etwa fünf Jahre alt gewesen war. Sowohl ihre Mutter als auch ihr Vater hatten später erneut geheiratet. Ihre Mutter hatte in ihrer zweiten Ehe ein weiteres Kind geboren. Da die Eltern das gemeinsame Sorgerecht hatten, verbrachte Cathy jeweils eine Woche bei ihrer Mutter und bei ihrem Vater. Beide Eltern waren liebevoll und engagiert. Zwar hatte Cathy kein schweres Trauma erlebt, doch hatte sie einige Veränderungen und belastende Situationen verkraften müssen, die sich mit Sicherheit auf ihren Zustand auswirkten. Jedes Kind entwickelt seine eigene Methode, mit Schwierigkeiten fertig zu werden, zu überleben, die Erfüllung seiner Bedürfnisse zu erreichen und so seine Entwicklungsaufgaben bewältigen zu können. Warum sich ein Kind für eine bestimmte Art, mit den Dingen fertig zu werden, entscheidet und ein anderes für eine andere, darüber kann man nur spekulieren. Cathy bevorzugte Tagträume, um sich vor unangenehmen Situationen und Gefühlen zu schützen. Wenn Kinder erwachsen werden, bleiben die Verhaltensweisen, die sie als Bewältigungsstrategien zu benutzen gelernt haben, erhalten, falls nicht äußere Einflüsse darauf einwirken; sie werden sogar noch verstärkt. Cathy könnte im Laufe ihrer Entwicklung lernen, andere Arten des »Tagträumens« zu bevorzugen, beispielsweise als Jugendliche den Drogen- und als Erwachsene den Alkoholkonsum.

Das Leben in späteren Jahren wird für die wenigsten Menschen einfacher; meist wird es eher komplizierter. Veränderungen der Lebenssituation wirken sich auf Kinder aus. Wir leben heute mehr denn je in einer sehr belastenden und veränderlichen Gesellschaft, und wir müssen im Auge behalten, wie Kinder davon tangiert werden. Eltern müssen ihren Kindern helfen, mit Veränderungen und unvorhergesehenen Ereignissen fertig zu werden. Kinder neigen dazu, sich an allem Negativen, was geschieht, die Schuld zu geben, beispielsweise auch an Scheidungen, und es fällt ihnen schwer, darüber zu reden oder auch nur selbst zu verstehen, was es mit einem solchen vagen unangenehmen Gefühl auf sich hat. Außerdem haben sie oft gemischte Gefühle bei Ereignissen wie der erneuten Heirat eines Elternteils, bei der Geburt eines weiteren Kindes oder beim Hin und Her des abwechselnden Wohnens bei getrennt lebenden Eltern. Manchmal sind sie in solchen Situationen glücklich oder sind sogar begeistert und erleichtert darüber, doch ebenso gut können sie wütend, eifersüchtig, traurig, verängstigt und besorgt sein.

Gemischte Gefühle wirken verwirrend auf Kinder, und sie versuchen, solche Gefühle zu verdrängen. Möglicherweise zeigen sie nur positive Gefühle, weil diese ihnen ein positives Feedback einbringen. Trotzdem glimmen die negativen Gefühle in ihnen weiter und verursachen die verschiedensten ungünstigen Verhaltensweisen und Symptome. Eltern sollte klar sein, dass sie ihren Kindern helfen müssen, ihre negativen, »schlechten« und hässlichen Gefühle auszudrücken, ohne die Tendenz der Kinder, sich wegen des Ausdrucks ihrer Gefühle schlecht oder schuldig zu fühlen, noch zu verstärken. Fragen wie: »Bist du deswegen aufgebracht?«, helfen niemandem. Fragen bewirken, dass Kinder sich verschließen oder sich unter Zugzwang gesetzt fühlen. Sie antworten darauf höchstwahrscheinlich mit »nein« oder »Ich weiß nicht« oder zucken die Achseln. Manchmal sind Feststellungen wie: »Ich möchte wetten, dir hat nicht gefallen, dass deine Eltern sich scheiden lassen haben«, oder: »Ich möchte wetten, du hast keine Lust mehr, ständig zwischen Papi und Mami hin- und herzureisen«, sehr wirksam. Das Kind nickt dann häufig, sichtlich erleichtert darüber, dass jemand seine Gefühle zum Ausdruck gebracht hat.

Ich formuliere Vermutungen darüber, dass viele dieser negativen Gefühle bei einem Kind vorliegen, und anschließend versuche ich, mir interessante und Freude bereitende Möglichkeiten auszudenken, die dem Kind helfen, diese Gefühle zu bewältigen und zu überwinden. Manchmal liege ich mit meinen Vermutungen falsch, doch wenn das so ist, machen die Kinder es mir auf Arten klar, von denen ich weiß, dass sie authentisch sind. In den meisten Fällen jedoch liege ich richtig. Wir müssen Möglichkeiten finden, den Ausdruck negativer Gefühle so zu gestalten, dass er Freude macht und interessant ist, weil

Kinder sich generell vor dem Gewicht und dem Ernst der Situationen und ihrer eigenen Gefühle fürchten. Deshalb übertreiben wir viele negative Gefühle so, dass die Kinder dadurch zum Lachen gebracht werden.

Beispielsweise führte ich für Cathy ein Theaterstück auf, in dem zwei Tierpuppen-Eltern heftig über alltägliche Dinge stritten. Die Szene endete damit, dass die Eltern beschlossen, sich scheiden zu lassen. Die nächste Szene zeigte ein Kind (das ebenfalls durch eine Tierpuppe dargestellt wurde – ich benutze nur sehr selten Puppen, die Menschen ähneln, es sei denn, es handelt sich um Karikaturen), das mit dem Publikum (Cathy) auf übertriebene Weise darüber sprach, wie es sich wegen der Scheidung seiner Eltern fühlte. »Ich hasse das! Ich *will* nicht, dass sie sich scheiden lassen. Was wird nur aus mir werden? Oh je, oh je. Was soll ich nur machen? Wahrscheinlich ist es meine Schuld! Wenn ich lieber gewesen wäre, wäre es nicht passiert.« In der nächsten Szene konfrontierte das Puppenkind seine Eltern mit allen seinen Gefühlen. Die Eltern sagten, es tue ihnen leid, und sie umarmten das Kind und versicherten ihm, dass sie es liebten und dass die Scheidung nicht seine Schuld sei. Daraufhin schrie das Kind: »Es gefällt mir aber trotzdem nicht!« Damit endete die Show.

Es geht mir bei einem solchen Theaterstück nicht darum, die reale Situation zu verbessern oder eine Lösung zu finden, die alle Beteiligten zufriedenstellt, sondern darum, die Gefühle greifbar zu machen, die Cathy nach meiner Ansicht empfinden muss und die auch viele andere Kinder in Situationen dieser Art empfinden. Cathy gefiel das Stück, und sie führte selbst ein ähnliches Theaterstück für mich auf. Irgendwann sagte ich: »Ich möchte wetten, *du* fühlst dich so, wie sich das Puppenkind gefühlt hat.« Ich stellte also keine Frage, sondern formulierte eine Aussage, die Cathy akzeptieren oder ablehnen konnte. Ihre Reaktion kam aus tiefstem Herzen: »Ja!« Ich habe Kinder, die sich eine ähnliche Vorführung angeschaut hatten, sagen hören: »Das ist genauso wie in meinem Leben!«

Ähnlich verfuhr ich auch bei der Arbeit an anderen Erlebnissen. Dabei benutzte ich Zeichnen, Arbeiten mit Ton, das Aufbauen von Sandkistenszenen, kreatives Theaterspiel, die Arbeit mit Musikinstrumenten und Spiele. Die Zahl der Möglichkeiten ist praktisch unbegrenzt. Ich forderte Cathy auf, in einer Sandkistenszene darzustellen, wie sich die Scheidung ihrer Eltern auf ihr Leben ausgewirkt hatte. Sie baute daraufhin einen Friedhof mit einem Spielzeuggrabstein auf (den ich einmal in New Orleans gekauft hatte – ursprünglich war ein Bonbon darin gewesen) und nahm jeweils eine Mutter- und eine Vaterfigur, die sie an den beiden entgegengesetzten Enden der Sandkiste aufstellte. Eine Mädchenfigur stand vor dem Grabstein. »Eine Scheidung ist so, als ob jemand stirbt«, erklärte Cathy. Ich forderte sie auf, die Mädchenfigur mit der Mutter- und der Vaterfigur reden zu lassen. Dadurch kamen viele Gefühle zutage, darunter insbesondere Wut. Diese Arbeit mit der Sandkiste machte Cathy große Freude, was sie beim Ausdruck ihrer negativen Gefühle sehr unterstützte.

Für Kinder ist es schwierig, verborgene Wut auszudrücken. Manchmal explodiert diese Wut unkontrolliert, wodurch die Situation noch verschlimmert wird. Wenn ein Kind glaubt, die Scheidung seiner Eltern verschuldet zu haben – wie soll es dann seine Wut ausdrücken? Es liebt beide Eltern – wie soll es auf sie wütend sein können? Es möchte unbedingt vermeiden, dass seine Eltern wütend werden. Die Eltern beziehen getrennte Wohnungen – vielleicht werden sie ihr Kind beide verlassen, so dass es nicht weiß, wo es leben soll. Deshalb behält es seine Gefühl für sich. Und manchmal gesteht es sich nicht einmal ein, dass es solche Gedanken über die Situation hat. Oft handelt es sich nur um rein viszerale Empfindungen. In seinem unablässigen Streben nach Gesundheit versucht der Organismus, sich von der blockierten Energie zu befreien, die nach meiner Überzeugung die problematischen Verhaltensweisen des Kindes hervorruft.

In Cathys Fall führte das Streben des Organismus, durch Ankämpfen gegen die blockierten Gefühle einen Zustand des Gleichgewichts wiederherzustellen, zum Auftreten der ADHS-Symptome. Cathy gelang es im Rahmen unserer Arbeit, viele ihrer Gefühle auszudrücken, und das Gleiche gelang ihr in den Familiensitzungen mit ihren Gefühlen ihren Eltern gegenüber. Ihr Tagträumen verlor sich. All dies erforderte etwa neun Monate lang wöchtliche Therapiesitzungen von 45 Minuten Dauer.

Es erscheint mir als wichtig, hier zu erwähnen, dass ich für meine Sitzungen mit Kindern zwar Pläne und Ziele entwickle, die ich aufgrund des jeweiligen Behandlungsanlasses und meiner Einschätzung der aktuellen Bedürfnisse des Kindes festlege, dass ich aber keinerlei Erwartungen hinsichtlich der Umsetzung dieser Pläne und des Erreichens der Ziele aufbaue. Was in der Sitzung, während meiner Begegnung mit dem Kind bzw. mit dem Kind und seinen Eltern geschieht, das geschieht. Diese Haltung ist mir wichtig – alles zu akzeptieren, was geschieht –, weil ich glaube, dass Erwartungen mit hoher Wahrscheinlichkeit zu einem Misserfolg führen. Natürlich hindert mich diese Haltung nicht, den Verlauf der Sitzungen anschließend einzuschätzen und mir über das Erreichte und Nicht-Erreichte klar zu werden, denn auf diese Weise kann man viel lernen.

Mit den Eltern zu arbeiten ist ein sehr wichtiger Bestandteil meiner Arbeit. Wenn die Eltern interessiert und engagiert sind, macht ihr Kind schneller Fortschritte. Sie müssen den Therapieprozess verstehen, und ich muss mir die Zeit nehmen, ihnen diesen gründlich zu erklären. Die meisten Eltern sind für diese Information dankbar. Ich setze gemeinsame Sitzungen mit Eltern und Kind in der Regel alle vier bis sechs Wochen an. Manchmal nutzen wir diese Zeit, um über Probleme zu sprechen, darüber, wie das Kind zu Hause und in der Schule zurechtkommt und was den Eltern Sorgen macht, und manchmal arbeiten die Eltern gemeinsam mit dem Kind beispielsweise an einer Zeichnung oder mit Ton oder spielen zusammen. Falls es in der Familie noch weitere Kinder gibt, beziehe ich nötigenfalls auch sie in die Arbeit ein. Eines der wichtigsten Themen, das ich bei Sitzungen mit ganzen Familien zur Sprache bringe, ist das Thema Wut – wie die einzelnen Familienmitglieder Wut ausdrücken, was geschieht, wenn sie dies tun, was die Einzelnen wütend macht und wie sich die Wut in ihrem Körper anfühlt. Manchmal fordere ich alle Beteiligten auf, ein Bild von etwas zu zeichnen, das sie wütend macht. Sehr nützlich ist es, alle Familienmitglieder zu allen anderen sagen zu lassen: »Eine Sache, die ich an dir mag, ist …«, und anschließend: »Eine Sache, die mich an dir wütend macht, ist …«. Während dieser Übung sind Diskussionen nicht gestattet – sie können später nachgeholt werden. Die Übung hilft Kindern zu erkennen, dass Wut völlig normal ist und zugelassen werden sollte und dass man sie ruhig und ohne Gefühlsexplosion ausdrücken kann. Manchmal fordere ich alle Familienmitglieder auf, die Familie mittels einer von 1 bis 10 oder von 1 bis 100 Prozent reichenden Skala einzuschätzen, wobei jeweils die höchste Zahl (10 oder 100) für den Zustand der Perfektion steht. Beispielsweise bewertete ein Vater seine Familie mit 80 Prozent, die Mutter nannte 60 Prozent und der zwölfjährige Allen bewertete sie mit 40 Prozent. Anschließend forderte ich alle auf, gemeinsam darüber zu diskutieren, was verhindere, dass alle Mitglieder ihre Familie mit 100 Prozent bewerteten, und dabei auch die positiven Aspekte zu berücksichtigen. Dies war eine der aufschlussreichsten Sitzungen, die wir jemals hatten.

Oft gebe ich Eltern «Hausaufgaben«, die ich gewöhnlich als Experiment bezeichne. Diese Aufgaben sollen über eine bestimmte Zeitspanne hinweg ausgeführt werden, beispielsweise über eine oder zwei Wochen, und die Aufgabe soll in kleine, »machbare« und praktikable Einheiten untergliedert werden. So empfehle ich Eltern manchmal, das Setzen von Grenzen, das Entscheiden über eine spezifische Grenze und das konsequente Festhalten an dieser zu üben. Vielen Eltern von Kindern mit ADHS fällt es schwer, Grenzen zu setzen und auf deren Wahrung zu bestehen, was bei Kindern meiner Meinung nach viel Angst erzeugt, die wiederum ihre ADHS-Verhaltensweisen und -Symptome verstärkt. Ich versuche Eltern klarzumachen, dass ein Kind einige Zeit braucht, um sich auf neu festgelegte Grenzen einzustellen, und dass das geduldige, entschiedene und konsequente Setzen von Grenzen notwendig ist. Wir sprechen in solchen Fällen auch über sogenannte »natürliche Konsequenzen«, die dem Entwicklungsniveau des Kindes entsprechen. Ich bin absolut gegen die Anwendung von Gewalt beim Umgang mit Kindern, und das schließt auch »Klapse« und dergleichen ein. Es gibt weniger aggressive, effektivere und dauerhafter wirkende Methoden, und ich habe nie erlebt, dass die Anwendung von Schlägen, die aus welchem Grund auch immer gegeben wurden, *nicht* zu negativen Resultaten führte. Natürlich rebelliert ein Kind zunächst, wenn man ihm neue Grenzen setzt. Das ist völlig normal und zu erwarten. Kinder haben das Recht, wegen neu gesetzter Grenzen wütend, störrisch und verdrießlich zu sein. Manche Eltern halten es für notwendig, dass ihre Kinder sich an gesetzte Grenzen halten und dabei glücklich und gut gelaunt sind – wahrscheinlich weil sie sich als Eltern dann besser fühlen.

Einer der wichtigsten Bestandteile des therapeutischen Prozesses bezieht sich darauf, dass Kinder lernen, sich selbst zu nähren. Wie bereits erwähnt wurde, nehmen Kinder mit ADHS viele negative Botschaften über sich auf. Es ist nämlich nicht nur so, dass kleine Kinder alle negativen Dinge, die sie erleben, sich selbst anlasten, sondern sie werden außerdem mit vielen negativen Reaktionen konfrontiert, weil ihre Symptome für ihre Umwelt unangenehm sind, und dadurch wird ihre Tendenz zur Selbstbeschuldigung und zur negativen Selbsteinschätzung noch verstärkt. Sofern keine entsprechenden therapeutischen Interventionen erfolgen, begleiten diese negativen Introjekte die Kinder ihr ganzes Leben lang. Ein großer Teil unserer Arbeit besteht bei solchen Kindern darin, ihnen zu helfen, das abgeschnittene, blockierte und eingeschränkte Selbst wieder zugänglich zu machen und zu stärken. Doch selbst wenn das Kind in dieser Hinsicht Erfolge erzielt, bleiben die negativen Botschaften in einem Teil von ihm, und zwar gewöhnlich in einem jüngeren Anteil, weiter erhalten. Deshalb helfen wir dem Kind, Kontakt zu diesem Anteil herzustellen und ihn zu nähren. Dass die von den Eltern übernommenen Einstellungen verändert werden, ist sehr zu begrüßen, doch werden die schädigend wirkenden verinnerlichten Überzeugungen bezüglich der eigenen Person dadurch nicht grundsätzlich verändert. Diese Aufgabe muss das Kind offenbar selbst in Angriff nehmen, und es kann damit beginnen, sobald es mehr Eigenständigkeit entwickelt hat.

Manchmal fordere ich das Kind in solchen Fällen auf, ein Bild zu zeichnen, eine Puppe auszuwählen oder aus Ton ein Objekt zu modellieren, das einen Teil von ihm repräsentiert, den es nicht mag.

(Diese Anteile beinhalten im Allgemeinen eine negative Selbstbotschaft oder ein negatives Introjekt.)

Beispielsweise wählte der achtjährige Billy, von dem schon früher in diesem Kapitel die Rede war, eine Puppe aus, die ihn an den »Teil von mir, der mich in Schwierigkeiten bringt«, erinnerte. Meine Puppe – ich wähle meist eine ziemlich neutrale – sprach mit Billys Puppe, die mir berichtete, wie sie Billy in Schwierigkeiten brachte. Ich fragte Billy direkt: »Wie fühlst du dich gegenüber diesem Anteil von dir?« Er antwortete heftig: »Ich hasse ihn!« Daraufhin forderte ich Billy auf, dies direkt zu der Puppe zu sagen, die den Anteil repräsentierte, der ihn immer wieder in Schwierigkeiten brachte. Billy schrie die Puppe an. »Ich *hasse* dich! Ich will, dass du verschwindest!« Ich feuerte Billy an, weil mir klar war, dass er zwar einerseits sich selbst anschrie, aber andererseits auf diese Weise einen großen Teil seiner unterdrückten Wut nach außen richtete, statt diese weiterhin auf sich selbst gerichtet zu lassen. So gab Billy sich die Unterstützung, die er brauchte, um zu seinem nährenden Selbst in Kontakt zu treten. Ich fragte ihn, wie lange dieser Anteil ihn schon begleite. Er antwortete: »Mein ganzes Leben lang.« Ich sagte: »Erinnerst du dich noch, wie er war, als er vier Jahre alt war?« Billy schüttelte den Kopf. »Und wie sieht es mit dem Alter von fünf Jahren aus, als du in die Vorschule kamst?« Billy nickte. Ich fuhr fort: »Nehmen wir einmal an, er ist fünf Jahre alt – noch ein kleiner Junge. Wähle eine Puppe aus, die seine gute Fee sein könnte.« Das tat er. »Was würde seine gute Fee zu ihm sagen?«

Ein wenig von mir unterstützt, gelang es Billy, Dinge zu sagen wie: »Du bist ein nettes Kind. Ich mag dich. Du tust nichts, weshalb du böse bist. Du bist wirklich ein netter, guter Junge. Du möchtest nur manchmal, dass andere dir zuhören oder mit dir spielen.« Ich forderte Billy auf, die Gute-Fee-Puppe wegzulegen und diese Sätze als er selbst zu der Puppe zu sagen, die den Anteil repräsentierte, der ihn in Schwierigkeiten brachte. Das tat er. »Wie fühlt es sich für dich an, wenn du diese Dinge zu dir selbst sagst?«, fragte ich ihn. Billy antwortete: »Gut!« Ich empfahl ihm, zu Hause ein Objekt auszuwählen, das fortan diesen Anteil des Fünfjährigen in ihm repräsentieren würde, beispielsweise einen

Teddybären, und zu diesem eine Woche lang jeden Abend die obigen Sätze zu sagen. So fing Billy an, seine negativen Anteile in sein stärkeres, gesünderes Selbst zu integrieren. Weitere Informationen über diese Methode finden Sie im Kapitel über die Selbstnährung.

Wie Sie sehen, unterscheidet sich die psychotherapeutische Behandlung von Kindern, bei denen eine Aufmerksamkeitsdefizit-/Hyperaktivitätsstörung diagnostiziert wurde, nicht besonders von der Behandlung der anderen Kinder. Der therapeutische Prozess folgt im Grunde dem natürlichen Entwicklungsprozess jedes Kindes. Der Therapeut tut nichts anderes, als diesen Prozess auf die Bedürfnisse des Kindes abzustimmen, wobei er dessen Einzigartigkeit und seine spezifischen Erlebnisse berücksichtigt. Jedes Kind hat das angeborene Recht, alle Aspekte seines Organismus zu entwickeln, zu stärken und auszudrücken: den Körper, die Sinne, die Emotionen und den Intellekt. Wenn es sich vollständig kennengelernt hat und in der Lage ist, auf erfüllende und gesunde Weisen zur Welt in Beziehung zu treten, ist sein Pfad des Lebens und Wachsens von Freude geprägt.

12. Eine innovative Art, in einer Therapie Musik zu nutzen

Vor einigen Jahren hatte ich das Vergnügen, an einem einwöchigen Workshop des bekannten amerikanischen Musikers Paul Winter teilzunehmen. Diese Veranstaltung fand in seinem Musikdorf auf seiner Farm in Connecticut statt. Ich war tief ergriffen von diesem Erlebnis, und ich kam auf die Idee, das, was mich selbst so beeindruckt hatte, auch bei meiner Arbeit mit Kindern zu nutzen. Die Reaktion darauf fiel noch besser aus, als ich jemals vermutet hätte. Ich werde im Folgenden einige der musikalischen Erlebnisse beschreiben, die ich mit Kindern hatte, außerdem die verschiedenen Möglichkeiten dieser Arbeit skizzieren und schließlich ihre potentiellen therapeutischen Wirkungen veranschaulichen. Dabei ist zu bedenken, dass es schwierig ist, etwas in Worte zu fassen, das man erleben muss.

Vor Beginn der Arbeit muss eine größere Anzahl von Musikinstrumenten beschafft werden, beispielsweise Trommeln in verschiedenen Größen, Tamburine, Kastagnetten, Pfeifen, Gongs, Schüttelrohre, Xylophone und alle möglichen anderen Gerätschaften, mit denen man Geräusche und Klänge erzeugen kann. Alle diese »Instrumente« können in einem großen Korb aufbewahrt werden. Ganz gleich, mit wem ich arbeite – ob mit einzelnen Kindern, einer Familie, einer Gruppe von Kindern, Jugendlichen oder Erwachsenen –, sollten die Teilnehmer ein wenig Zeit erhalten, um mit den Instrumenten experimentieren zu können. Im Allgemeinen leere ich den Korb auf dem Boden aus (was schon an und für sich ein »Happening« ist), woraufhin die Teilnehmer alle Objekte einzeln nehmen und auf ihre klanglichen Besonderheiten hin untersuchen können. (Es empfiehlt sich, bei dieser Art von Arbeit auf dem Boden zu sitzen.)

Beschreibung des Grundprozesses

Diese Übung wird in der Regel mit einer Person durchgeführt; allerdings habe ich dies auch schon mit zwei und sogar drei Teilnehmern erfolgreich getan. Jeder Teilnehmer wählt zunächst ein Instrument aus und spielt dann auf diesem, wie es ihm gefällt. Nach kurzer Zeit spiele ich selbst mit meinem Instrument etwas dazu. Nachdem wir einige Augenblicke lang gemeinsam gespielt haben, hört der Klient auf zu spielen, während ich allein weiterspiele. Nun wählt der Klient ein neues Instrument aus und spielt wieder mit mir zusammen. Einige Augenblicke später höre ich zu spielen auf, und der Klient spielt allein. Ich wähle ebenfalls ein neues Instrument und spiele wieder mit dem Klienten zusammen. Daraufhin hält der Klient erneut inne, und ich spiele allein. Nachdem der Klient abermals ein anderes Instrument gewählt hat, spielt er auf diesem mit mir zusammen – und so weiter. Manchmal müssen einige derartige Wechsel stattfinden, bevor beide Beteiligte in der Übung »drin« sind, doch meist geht dies ziemlich schnell. Während der gesamten Übung sprechen wir nicht miteinander. Manchmal gebe ich mit der Hand Signale für »aufhören«, »allein spielen« und »mitspielen«.

Was genau geschieht bei dieser Übung? Was Kinder dabei erleben und wie sie davon profitieren, ist ebenso unterschiedlich wie die Kinder selbst. Beispielsweise ist der Körper des elfjährigen James starr, und er verhält sich in seinen Beziehungen zu Gleichaltrigen, Geschwistern und Eltern herrschsüchtig. Seine Emotionen sind tief in ihm verborgen und blockiert. Das soeben beschriebene musikalische Experiment hatte offensichtlich eine entspannende Wirkung auf seinen Körper, und er machte danach einen lockeren und fließenden Eindruck. Die Struktur der Übung gefiel ihm, und er fing selbst an, mir mit einer Hand Signale für Stop und Start zu geben und so eine gewisse Kontrolle auszuüben. Wir wiederholten die Übung oft, und allmählich übertrug sich seine Körperreaktion auch auf andere Bereiche seines Lebens, und er fing an, in unseren Sitzungen einige seiner bisher verborgenen Gefühle auszudrücken.

Ein anderer Klient, der achtjährige Steven, ist ständig in Bewegung.

Bei ihm war ADHS diagnostiziert worden, und Medikamente vermochten ihn nicht zu beruhigen. Wenn wir musikalisch arbeiten, wirkt er fokussiert und entspannt und ist aus eigenem Antrieb in der Lage, während der ganzen Sitzung bei der Aktivität zu bleiben. In letzter Zeit interessiert er sich in unseren Sitzungen auch für viele andere Aktivitäten, und sein dadurch entstehendes Selbstempfinden kommt auch in seinem Leben mit seinen Eltern und in der Schule zum Tragen.

Auch ich selbst fühle mich wunderbar lebendig, wenn ich an der musikalischen Arbeit teilnehme. Ich spüre mich dann selbst sehr intensiv. Ich bin mir meines Atems, meines Körpers und meiner Grenzen bewusst. Es ist schwer, dieses Gefühl in Worte zu fassen – man muss es erleben. Wenn ich mit dem Kind zusammen musiziere, schaue ich das Kind an und stelle mir vor, dass es sich selbst so empfindet, wie ich es empfinde.

Über dieses Erlebnis zu schreiben fällt mir schwer. Was wir tun, ist im Grunde ein Prozess, der sich in der rechten Gehirnhälfte abspielt – also ein nicht-linearer und nonverbaler. Ich versuche, ein Erlebnis in Worte zu fassen, von dem ich immer wieder sage, dass es sich nur schwer in Worte fassen lässt. Ich hoffe, dass es mir zumindest gelingen wird, sein Wesen zu verdeutlichen.

In der Terminologie der Gestalttherapie könnten wir sagen, dass bei dieser Übung Kontakt im besten Sinne stattfindet. Kontakt erfordert, dass man bei Begegnungen mit anderen Menschen sich selbst empfindet. Man muss die Kontaktfunktionen gut nutzen können: Hören, Schauen, Berühren, Schmecken, Riechen, Sich-Bewegen. Kontakt erfordert ein Bewusstsein der verschiedenen Aspekte des menschlichen Organismus: der Sinne, des Körpers, der Emotionen und des Intellekts. Kinder, die nur unzulänglich in der Lage sind, Kontakt zu Gleichaltrigen, Geschwistern, Eltern und Lehrern herzustellen, werden hinsichtlich eines oder aller Aspekte des Organismus eingeschränkt. Diese bedauernswerten Kinder versuchen, sich mit unzulänglichen Abwehrmechanismen durchzuschlagen, oder sie entwickeln schädliche körperliche Symptome. Der gesunde Fluss der organismischen Selbstregulierung ist bei ihnen unterbrochen. Es fällt ihnen nicht nur schwer, befriedigende und gesunde Kontakte aufrechtzuerhalten, sondern gewöhnlich sind auch ihr Selbstempfinden und ihre Selbstachtung schwach.

Was Klienten bei der beschriebenen musikalischen Übung erleben, erweitert und stärkt ihr Selbst und ihre Kontaktfunktionen. Das Kind erlebt ein Gefühl der eigenen Kompetenz, und der wichtigste Aspekt dieses Prozesses ist wahrscheinlich, dass wir uns beim Musizieren auf den Rhythmus des Kindes einstimmen.

Johann, einer meiner Schüler aus Deutschland, beobachtete meine weiter oben beschriebene musikalische Arbeit mit dem achtjährigen Steven. Er sagte dazu: »Als Sie mit Steven die Rhythmen produzierten, indem Sie sich mit ihm zusammen bewegten und sich auf seinen Rhythmus einstellten, habe ich ihn beobachtet. Er war ungeheuer intensiv bei der Sache. Sein Gesicht … – Er wirkte so zufrieden, weil er spürte, dass Sie bei ihm waren. Er veränderte seinen Rhythmus, und dann veränderten auch Sie Ihren Rhythmus, um sich dem seinen anzupassen; und er atmete sehr tief. Es war, als würde er Sie testen, um herauszufinden, ob Sie wirklich bei ihm wären. Die Farbe seines Gesichts veränderte sich – er glühte geradezu. Ich sah, dass ihm dies wirklich gefiel – dass es ihm etwas gab. All dies lässt sich so schwer in Worte fassen.« Da ist diese Aussage schon wieder! Es handelt sich ganz offensichtlich um ein Abenteuer, das in ein Reich des Nicht-Verbalen führt.

Die weiter oben beschriebene Grundform dieser Übung birgt unendlich viele Möglichkeiten. Nachdem wir eine Weile zusammen musiziert haben, frage ich das Kind oft, wie es sich fühlt. Meist lautet die Antwort: »gut« oder »glücklich«. Deshalb schlage ich dann vor, dass wir »gut« oder »glücklich« mit einem der vor uns liegenden Instrumente spielen. Anschließend fordere ich das Kind manchmal auf, ein anderes Gefühl musikalisch auszudrücken: »Wie steht es mit traurig? Denke an etwas, das dich traurig macht.« – »Ich bin immer sehr traurig, wenn meine Katze verschwunden ist.« – »Worauf bezieht sich dein trauriges Gefühl? Du brauchst es mir nicht zu sagen, wenn du nicht willst. Lass uns jetzt zusammen ›traurig‹ spielen.«

Auf die gleiche Weise verfahren wir auch mit anderen Gefühlen oder Seinszuständen, beispielsweise mit »ängstlich«, »verrückt«, »gelangweilt«, »wütend« und »dumm«.

Wenn wir uns auf diese Weise mit verschiedenen Gefühlen beschäftigen, erlebe ich eine Art von Spirale, die mich immer tiefer in das Gefühl, an dem wir gerade arbeiten, hineinführt, bis ich schließlich merke, dass ich genug davon habe: Ich bin dann zufrieden. Ich bin für den betreffenden Augenblick mit der Sache fertig. Ich habe einen gewissen Abschluss erreicht. Wenn ich zusammen mit einem Klienten Gefühle durch Geräusche und Klänge darstelle, ist es für mich, als ob ich unterstützt würde; ich bin mit meinem Gefühl nicht allein. Ein Freund ist bei mir, der mich anschaut, mir sogar zulächelt, wenn ich traurig oder wütend oder verrückt bin. Es fühlt sich an, als ob mich jemand verstünde – als ob ich von jemandem akzeptiert würde. Glanz gleich, wie die Klänge oder Geräusche in Ihren Ohren wirken mögen, ich spüre etwas Tiefes und Wortloses in mir. Weil es dem Kind so schwerfallen würde, sein Erleben mit Worten auszudrücken, kann ich nur mein eigenes Erleben projizieren und mit vorstellen, dass das Kind sich genauso fühlt wie ich.

Varianten

Melissa ist zehn Jahre alt und ein sehr stilles Kind. Bei ihr wurde elektiver Mutismus diagnostiziert. In Gegenwart von Melissa bin auch ich sehr still – ich versuche dann, ihrer Situation so nah wie möglich zu kommen. Manchmal zeichnet sie, formt Objekte aus Ton, nickt zustimmend oder schüttelt ablehnend den Kopf, wenn ich sie etwas frage. Im Allgemeinen hat sie ziemlich wenig Energie. Unsere musikalische Arbeit veränderte ihr Verhalten deutlich. Ich sah, wie Begeisterung und Energie in ihr »aufwallten«. Wir kommunizierten über die Musik. Als wir mit musikalischen Mitteln Gefühle auszudrücken begannen, wurde Melissas Begeisterung noch größer. Ihre Augen leuchteten, während wir Glück und Verrücktheit musikalisch darzustellen versuchten. Und als wir »verrückt« spielten, presste sie ihre Lippen fest zusammen. Ihr kamen die Tränen, und während ich sie beobachtete, erging es mir ebenso. Am

Ende fragte ich sie sanft, wie sie sich fühle. Sie flüsterte: »Gut« – und dies war das erste Wort, dass ich sie jemals hatte sprechen hören. Aufgrund schwerer Traumata, die sie in der Vergangenheit erlebt hatte, empfand sie Gefühle als überwältigend. Das Musizieren hatte ihr offenbar eine Möglichkeit gegeben, einen Teil ihrer Gefühle kraftvoller und kongruenter nonverbal auszudrücken, als sie dies mit Hilfe der Methoden, die wir vorher ausprobiert hatten, gekonnt hatte. Das führte dazu, dass sie sich allmählich selbstsicher genug fühlte, um sich mit Worten auszudrücken.

Manchmal denke ich mir eine Geschichte über verschiedene Gefühle aus – eine symbolische Geschichte oder eine Metapher, beispielsweise über einen Hund, der sich verlaufen hat und deshalb sehr traurig ist –, und dann musizieren wir zu dieser Geschichte: »Es war einmal ein kleiner Hund, der bei einer Familie lebte, die er sehr mochte. Eines Tages dachte er sich, der Junge der Familie würde sich wohl sehr freuen, wenn er ihn von der Schule abholte. Als niemand im Haus auf ihn aufpasste, rannte er los. Er glaubte, er würde den Weg zu der Schule auf jeden Fall finden, aber die Straßen sahen anders aus, als er es in Erinnerung hatte. Er lief eine Straße hinauf und die nächste wieder hinab. Zu allem Überfluss fing es auch noch an zu regnen, und es war kalt und windig. Da kauerte sich der kleine Hund unter einen Türbogen; er wusste nicht mehr, was er tun sollte. Was meinst du, was dann als Nächstes passiert ist?«

Jedes Kind entwickelt auf diese Frage hin ein anderes Szenario, und wir drücken dies dann jeweils mit Hilfe der Musikinstrumente aus. Natürlich ist die Geschichte des Kindes oft eine Projektion von etwas, das es selbst erlebt hat oder noch erlebt und worüber wir sprechen können, wenn wir wollen. Mir ist übrigens völlig klar, dass auch meine Geschichte eine Projektion ist!

Als ich in Cambridge in Massachusetts in der Vorschule war, sollte ich jeden Tag an einem bestimmten Ort auf dem Schulgelände warten, bis ein älteres Kind mich dort abholen und mit mir nach Hause gehen würde. Doch eines Tages beschloss ich, meinem Unabhängigkeitsdrang zu folgen und allein nach Hause zu gehen. Dabei verlief ich mich hoffnungslos. Alle Straßen sahen gleich aus, und keine brachte mich nach Hause. Als ich merkte, dass die Welt einfach noch zu groß für mich war, fing ich an zu weinen. Ein Mann, der vorbeikam, fragte mich, ob er mir helfen könnte, und ich erzählte ihm, dass ich mich verlaufen hätte. Ich sagte ihm, wo ich wohnte (tatsächlich nannte ich die Adresse der Schneiderwerkstatt meines Vaters, weil ich dort oft spielte). Vertrauensvoll folgte ich dem Mann, der mich zur Werkstatt meines Vaters brachte (sie lag ganz in der Nähe). Mein Vater war völlig überrascht, dass ich plötzlich vor der Tür stand, und ich war so froh darüber, ihn wiederzusehen, dass er es nicht übers Herz brachte, mich wegen meines Ungehorsams zu tadeln. Das brauchte er aber auch gar nicht, denn dieses Erlebnis half mir zu akzeptieren, wer ich wirklich war: ein sehr kleines Mädchen in einer großen Welt.

Manchmal erzähle ich eine Geschichte über ein Mädchen, das seine Eltern eines Abends streiten gehört hatte, als es einzuschlafen versuchte. »Der Streit klang so: *(laute Geräusche von Trommeln und Schüttelrohren)* Als das Kind seine Eltern streiten hörte, bekam es Angst. Es fürchtete, sie würden sich scheiden lassen. Lass uns jetzt spielen, wie das Mädchen sich gefühlt haben muss.« Etwas über das Leben des Kindes zu wissen, mit dem man arbeitet, ist beim Erfinden von Geschichten sehr nützlich. Allerdings gibt es auch viele Gefühle und Situationen, die wir alle kennen und zu denen wir alle irgendeine Art von Beziehung haben.

Manchmal arbeite ich auch mit Imaginationsübungen. »Schließe die Augen, und stell dir vor, dass du am Strand bist. Die Sonne scheint dir auf den Rücken. Du hörst das Rauschen der Wellen. Beuge dich nun zu Boden, und lasse den Sand durch deine Finger rieseln. Du riechst das Meer. Koste das Salz auf deiner Hand. Du siehst, dass jemand einen Drachen steigen lässt. Welche Farben hat er?« (Warten Sie auf eine Antwort des Kindes.) »Welche Form hat der Drachen? Du spürst eine sanfte Brise auf deiner Haut – die Brise, die auch den Drachen fliegen lässt. Öffne nun die Augen, und lass uns zusammen für den Drachen musizieren.« Diese Phantasieszene eignet sich besonders gut, um Kindern zu helfen, sich zu beruhigen, zu zentrieren und zu erden, bevor sie den Behandlungsraum verlassen und in die Welt hinausgehen.

Kinder können diese Arbeit mit ihren vielen kreativen Ideen sehr bereichern:

Ein sechsjähriges Kind schlug einmal vor, dass wir uns eine Fortsetzungsgeschichte ausdenken und füreinander musizieren könnten. Ich fing daraufhin eine Geschichte von einem kleinen Mädchen an, das sich im Wald verirrt hatte, und die Musik, die Lisa anschließend spielte, drückte das Verirrtsein im Wald aus. »Es war einmal ein kleines Mädchen, das im Wald spazieren ging. Plötzlich merkte es, dass es sich verlaufen hatte! Das Mädchen wusste überhaupt nicht, wie es zurückkommen sollte. (Da ist die Geschichte vom Kind, das sich verlaufen hat, schon wieder!) Plötzlich hörte es ein gackerndes Geräusch. Es schaute um sich und entdeckte eine böse Hexe, die hinter einem Baum hervorkam. Was passierte danach?« Während ich anfing, die böse Hexe musikalisch darzustellen, deutete Lisa auf eines der Instrumente und gab mir durch ihren Blick zu verstehen, dieses Instrument sei für »Hexenmusik« besser geeignet. So ging es weiter.

Ich möchte erwähnen, dass ich alle hier beschriebenen Varianten der musikalischen Arbeit (das Ausdrücken von Gefühlen, die Phantasiearbeit, das Geschichtenerzählen) erst benutzte, *nachdem* ich mit der am Anfang beschriebenen Grundform gearbeitet hatte. In meinen Augen ist das Erleben von Kontakt, das mit diesem Prozess verbunden ist – Alleinspielen, Zusammenfinden, Rückzug, erneutes Zusammenkommen –, eine wichtige Voraussetzung für die Abwandlung des Prozesses. Durch die Grundform entwickelt das Kind die Eigenständigkeit, die es braucht, um seine Ausdrucksfähigkeit zu differenzieren.

Ich habe diese Arbeit mit musikalischen Mitteln auch mit Geschwistern und mit ganzen Familien erprobt:

Der neunjährigen Susan gefiel diese Arbeit mit Musik, und sie wollte, dass auch ihre Mutter sie kennenlernte. Susans Mutter war eine genesende Alkoholikerin, die erst seit wenigen Monaten an einer Gruppe der AA teilnahm. Susan war von ihren beiden mittlerweile geschiedenen Eltern körperlich misshandelt worden. Ihren Vater sah sie nur sehr selten. Sie kämpfte buchstäblich darum, ihr Leben sowohl zu Hause als auch in der Schule im Umgang mit ihren Schulkameraden selbst in die Hand zu nehmen. Also setzten wir uns zusammen mit der Mutter mit den Instrumenten auf den Boden, und ich erklärte Susans Mutter, was wir tun würden und was dabei geschehen könnte. Wir gingen genauso vor, wie ich es weiter oben beschrieben habe, nur dass in diesem Fall nicht zwei, sondern drei Personen beteiligt waren. Plötzlich sagte Susan: »Mutti, schau einfach auf meine Hände. Ich werde dir ein Zeichen geben, wann du anfangen sollst, mit uns zusammen zu spielen, und wann du aufhören solltest. Ein Finger bedeutet: ›Mach mit‹, und zwei Finger bedeuten ›Stop!‹ Und du, Violet, pass auch auf meine Finger auf.« So nahm Susan im Rahmen der Struktur der musikalischen Arbeit die gesamte Sitzung in die Hand. Ihre Mutter verstand. Statt dass sich die beiden in ihren üblichen Machtkampf verstrickten, trat die Mutter in dieser akzeptablen, angemessenen Umgebung mit klaren Grenzen die Kontrolle über die Situation an Susan ab. Ich hatte die Mutter vorher aufgefordert, mit Susan Zeiten zu vereinbaren, in denen sie auf eine für sie gefahrlose Weise Macht erleben und die Kontrolle über die Situation übernehmen könnte. Nach der musikalischen Übung wurde der Mutter der Wert meiner vorherigen Empfehlung klar.

Wie ich bereits erwähnte, erfinden Kinder selbst viele Möglichkeiten, Musik zu nutzen:

In einer anderen Sitzung bat Susan mich und ihre Mutter, zu ihrem Theaterstück mit Puppen zu musizieren. Auch in diesem Fall übernahm sie eine regelrechte Dirigentenrolle, indem sie Arme und Finger bewegte, um uns zu signalisieren, wann wir spielen, aufhören und sogar welche Instrumente wir spielen sollten.

Ich möchte nun noch eine andere Form gemeinsamen Musizierens beschreiben, die ich bei meiner Arbeit mit Gruppen benutze. Dabei kann eine Gruppe sowohl eine Familie als auch eine traditionelle Therapiegruppe sein. Die Technik eignet sich gut für eine Gruppe von vier, fünf oder sogar sechs Personen. Ist die Gruppe groß, bilden die restlichen Teilnehmer das Publikum und wechseln später in die Rolle der Schauspieler. Ich hatte das vorliegende Kapitel ursprünglich als Skript für ein Audioband geschrieben, und als ich das Band in einem Studio aufnahm, waren drei Kinder (Geschwister) mit ihrer Mutter anwesend. Ich richtete folgende Anweisungen an sie:

»Ich möchte, dass ihr euch um die Instrumente (die auf dem Boden lagen) setzt und eine Art Kreis bildet. Ihr habt jetzt ein paar Minuten Zeit, um mit den Instrumenten zu experimentieren und herauszufinden, welche Klänge und Geräusche man mit ihnen erzeugen kann.

Okay, nehmt euch jeder ein oder zwei Instrumente, die ihr benutzen wollt. Wir werden alle für einige Augenblicke die Augen schließen. Die Zuhörer unter euch halten ihre Augen geschlossen, doch diejenigen, die in der Mitte sitzen, können ihre Augen nach einigen Augenblicken wieder öffnen, wenn sie das wollen. Sobald ihr euch bereit fühlt, produziert ihr mit euren Instrumenten Klänge. Ich möchte ausdrücklich auf Folgendes hinweisen: Es geht uns nicht um Melodien oder um einen festen Rhythmus, sondern nur um Klänge und Geräusche. Ihr könnt mit verschiedenen Arten von Klängen und Geräuschen experimentieren, beispielsweise indem ihr manchmal leise und manchmal laut spielt. Ihr könnte auch schnell oder langsam spielen. Oder ihr seid einige Augenblicke still und hört den Klängen und Geräuschen, die andere produzieren, zu. Ihr könnt Kontakt zueinander aufnehmen und mit Hilfe von Geräuschen und Klängen kommunizieren. Wenn ihr euch ein anderes Instrument aus der Mitte nehmen wollt, um eine bestimmte Art von Klang oder Geräusch erzeugen zu können – beispielsweise den Klang einer Glocke oder eines Gongs oder einer Trommel –, dann tut das! Nach einiger Zeit werdet ihr das Gefühl bekommen, dass es Zeit wird aufzuhören und dass ihr eure Aufmerksamkeit auf den Punkt des Aufhörens richten müsst. Nötigenfalls werde ich euch signalisieren, wann ihr aufhören sollt, denn wir haben hier heute eine Zeitgrenze.

Wir schließen jetzt also unsere Augen und atmen ein paarmal tief durch. Richtet eure Aufmerksamkeit einige Augenblicke lang nach innen. Lauscht der Stille. Lasst euch von der Stille umgeben. Sobald ihr euch bereit fühlt, könnt ihr mit dem Musizieren anfangen. Wir anderen – ich und das Aufnahmeteam hier im Studio – werden unsere Augen geschlossen halten und zuhören. Während des Musizierens können in unserem Geist Bilder auftauchen, und es kann sein, dass die Klänge und Geräusche uns an etwas oder jemanden erinnern.«

Die Gruppe arbeitet acht Minuten lang an dieser Übung und hört irgendwann von selbst damit auf, also ohne dass ich dies zu signalisieren brauche. Dann fordere ich die Kinder und ihre Mutter auf, ihre Erlebnisse mitzuteilen; anschließend sollen die Zuhörer sich über das, was sie erlebt haben, äußern. Wenn ich eine dieser Übungen verfolge, ist das für mich immer wie eine Meditation. Manchmal stelle ich mir dann vor, dass ich im Wald bin und die verschiedensten Naturgeräusche höre.

Vor nicht allzu langer Zeit machte ich eine Familie, die bei mir in Therapie war, mit dieser Art von Arbeit bekannt. Die Eltern hatten sich darüber beklagt, dass ihre beiden Kinder, acht und elf Jahre alt, nicht auf sie hörten und generell unkooperativ waren. Die Eltern waren sich über ihre eigene Verantwortung für das Verhalten ihrer Söhne absolut nicht im Klaren. Als ich die beiden Jungen nach der Musikübung fragte: »Wie war das jetzt für euch?«, erklärten beide, dass ihnen die Arbeit gefallen habe. Ich sagte: »Berichtet mir, ob euch etwas aufgefallen ist, das andere getan haben.« Daraufhin antwortete der Ältere der beiden: »Ich habe ganz genau gemerkt, dass Jimmy (der Achtjährige) sehr laut gespielt hat.«

JIMMY: »Das musste ich, damit du mich hörst.«

ICH: »Hast du oft das Gefühl, dass deine Eltern dich nicht hören?«

JIMMY: »Ja, sie hören mir nie zu.«

ICH: »Hat irgend jemand von euch das Gefühl gehabt, mit Hilfe der Musik mit jemand anderem zu sprechen?«

JASON *(der Elfjährige)*: »Ich habe die Sache mit den Trommeln mit

Mami zusammen gemacht, und ich glaube, sie hat mir mit ihren Stöcken geantwortet.«

MUTTER: »Das stimmt. Das war schön.«

ICH: »Erinnert euch das an eine Situation aus eurem Alltagsleben?«

MUTTER: »Manchmal denke ich, dass Jason eher mir ähnelt.«

JIMMY: »Ja, du magst ihn lieber als mich.«

MUTTER: »Das stimmt doch nicht, Jimmy. Ich liebe dich wirklich sehr!« *(Jimmy sitzt auf dem Schoß seiner Mutter.)*

ICH *wende mich an den Vater*: »Wie war das Musizieren für Sie?«

VATER: »Ich weiß nicht. Ich habe einfach gespielt. Ich habe nicht sonderlich darauf geachtet, was die anderen gemacht haben.«

MUTTER: »So ist er immer! Er tut, was er für richtig hält, und an mir bleibt es hängen, alles für die Kinder zu regeln.«

ICH: »Das klingt, als ob Sie ziemlich wütend wären.«

MUTTER: »Das bin ich auch! Ich hasse es, wenn er so ist. Wahrscheinlich lasse ich das an den Kindern aus, besonders an Jimmy.«

Ich fordere die Familie auf, die Musizierübung zu wiederholen und dabei einige Veränderungen vorzunehmen. »Vater, ich möchte, dass Sie stärker auf das eingehen, was die anderen machen. Und Jimmy, versuche ein bißchen leiser zu spielen. Und ihr anderen könntet euch ein bißchen mehr Mühe geben, ihn zu hören.«

Nach dem zweiten Versuch waren alle außer Jimmy der Meinung, das Resultat sei wesentlich besser ausgefallen. Der Vater grinste breit. Jimmy hatte immer noch das Gefühl, niemand höre ihm zu.

ICH: »Jimmy, suche dir denjenigen in eurer Familie aus, der dir am schlechtesten zuhört.«

Jimmy wählte seinen Vater aus. Sie wiederholten die Übung noch einmal, und diesmal lächelte der Vater Jimmy auf Anhieb an und nahm den Rhythmus seines Sohnes auf. Jimmy war hocherfreut.

Beide Eltern erklärten, dass sie durch das Musizieren mehr gelernt hätten als durch alle vorherigen Übungen. Einige der familiären Dynamiken, die zu Schwierigkeiten führten, wurden den Familienmitgliedern durch diese angenehme Übung in symbolischer Form nähergebracht. Später berichteten sie mir, das Musizieren sei zu einem festen Bestandteil ihrer familiären Kommunikation geworden, und dadurch seien sehr positive Veränderungen eingetreten. Außerdem war die Familie in den folgenden gemeinsamen Sitzungen stärker dazu motiviert, an den verschiedenen Problemen zu arbeiten, die beim Musizieren zutage getreten waren.

Wenn Familien sich gemeinsam irgendeiner Art von Übungen widmen, kristallisiert sich oft die Dynamik der Familie heraus – wie die Familienmitglieder zueinander in Beziehung treten und wie sie aufeinander reagieren. Dadurch wird klar, welche Probleme genauer untersucht werden müssen.

Bei der Untersuchung der Vorgänge in dieser Sitzung waren für mich die Erkenntnisse der Eltern nach einem angenehmen und erfreulichen Erlebnis am eindrucksvollsten. Ich glaube, dass die Freude, die das Erlebnis ihnen bereitete, eine sehr positive Ressource für den Umgang mit einigen negativen und schmerzhaften Aspekten der Interaktion innerhalb ihrer Familie war. Außerdem glaube ich, dass das nonverbale Erlebnis des Musizierens das Gewahrsein stärkt, die Beteiligten aufnahmebereiter macht und ihnen ermöglicht, weniger defensiv zu reagieren. Das Gleiche habe ich bei der Arbeit mit Ton im Familienrahmen erlebt. Nicht alle Familien sind bereit, zu musizieren oder mit Ton oder anderen Kreativmedien zu »spielen«. Sie wollen sich mit den vorliegenden Problemen »ernsthaft« beschäftigen. Ich muss manchmal eine gewisse Überzeugungskunst entwickeln, um den Wert solcher Übungen plausibel zu machen. Allerdings trifft es auch zu, dass Familien, die sich auf kreative und expressive Abenteuer einlassen, wahrscheinlich eher darauf ansprechen und dadurch Veränderungen zum Positiven erzielen. Am stärksten beeindruckt Eltern gewöhnlich, wenn sie miterleben, um wie viel besser ihre Kinder nach solchen Übungen zuhören. Da »nicht zuhören« eine wichtige und häufig geäußerte Beschwerde von Eltern wie auch von Kindern ist, ist schon allein die Verbesserung der Fähigkeit zuzuhören für Eltern ein wichtiges Argument für eine Therapie. Die Kinder in den Familien, mit denen ich arbeite, sind *immer* bereit, etwas zu tun, wobei sie nicht zu reden brauchen.

Das Musizieren war ein Wendepunkt in meiner Arbeit mit dem dreizehnjährigen Jeff. In seinem Leben gab es vieles, worüber er eigentlich hätte wütend sein müssen, doch er leugnete strikt, dass dies der Fall sei. Er lebte bei seinem Vater, der ihn zur Therapie gebracht hatte, weil er in der Schule in allen Fächern versagt hatte und auch zu Hause nicht richtig anpackte. In einer Sitzung, an der auch sein Vater teilnahm, forderte ich Jeff auf, seinem Vater einige der Punkte zu nennen, derentwegen er auf ihn wütend war. (Jeffs Vater äußerte sich sehr offenherzig darüber, was ihn an Jeff ärgerte.) Jeff antwortete: »Nichts.« Sein Körper versteifte sich, er schaute weg, und seine Energie verflüchtigte sich. Sein Kontakt war unterbrochen worden. Der Vater sagte: »Genau das passiert immer, wenn ich mit ihm zu reden versuche.« Ich schlug beiden vor, etwas Neues und anderes zu probieren – gemeinsam zu musizieren. Wir setzten uns alle drei auf den Boden und führten die anfangs beschriebene Übung aus. Jeff sagte: »Das ist doch albern«, spielte aber trotzdem mit viel Energie auf den Instrumenten. Dann entfernte ich mich etwas und forderte Vater und Sohn auf, mit Hilfe ihrer Instrumente miteinander zu »reden«. Anschließend schlug ich ihnen vor, einander »verrückte« Musik vorzuspielen. Beide taten dies mit viel Energie und begleitet von herzlichem Lachen. Schließlich fragte ich beide, ob sie noch etwas zueinander sagen wollten. Jeff antwortete: »Ich bin ziemlich wütend auf dich, weil du nie Zeit hast, um mit mir etwas zu tun, das einfach nur Freude macht!« Die Kommunikationskanäle waren geöffnet.

Ich werde nun eine Übungsform beschreiben, die sich ausgezeichnet für die Arbeit mit Gruppen eignet – je größer sie sind, umso besser. Jeder Teilnehmer wählt ein Instrument aus. Ein bestimmter Teilnehmer erhält den Auftrag, mit dem Spielen seines Instruments zu beginnen und einen anhaltenden Klang zu erzeugen. Kurz danach stimmt ein zweiter Teilnehmer ein. Dann schließt sich ein dritter an, und so weiter. Schließlich produzieren alle gleichzeitig ihren Klang. Im Allgemeinen »harmonieren« die verschiedenen Geräusche und Klänge in gewisser Hinsicht miteinander – d. h., keiner wechselt in einen anderen Rhythmus über (wobei durchaus auch immer die Möglichkeit besteht, dies auszuprobieren, um herauszufinden, was sich daraus entwickelt). Die sich verbindenden Klänge wirken sehr überzeugend, insbesondere wenn die Gruppe aus zehn oder mehr Kindern besteht. Oft setzen Teilnehmer zusätzlich ihre Stimme ein, oder sie stehen während der laufenden Arbeit plötzlich auf und bewegen sich zum Spiel der Instrumente. Nach einiger Zeit hört derjenige, der begonnen hat, auf zu spielen. Dann verstummt der nächste, und so weiter, bis die letzte Person allein spielt.

Jedes Mal, wenn ich diese Übung benutze und selbst an ihr teilnehme, ist es für mich, als wäre ich ein Mitglied eines wunderbaren Orchesters. Ich fühle mich allen anderen verbunden. Ich empfinde Freude und fühle mich entspannt. Ich spüre meine Kompetenz und fühle mich fähig und begabt.

Man kann Klänge und Geräusche auch mit anderen Mitteln als mit Musikinstrumenten produzieren. Übrigens eignet sich *jedes* Instrument für unsere Zwecke. Man braucht nicht »richtig« Saxophon, Piano oder Gitarre spielen zu können. Es reicht, zu wissen, wie man solch einem Instrument Töne entlockt. (Das ist bei manchen Instrumenten, beispielsweise bei einer Querflöte, gar nicht so einfach.) Wir können auch mit unserem Körper Geräusche und Klänge produzieren: Wenn wir mit einer Hand auf verschiedene Körperbereiche schlagen, entstehen unterschiedliche Effekte. Das Gleiche ist mit der Zunge (durch Schnalzen) und den Lippen (durch Pfeifen) möglich. Und es geht natürlich auch mit der Stimme. Außerdem können wir mit Händen und Füßen auf den Boden schlagen. Mit all diesen Geräuschen und Klängen zu experimentieren und sie für sich allein oder in Verbindung mit den von Musikinstrumente erzeugten Geräuschen und Klängen zu benutzen, macht Freude.

In den vorangegangenen Kapiteln habe ich mein Modell therapeutischer Arbeit beschrieben. Nun würde ich gern mit Ihnen untersuchen, wie sich die soeben beschriebenen musikalischen Techniken mit meinem generellen therapeutischen Ansatz verbinden lassen.

Zunächst konzentrieren wir uns auf den Aufbau einer Beziehung zum Kind. In der Gestalttherapie sprechen wir von der Ich-Du-Beziehung, in der zwei Menschen in einer Haltung gegenseitigen Respekts und der Ehrerbietung zusammentreffen. Diese Beziehung ist eine wichtige Voraussetzung für jede therapeutische Arbeit, und schon sie allein hat eine therapeutische Wirkung. Wenn wir als zwei Menschen mit unbestrittener Daseinsberechtigung zusammenkommen, kann das Kind sein *Selbst*, seine eigenen Grenzen erleben. Die musikalischen Experimente schaffen die Voraussetzungen für eine authentische Ich-Du-Beziehung, und während wir gemeinsam musizieren, erblüht diese Beziehung.

Der nächste Schritt der Behandlung betrifft den Aspekt des Kontakts. Ich habe darauf schon an früherer Stelle hingewiesen, und ich möchte hier einen Teil des bereits Erwähnten wiederholen, weil dieser Schritt so wichtig ist. Ist ein Kind nicht in der Lage, Kontakt aufrechtzuerhalten, bleibt nicht viel Raum für fruchtbare therapeutische Arbeit. Kontakt beinhaltet die Fähigkeit, völlig im Augenblick präsent zu sein und die eigenen Kontaktfunktionen zu nutzen, um diese Präsenz zu ermöglichen. Wenn ich nicht »richtig da« bin und somit keinen Kontakt habe, brauche ich mir nur zu vergegenwärtigen, was meine Augen um mich her sehen, was meine Ohren hören, was ich rieche oder schmecke und was meine Hände berühren können. Ich versetze mich also in das Hier und Jetzt. Der Kontakt wird noch weiter verstärkt, wenn ich mir meine Körperempfindungen vergegenwärtige, beispielsweise ein Kribbeln, Schmerzen, Angespanntheit oder Entspannung. Auch das Erkennen meiner Emotionen, ganz gleich, ob ich sie mitteile oder nicht, stärkt meine Fähigkeit, präsent zu sein. Und schließlich verstärkt meine Fähigkeit zu kommunizieren – wie sie in meinen Gedanken, Meinungen, Bedürfnissen, Wünschen, Vorlieben und Abneigungen usw. zum Ausdruck gelangt – meine Kontaktfähigkeit. Guter Kontakt beinhaltet auch die Fähigkeit, sich auf adäquate Weise zurückzuziehen, statt in einem mutmaßlich kontaktbereiten Zustand zu erstarren. Kontakt ist ein fließendes Phänomen – ein unablässiges Zusammenkommen und Auseinandergehen.

Die Arbeit mit Musik fördert den Kontakt und stärkt die Kontaktfunktionen. Die erste der beschriebenen Übungsformen eignet sich besonders zur Stärkung der Kontaktfähigkeit, da sie das Spielen allein, das Zusammenfinden in einem Rhythmus und das Zuhören fördert. Beim Geschichtenerzählen und bei der geführten Phantasiearbeit werden bewusst auch die übrigen Sinnesfähigkeiten einbezogen.

Ich lenke das Gewahrsein des Kindes bei dieser Art von Arbeit häufig auf seinen Körper. Beispielsweise sage ich: »Was müssen wir tun, um Tamburin zu spielen? Welche Teile unseres Körpers benutzen wir dazu, und was geschieht während des Spielens mit dem übrigen Körper?« Wir entdecken dann, das alles miteinander verbunden ist. Indem wir mit unserem Körper Geräusche und Klänge erzeugen, erzeugen wir auch ein neues Körpergewahrsein. Die Kinder wechseln während des gesamten Prozesses zwischen Anspannung und Entspannung. Waren sie vorher steif und starr, werden sie nun fließend. Das Atmen spielt bei Übungen dieser Art eine wichtige Rolle. Manchmal sind die Veränderungen des Atemmusters deutlich zu erkennen. Angespannte und ängstliche Kinder (und Erwachsene) halten immer wieder den Atem an und atmen außerdem sehr flach. Beim Ausführen musikalischer Übungen fangen die Kinder an, tief durchzuatmen.

Der nächste Schritt im Therapieprozess beinhaltet die von mir so genannte »Arbeit am Selbst« *(self work)*: Ich helfe den Kindern, ein starkes Selbstempfinden zu entwickeln, in sich selbst Sicherheit und Standfestigkeit zu finden, Kompetenz und eigene Kraft zu erleben, die Grenzen des Selbst zu definieren und zu stärken und die aggressive Energie zu nutzen, die einen gesunden Selbst- und Emotionsausdruck verhindert. Unsere gesamte Arbeit an der Stärkung der Kontaktfunktionen und der Verbesserung des Körpergewahrseins kommt letztlich der Stärkung des Selbst zugute. Zu lernen, sich kinästhetisch und verbal auszudrücken, stärkt die Eigenständigkeit. Jedes Mal, wenn ein Kind etwas über sich selbst äußert, gewinnt es an Eigenständigkeit. Ich verstehe die musikalische Arbeit als ein Forum für den Selbstausdruck. Wenn ich daran teilnehme, habe ich jedes Mal das Gefühl, mich über mich selbst zu äußern. Wie ich schon früher erklärt habe, spüre ich mich dabei sehr intensiv. Während der musikalischen Übung wird uns unser eigener Prozess klar, wie die Beschreibung der Erlebnisse einer der Familien, die an solch einer Übung teilnahmen, zeigt. Außerdem ermöglichte die Übung den Familienmitgliedern, mit neuen Arten des Selbstausdrucks zu experimentieren.

Ich bin der Meinung, dass Energie bei der Stärkung des Selbst eine wichtige Rolle spielt. Ich erwähne oft, dass es wichtig ist, Kindern zu helfen, ihre aggressive Energie zu finden. Damit meine ich nicht die Art von Aggression, die andere Menschen verletzt oder ihnen in irgendeiner Hinsicht schadet, sondern ich meine eine Energie, die es dem Kind ermöglicht, seine Kraft zu spüren und der Welt mit dem Gefühl entgegenzutreten, eine unbestreitbare Daseinsberechtigung zu haben. Viele traumatisierte Kinder – und insbesondere diejenigen, die sexuellen Missbrauch erlebt haben – wirken in ihrem Auftreten sehr ängstlich und passiv.

Louise war solch ein Mädchen. Sie war mehrere Jahre lang von ihrem Stiefvater missbraucht worden, bevor dies ans Licht gekommen war. Louise versuchte mit ihrem Trauma fertig zu werden, indem sie sich bemühte, ein »gutes Mädchen« zu sein, um möglichst wenig Aufmerksamkeit auf sich zu lenken. Bei unserer Arbeit versuchte ich, in Louise jene Lebendigkeit wiederzubeleben, die sie als Baby gehabt hatte. Obwohl sie bereit war, fast alles, was ich ihr vorschlug, zu tun (es fiel ihr generell schwer, eigenständig Entscheidungen zu treffen), entwickelte sie passiven Widerstand gegen alles, was mit dem Ausdruck von Wut zusammenhing. Lieber produzierte sie aus Ton Gebäck und Pizzas, als kräftig mit einer Faust auf dieses Material zu schlagen; ihr fiel nicht das Geringste in ihrem ganzen Leben ein, das sie wütend machte; sie erklärte, alle Speisen zu mögen, sogar Blumenkohl und Brokkoli; wenn sie eine Puppe auswählen sollte, wählte sie die niedliche Katzenbabypuppe, wohingegen sie sich Monster und Puppen mit Zähnen nicht einmal anschaute; und sie war *nie* bereit, mit mir einen Bataca-Kampf auszutragen. Während meiner Arbeit mit Louise lernte ich selbst die therapeutische Arbeit mit Musik kennen. Louise gefiel diese Arbeit sofort, und sie bat mich immer wieder, mit ihr musikalische Übungen auszuführen. Und jedes Mal, wenn wir dies taten, beobachtete ich, dass sich ihre Körperhaltung, ihre Gesichtsfarbe und ihr Energieniveau veränderten.

Sie saß aufrechter da, ihr Gesicht hatte plötzlich eine gesunde Farbe und strahlte, und sie verfügte über viel Energie. Ihre Mutter, die oft an diesen Übungen teilnahm, bemerkte die Veränderungen ebenfalls. Eines Tages stellten wir mit den Musikinstrumenten verschiedene Gefühle dar, und ich schlug vor, das Gefühl Wut zu spielen. Ich hatte dies schon einmal vorgeschlagen, aber Louise hatte damals sehr lustlos und lethargisch darauf reagiert. Diesmal nahm sie den Vorschlag mit einem begeisterten »Ja!« auf. Man hätte meinen können, sie habe den Vorschlag noch nie zuvor gehört. Sie bearbeitete mit großer Kraft die Trommeln. Ich fragte sie: »Kannst du dir etwas vorstellen, das dich wütend macht?« Sie grinste und nickte. »Ich auch«, sagte ich und trommelte mit ihr zusammen, ebenfalls mit starker Energie. Louise hatte ihre aggressive Energie gefunden, und von diesem Punkt an nahm unsere gemeinsame therapeutische Reise eine neue Wendung. Alle bisher unterdrückten Aspekte ihrer Persönlichkeit traten zutage. Es war, als hätte sie den Damm durchbrochen, der bisher das spontane und lebendige Kind in ihr in Schach gehalten hatte.

Aufgrund ihrer neu gefundenen Selbstsicherheit konnte sie nun viele ihrer bisher zurückgehaltenen Emotionen durcharbeiten – was der nächste Schritt des Therapieprozesses ist. Das Musizieren war eine ihrer Lieblingsmethoden, die zuvor verschütteten Emotionen der Wut und Trauer auszudrücken; allerdings nutzte sie auch das Zeichnen, die Arbeit mit Ton sowie Imaginations- und Phantasieübungen, die Arbeit mit Puppen, kreatives Theaterspiel und die Arbeit mit der Sandkiste sehr zu ihrem Vorteil.

Alle genannten Techniken können Kindern sehr wirksam helfen, tief verborgene blockierte Emotionen auszudrücken. Für mich ist interessant, dass bestimmte Techniken bei einigen Kindern wirksamer sind als bei anderen. Ich vermag beispielsweise nicht grundsätzlich zu sagen, ob die Arbeit mit Musik in der Behandlung eines bestimmten Kindes einen Wendepunkt herbeiführen wird. Manchmal spüre ich intuitiv, dass Musik für ein bestimmtes Kind das richtige Medium ist. Oder ich greife einfach nach jedem erreichbaren Strohhalm. Oder ich bin begeistert darüber, dass ein Kind sich darauf einlässt, die Arbeit mit Musik auszuprobieren. Als ich anfing, mit Musik zu experimentieren, waren mein eigenes Interesse daran und meine Motivation, sie zu nutzen, so stark, dass sich kaum einer meiner Klienten dieser Begeisterung entziehen konnte. Ich benutzte die musikalischen Übungen bei allen meinen damaligen Klienten. Bei einem Kind erreichte ich so einen ungeheuren Durchbruch, wohingegen das Musizieren einem anderen Kind einfach nur Freude machte. (Es gab bisher noch keinen Klienten, dem diese Arbeit grundsätzlich nicht gefiel.)

Manchmal ist die Musik der Katalysator, der es einem Kind ermöglicht, seine Emotionen auszudrücken. Manchmal ist die Unterstützung, die das Erleben der Musik einem Klienten gibt, der entscheidende Faktor. Die Musik ist ein Wegbereiter gefahrlosen emotionalen Ausdrucks. Drückt ein Kind ein bestimmtes Gefühl mit musikalischen Mitteln aus, begeben wir uns oft tiefer in dieses Gefühl hinein:

Nachdem Elise traurige Gefühle musikalisch ausgedrückt hatte, die mit einer von uns gemeinsam entwickelten Geschichte zusammenhingen, fragte ich die Klientin, ob die Geschichte sie an ihre eigenen traurigen Gefühle erinnere. Daraufhin erzählte sie mir von der Traurigkeit, die sie empfand, wenn ihre Eltern sie mit einem Babysitter zu Hause zurückließen. Daraufhin bat ich sie, ein Bild von sich zu zeichnen, das sie in einer Situation darstellte, in der sie traurig war. Sie zeichnete ein Mädchen, das weinend in einem Haus stand. Ich forderte Elise auf, dieses Mädchen wirklich selbst zu sein und für es zu sprechen. Ich fragte sie: »Was würdest du in solch einer Situation sagen?« Elise antwortete: »Ich weine, weil Mami und Papi nicht hier sind. Ich mag meine Babysitterin, aber ich möchte meine Mami und meinen Papi haben. Ich mag es nicht, wenn sie weggehen.« Ich fragte sie sanft: »Was wäre das Schlimmste, das passieren könnte?« Elise antwortete flüsternd: »Dass sie nie mehr zurückkommen.« Elise war von ihrer leiblichen Mutter im Alter von sieben Jahren verlassen worden. Und ihren leiblichen Vater hatte sie nie kennengelernt. Nachdem sie eine Zeitlang in zwei Kinderheimen gelebt hatte, war sie nun, im Alter von zehn Jahren, von einer Familie adoptiert worden. Es war also eigentlich nicht verwunderlich, dass sie traurig wurde, wenn ihre Eltern sie abends allein ließen. Doch hatte sie dieses

Gefühl vorher noch nie ausdrücken können. Die Angst davor, verlassen zu werden, wirkte sich sehr negativ auf Elise aus. Ihre Gefühle ans Licht zu bringen war eine wichtige Voraussetzung für ihre Heilung. Ein wichtiger Schritt auf diesem Weg war für sie, zu lernen, das kleine Kind in ihrem Inneren, das so viele Traumata erlebt hatte, zu nähren.

Die Arbeit an der Selbstnährung, wie ich sie nenne, ist einer der letzten Schritte des Therapieprozesses. Dabei geht es mir nicht nur darum, dass die Kindern lernen, das kleine Kind in ihrem Inneren zu nähren, sondern auch darum, ihnen beizubringen, in ihrem Leben in der Gegenwart sich selbst zu akzeptieren, fürsorglich zu behandeln und zu nähren. Kinder werden bezüglich des Erlebens von Freude häufig mit einer Doppelbotschaft konfrontiert. Obwohl wir von Kindern erwarten, dass sie spielen und Freude haben, werfen wir ihnen oft vor, dass sie immer nur daran denken, ihren Spaß zu haben, und dass sie faul und verantwortungslos sind. Dies verwirrt Kinder sehr. Sie fühlen sich schuldig, weil und wenn sie sich gut fühlen. Kinder, die starke Probleme haben und gestört sind, sowie Kinder, die ein Trauma erlebt haben, spüren, dass sie die negativen Dinge, die sie erlebt haben, irgendwie selbst verschuldet haben. Sie glauben, etwas falsch gemacht zu haben. Sie haben viele unsachgemäße Botschaften über sich selbst verinnerlicht, heruntergeschluckt oder auf andere Weise in sich aufgenommen, und zwar seit frühester Kindheit; und diese Botschaften können sie während ihres ganzen Lebens begleiten und sie daran hindern, ein glückliches und produktives Leben zu führen. Ich habe festgestellt, dass Kinder selbst dann, wenn Eltern anders als bisher zu ihnen in Beziehung treten, weiterhin die alten Botschaften beherzigen und ihr dysfunktionales System sie selbst betreffender Überzeugungen aufrechterhalten. Kindern beizubringen, sich selbst zu vergeben, sich zu lieben und sich zu nähren, ist ein sehr wichtiger Bestandteil der Arbeit mit ihnen. Freude an den verschiedenen Aspekten ihres Lebens zu haben, Spaß zu haben, zu lachen, Dinge zu tun, die ihnen gefallen, an denen sie interessiert sind – all dies ist wichtig, damit Menschen in der Lage sind, ein gesundes, produktives und von Mitgefühl geprägtes Leben zu führen.

Die Arbeit mit Musik hat eine nährende Wirkung. Jedes Mal, wenn ich mich ihr mit einem Kind widme, verspüre ich Freude und Glück. Die Freude des Kindes dabei ist unverkennbar. Wir erleben gemeinsam eine Atmosphäre der Ruhe und Gelassenheit. Selbst wenn wir auf die Trommeln schlagen, um Wut auszudrücken, tun wir dies mit Freude.

Das Erleben von Musik kann genutzt werden, um mit dem kleinen Kind in uns zu kommunizieren und um es zu nähren. Elise demonstrierte mit Hilfe der Musik, wie sich das kleine Mädchen in ihr in verschiedenen Situationen ihres Lebens, die ihr in der Realität noch nicht zugänglich waren, gefühlt hatte. Einige dieser Erlebnisse stammten sogar aus der Zeit vor dem Spracherwerb. Elise entwickelte eine ganz eigene Art, mittels Musik mit ihrem inneren Kind zu sprechen, wozu sie eine eigene Symbolsprache erfand.

Beim Ausprobieren der verschiedenen Formen der Arbeit mit Musik können sich Ihre Erlebnisse von denen, die ich gehabt und hier beschrieben habe, unterscheiden. Vielleicht entdecken Sie auch Aspekte der therapeutischen Arbeit, die hier nicht erwähnt wurden. Und Sie werden mit Ihren Klienten zusammen sicher auch neue kreative Arten der Nutzung dieses Ansatzes entwickeln. In jedem Fall erwartet Sie ein intensives und vielgestaltiges emotionales Erlebnis.

Denken Sie daran, dass es einen »falschen Ton« nicht gibt.

Ergänzung

Vor einiger Zeit schickte mir jemand folgende Geschichte zu:

Am 18. November 1995 kam der berühmte Geiger Itzhak Perlman in der Avery Fisher Hall im Lincoln Center in New York City auf die Bühne, um ein Konzert zu geben. Wenn Sie jemals ein Konzert von Perlman miterlebt haben, wissen Sie, dass es für ihn gar nicht so einfach ist, auf die Bühne zu kommen. Weil er als Kind an Polio erkrankte, sind seine beiden gelähmten Beine geschient, und er kann nur mit Hilfe von Krücken gehen. Wenn man ihn Schritt für Schritt mühsam auf die Bühne gehen sieht, offensichtlich unter Schmerzen und sehr langsam, ist das ein beeindruckendes Schauspiel. Er geht trotz seiner Schmerzen geradezu majestätisch, bis er seinen Stuhl erreicht hat. Dann setzt er sich langsam hin, legt die Krücken auf den Boden, löst die Befestigungen an den Beinstützen, zieht einen Fuß zurück und stellt den anderen vor. Erst danach beugt er sich zu Boden und nimmt seine Geige, setzt sie unter sein Kinn, nickt dem Dirigenten zu und fängt an zu spielen.

Mittlerweile kennt das Publikum dieses Ritual. Alle sitzen ruhig da, während Perlman den Weg zu seinem Platz zurücklegt. Auch während er seine Beinschiene löst, verharren die Zuhörer in ehrerbietigem Schweigen. Sie warten, bis er zum Spielen bereit ist. Doch an jenem Tag ging etwas schief. Nachdem er die ersten Takte gespielt hatte, riss eine Saite seines Instruments. Es war völlig klar, was das Geräusch, das ertönte, bedeutete. Ebenso klar war, was er nun tun musste. Zuschauer, die jenes Konzert miterlebten, berichteten später: »Wir glaubten zu wissen, was er tun würde: die Gehhilfe wieder befestigen, die Krücken nehmen und mühsam die Bühne verlassen – um entweder eine andere Geige zu holen oder die gerissene Saite zu ersetzen.«

Doch das tat er nicht. Stattdessen wartete er einen Moment, schloss die Augen und bedeutete dem Dirigenten durch ein Zeichen, er möge weiterspielen. Das Orchester setzte ein, und er fuhr an der Stelle fort, an der er zuvor aufgehört hatte. Perlman spielte mit solcher Leidenschaft und Kraft und mit einer Reinheit, wie es keiner der Anwesenden jemals gehört hatte. Natürlich weiß jeder, dass es unmöglich ist, ein solches Konzert auf nur drei Saiten zu spielen. Ich weiß das, und Sie wissen das, doch an jenem Abend weigerte sich Itzhak Perlman, es zu wissen. Man konnte regelrecht sehen, wie er das Werk im Kopf modulierte und veränderte – es umkomponierte. An einer Stelle klang es, als ob er die Saiten umstimmen würde, um neue Klänge produzieren zu können, die noch nie zuvor erklungen waren. Als er geendet hatte, lag eine ergriffene Stille im Raum. Und dann standen die Zuhörer auf und jubelten. Der Applaus explodierte förmlich im ganzen Saal. Wir alle standen und jubelten, taten alles, was wir tun konnten, um zu zeigen, wie sehr wir Perlmans Leistung zu würdigen wussten. Er lächelte, wischte sich den Schweiß von der Stirn, erhob eine

Augenbraue, um uns zum Schweigen zu bringen, und sagte dann, ganz und gar nicht überheblich, sondern ruhig, nachdenklich und ehrerbietig: »Wissen Sie, manchmal hat der Künstler die Aufgabe herauszufinden, wie viel Musik er mit dem, was ihm geblieben ist, noch machen kann.«

Ebenso ist unsere Aufgabe in dieser schwankenden, sich schnell verändernden und oft verwirrenden Welt, in der wir leben, zu musizieren – zunächst mit allem, was wir haben, und dann, wenn dies nicht mehr möglich ist, mit dem, was uns bleibt.

Epilog

Ich hätte noch wesentlich mehr schreiben können, doch ich musste irgendwo aufhören. Wie ich in meinen Workshops immer gesagt habe, kann ich nicht die Bedürfnisse aller Menschen erfüllen. Ich hoffe, dass Sie in den Kapiteln dieses Buches genug von dem finden werden, was Sie brauchen. Ich habe im Laufe der Jahre auch Workshops zu einigen Themen geleitet, die hier nicht behandelt wurden: Scheidung, Kindesmissbrauch, die Nutzung der Medien im Dienste der Therapie. Ich habe auch nichts über die Arbeit mit Puppen, über die Nutzung therapeutischer Metaphern und über andere spezifische Techniken geschrieben. Ebenso wenig habe ich mich zur Arbeit mit Eltern und Familien oder zu dem, was in der ersten Sitzung geschieht, ausführlicher geäußert. Auch fünf Geschichten für Kinder, die ich vor langer Zeit geschrieben habe und die mir immer noch sehr gut gefallen, habe ich nicht in dieses Buch aufgenommen. Ich besitze einen großen Umschlag mit zahllosen Fragen, die Teilnehmer meiner Workshops mir gestellt haben, und ich glaube, dass ein Kapitel (oder ein ganzes Buch) über die Fragen, die man mir stellt, sehr nützlich sein könnte. Auch keine der Fallgeschichten habe ich von Anfang bis Ende geschildert. (Siehe hierzu das von mir stammende Kapitel »From Meek to Bold« in dem Buch *Play Therapy in Action,* herausgegeben von T. Kottman und C. Schaefer, Northvale, NJ: Aronson 1993.)

Wahrscheinlich ist es nicht gut, auf das Negative zu fokussieren, es sei denn, es hilft mir zu realisieren, dass es in meinem Herzen und in meinem Geist eine Fülle von Material über die Arbeit mit Kindern und Jugendlichen gibt, über das zu schreiben mehr Jahre erfordern würde, als mir wohl noch vergönnt sein werden. Diese Erkenntnis hat durchaus eine positive Wirkung, denn wenn ich sie mir vergegenwärtige, fühle ich mich sehr lebendig.

Während meines alljährlichen zweiwöchigen Ausbildungsprogramms betone ich jedes Mal, dass ich nicht möchte, dass die Teilnehmer mich nachahmen, dass sie vielmehr das, was sie in den Ausbildungen bei mir lernen, auf ihre eigene Weise nutzen sollen. Wir haben viele wunderbare Gespräche über dieses Thema geführt. Das Bemühen um einen eigenen Weg erschließt uns eine Fülle kreativer Möglichkeiten und gibt uns die Freiheit, lebendige und kreative Therapeuten zu werden. Deshalb hoffe ich, dass Sie aus diesem Buch entnehmen werden, was Ihnen als nützlich erscheint, und dass es Ihnen gelingt, diese Dinge in die wunderbare Persönlichkeit zu integrieren, die Sie bereits sind.

Viel Glück und die besten Wünsche!

Literatur

American Psychiatric Association (1994). *Diagnostic and Statistical Manual of Mental Disorders* (DSM-IV). Washington, DC: American Psychiatric Association; dt. Ausg. (1998): *Diagnostisches und Statistisches Manual psychischer Störungen*, DSM-IV, Göttingen u. a.: Hogrefe.

Arenson, G. (2001). *Five Simple Steps to Emotional Healing.* New York: Fireside.

Ayres, J. (1995). *Sensory Integration and the Child.* Los Angeles, CA: Western Psychological Services.

Beiser, A. (1970). The Paradoxical Theory of Change. In: J. Fagan & I. L. Shepherd (Hg.), *Gestalt Therapy Now*. New York: Harper, S. 77 – 80.

Bowlby, J. (1973 – 1983). *Attachment and Loss.* New York: Basic Books; dt. Ausg. (2006): *Bindung und Verlust (1. Bindung, 2. Trennung, 3. Verlust)*. München: Reinhardt.

Brown, G. I. (1990). *Human Teaching for Human Learning.* New York: The Gestalt Journal.

Buber, M. (1923/1995). *Ich und Du.* Ditzingen: Reclam.

Eos Interactive Cards. (Erscheinungsdatum unbekannt). *OH-Cards.* Victoria, BC, Canada: Eos Interactive Cards.

Goodman, L. (1971). *Linda Goodman's Sun Signs.* New York: Bantam; dt. Ausg. (1969): *Astrologie sonnenklar*. Bern/München: Phoenix bei Scherz.

Handford, M. (1998). *Wo ist Walter?* Düsseldorf: Sauerländer.

Jolles, I. (1986). *A Catalog for the Qualitative Interpretation of the House-Tree-Person (H-T-P).* Los Angeles, CA: Western Psychological Services.

Kübler-Ross, E. (1973). *On Death and Dying.* New York: Macmillan; dt. Ausg. (1989): *Über den Tod und das Leben danach.* Güllesheim: Silberschnur.

Lüscher, M. (1971). *Der Lüscher-Test.* Reinbek: Rowohlt.

Mayer, M. (1968). *There's a Nightmare in My Closet.* New York: Dial Books.

McConville, M. (1995). *Adolescence: Psychotherapy and the Emergent Self.* San Francisco, CA: Jossey Bass.

Mooney, R. L. (1950). *Mooney Problem Checklist.* New York: The Psychological Corporation.

Murray, H. A. (1943). *Thematic Apperception Test.* Lutz, FL: Psychological Assessment Resorce, Inc.

Oaklander, V. (1981). *Gestalttherapie mit Kindern und Jugendlichen.* Stuttgart: Klett-Cotta (16. Aufl. 2013).

Perls, F. (1969/1978). *Ego, Hunger and Aggression.* New York: Vintage Books; dt. Ausg. (1987): *Das Ich, der Hunger und die Aggression.* Stuttgart: Klett-Cotta (7. Aufl. 2007).

Phillips, J. Jr. (1969). *The Origins of Intellect, Piaget's Theory.* San Francisco, CA: W. H. Freeman & Co.

Polster, E. & M. (1973). *Gestalt Theory Integrated.* New York: Brunner-Mazel; dt. Ausg.: (1975): *Gestalttherapie.* München: Kindler.

Rubenfeld, I. (1992). Gestalt Therapy and the BodyMind. In Nevis, E. C. (Hg.), *Gestalt Therapy: Perspectives and Applications.* New York: Gardner Press, S. 147 – 178.

Sams, J. & Carson, D. (2001). *Karten der Kraft.* Oberstdorf: Windpferd.

Segalove, I. & Velick, P. B. (1996). *List Your Self.* Kansas City, MO: A Universal Press Syndicate Co.

Sendak, M. (1992). *Wo die Wilden Kerle wohnen.* Zürich: Diogenes.

Shafarman, S. (1997). *Awareness Heals: The Feldenkrais Method for Dynamic Health.* Reading, MA: Addison-Wesley.

Silverton, L. (1991). *Problem Experiences Checklist, Adolescent Version.* Los Angeles, CA: Western Psychological Services.

Smith, R., Joanne, R. & Campbell, H. J. (1996). *I Can't Live With Mum and Dad Anymore.* New South Wales, Australia: Burnside Press.

Terr, L. (1990). *Too Scared to Cry.* New York: Basic Books.

Viorst, J. (1975). *Alexander und der abscheuliche, grässliche, mistige, eklige Tag.* Ravensburg: Maier.

Wagner, E. (1969). *The Hand Test.* Los Angeles, CA: Western Psychological Services.